徐大椿研究文集

吴门医派代表医家研究文集（下集）

苏州市中医医院
苏州市吴门医派研究院
／组编

总主编／徐俊华 葛惠男

执行总主编／欧阳八四

主编／凌菁 欧阳八四 钮飞峰 柳正清

主审／赵笑东 张国庆

上海科学技术出版社

图书在版编目（CIP）数据

徐大椿研究文集 / 凌菁等主编. -- 上海 : 上海科学技术出版社，2023.4
（吴门医派代表医家研究文集 / 徐俊华，葛惠男总主编. 下集）
ISBN 978-7-5478-6118-9

Ⅰ．①徐… Ⅱ．①凌… Ⅲ．①中医流派－学术思想－中国－清代－文集 Ⅳ．①R-092

中国国家版本馆CIP数据核字(2023)第062283号

吴门医派代表医家研究文集（下集）

徐大椿研究文集

主编　凌　菁　欧阳八四　钮飞峰　柳正清

上海世纪出版(集团)有限公司
上海科学技术出版社　出版、发行
（上海市闵行区号景路 159 弄 A 座 9F－10F）
邮政编码 201101　　www.sstp.cn
上海中华印刷有限公司印刷
开本 787×1092　1/16　印张 20.75
字数 250 千字
2023 年 4 月第 1 版　2023 年 4 月第 1 次印刷
ISBN 978 - 7 - 5478 - 6118 - 9/R·2728
定价：86.00 元

本书如有缺页、错装或坏损等严重质量问题，请向印刷厂联系调换

内容提要

徐大椿，一名大业，字灵胎，以字闻名于世，晚号洄溪老人，清代吴江松陵（今江苏苏州）人。大椿生有异禀，聪强过人，先攻儒学，博通经史，他如星经地志、九宫音律，亦皆精通。近30岁时，因家人连遭病卒，遂弃举子业而习医，矢志济民。先以家藏医书朝夕披览，久而通其大义，继之究源达流，自《内经》至元、明诸书，广求博录，胸有实获，并通过临证，终成一代名医。徐氏博通医学，难易生死，无不立辨，怪症痼疾，皆获效验，远近求治者众，曾两次被征召进京效力。他的好友、著名文学家袁枚记其传略言："每视人疾，穿穴膏肓，能呼肺腑与之作语。其用药也，神施鬼设，斩关夺隘，如周亚夫之军从天而下。诸岐黄家目瞠心骇，帖帖折服，而卒莫测其所以然。"

徐灵胎给我们留下了大量的医学著作，徐氏的学术思想，主要反映于他的各种著作中。本书辑录了当代学者关于吴门医派代表医家徐灵胎的研究文献，以生平著述辑要、医学思想研究、临床证治探讨、疾病诊治应用为纲要，共收集相关研究文献68篇，评述徐灵胎生平及其遗存著作，阐述其以经释经、以经证经的注经释经方法，识病求因、治有主方主药的辨病施治思路，治病方法不应专主用汤药而应兼及针灸、砭石等的主张，主张祛邪为先，反对滥用补药的治疗原则，以及固护元气与祛邪除病并重的医学思想等，探讨其临床诊治及处方遣药特点，以冀全面反映当代学者对徐灵胎学术思想的研究全貌。

本书可供中医临床工作者、中医文献研究人员、中医院校师生及中医爱好者参考阅读。

倪序

"宁可架上药生尘，但愿世间人无恙。"受儒学的影响，自古以来中国的医生都怀有一种普济苍生、泽被后世的博大胸怀。"进则救世，退则救民"者，是也；"不为良相，宁为良医"者，是也；"大医精诚"者，是也；"作为医师，宜兴悲悯，当先识药，宜先虚怀，勿责厚报"者，是也。

苏州位于长江中下游，古称吴都、吴中、吴下、吴会等，四季分明，气候温和，物产丰饶，宋时就有"苏湖熟，天下足"的美誉，"上有天堂，下有苏杭"的谚语也不胫而走。苏州的中医向称"吴医"，源自清乾嘉年间吴中名医唐大烈所著的《吴医汇讲》，这本被称为现代医学杂志滥觞的著作，汇聚了当时吴中地区 40 余位医家的百余篇文稿，共 11 卷，从此"吴医"始为天下人周知。

所谓"济世之道莫大乎医，去疾之功莫先乎药"，吴中经济欣欣向荣，苏州的中医药也随之得到了快速发展，成为吴文化重要的组成部分。3 000 多年前，"泰伯奔吴"开创了吴地的历史，也开始了吴中医学的萌芽；1 400 多年前，精通医术的苏州僧人奔赴日本传授汉方医学及针灸技术，开始了吴医乃至中医学的对外交流。同时期吴地第一位御医的出现，成为"吴中多御医"的开端；1 000 多年前，吴中现存第一本医学著作的问世，拉开了"吴医多著述"的序幕，而"宋代世医第一家"苏州葛氏世医的出现，由此世家医学成为吴中医学一道亮丽的风景线；800 多年前，历史长河中掠过中医学重要医学流派——吴门医派的倩影，从此开创了吴门医派千年的传承历史；300 多年前，一部《温热论》宣告了温病学说的创立，将吴门医派推向了发展的高峰；100 多年前，西学东渐，中西医纷争，吴门医派发出了历史的呐喊，继续着前行的步伐；10 年前，苏州市中医医院的整体搬迁，实现了吴门医派主阵地、主战场的跨越式发展；2019 年，机构改革，苏州市卫生健康委员会加挂苏州市中医药管理局牌子，健全了中医药管理体制机制，进一步推动中医药事业的发展。

从以下一组数据不难看出苏州市中医药事业的发展：截至 2020 年末，全市中医类医疗机构 393 个，较上年增加 86 个，增长 28.01%，占全市医疗机构总数的 10.56%。目前全市共有中医医院 9 家，中西医结合医院 4 家，中医类门诊部 39 个，中医诊所 341 个，按标准建成中医馆 105 家、中医阁 268 家。全市中医类医院实有床位 6 641 张，较上年增加 387 张，增长 6.19%，占全市医院实有床位总数的 10.95%。全市中医药人员数达 6 433 人，较上年增加 780 人，增长 13.80%，其中中医类别执业（助理）医师 5 232 人，占全市执业（助理）医师总数 14.72%。全市中医类医院总诊疗人次数 930.77 万，较上年增长 5.21%，占全市医院总诊疗人次 18.72%；全市中医类医院入院人数 24.79 万，较上年增长 3.91%，占全市医院总入院人数 14.97%。

千年传承，百年激荡，十年跨越，吴门医派走过了不平凡的发展之路。"吴中多名医，吴医多著述，温病学说倡自吴医"，凝聚着吴门医派不断探索与创新的灵魂。当今时代，国家将振兴传统文化提高到战略层面，中医药学是中国古代科学的瑰宝，是打开中华文明宝库的钥匙，也将是中华文化伟大复兴的先行者。"要深入发掘中医药宝库中的精华，推进产学研一体化，推进中医药产业化、现代化，让中医药走向世界。""要遵循中医药发展规律，传承精华，守正创新。"习近平总书记为中医药事业的传承发展指明了方向。

中医药无论是对疾病的预防，对重大疾病的防治，还是对慢性疾病的康复，都有其独特的优势，我国对肆虐全球的新型冠状病毒肺炎全面介入中医药诊疗并取得良好效果就是最生动的实践。如何落实习近平总书记对中医药事业传承发展的指示精神，继承好、利用好、发展好中医药，深入发掘中医药宝库中的精华,在建设健康中国、实现中国梦的伟大征程中谱写新的篇章,是历史赋予每个中医人的使命,也是未来对中医人的期盼。吴门医派作为中医学术流派中影响广泛的一支重要力量,更需要在其中发挥应有的作用。《苏州市传承发展吴门医派特色实施方案》是苏州市人民政府的政策举措,《2020年苏州市中医药工作要点》是苏州市卫生健康委员会和苏州市中医药管理局的具体方案。为此,苏州市中医医院、苏州市吴门医派研究院组织相关专家编写"吴门医派代表医家研究文集",汇聚当代学者对吴门医派代表医家的研究成果,总结他们的学术思想、临证经验,对发扬光大吴中医学、传承发展吴门医派不无裨益。

苏州市中医药管理局副局长　倪川明

2020年12月

徐大椿研究文集

徐
序

苏州是吴门医派的发源地，3 000多年前"泰伯奔吴"创建的勾吴之国，开启了吴地的中医药历史。2 500多年前"阖闾大城"建成后的风雨洗炼，孕育了吴中物华天宝、人杰地灵的江南福地。"君到姑苏见，人家尽枕河。古宫闲地少，水巷小桥多。"道尽了姑苏的雅致。苏州的魅力，既在于她浩瀚江湖、小桥流水的自然风情，更在于其灵动融合、创新致远的人文精神。

作为吴文化重要组成部分的吴门医派，肇始于元末明初的戴思恭。戴思恭"学纯粹而识臻远"，是他将金元四大家之一朱丹溪的医学思想带到了吴地，又因王仲光、盛寅等将朱氏医学"本土化"，之后吴地王履、薛己、吴有性、倪维德、缪希雍、张璐、叶桂、薛雪、周扬俊、徐大椿等众多医家先后崛起，真正形成了"吴中多名医，吴医多著述"的吴中医学繁荣景象，终成"吴中医学甲天下"之高度。

吴门医派有着丰富的学术内涵，以葛可久、缪希雍等为代表的吴门杂病流派，以张璐、柯琴等为代表的吴门伤寒学派，以叶桂、吴有性等为代表的吴门温病学派，以薛己、王维德等为代表的吴门外科学派，在中医学的历史长河中闪耀着熠熠光辉。尤其是温病学说，从王履的"温病不得混称伤寒"，到吴有性的"戾气致病"，直至叶桂的"卫气营血"辨证，300多年的不断临床实践、理论升华，彰显了吴中医家探索真理、求真创新的务实精神，使温病学说成为中医的经典。时至今日，在防治新型冠状病毒肺炎等重大疫病中，温病学说的理论仍有重要的指导意义。

目前，国家将振兴传统文化提高到战略层面，文化自信是一种力量，而且是"更基本、更深沉、更持久的力量"。中医药的底蕴是文化，作为中国传统文化的重要组成部分，"中医药学是中国古代科学的瑰宝，也是打开中华文明宝库的钥匙"。党的十八大以来，以习近平同志为核心的党中央把中医药工作摆在更加突出的位置，不仅通过了《中华人民共和国中医药法》，还发布了《中医药发展战略规划纲要（2016—2030年）》《关于促进中医药传承创新发展的意见》等多项政策文件。在2019年召开的全国中医药大会期间，习近平总书记对中医药工作作出重要指示，强调"要遵循中医药发展规律，传承精华，守正创新""推动中医药事业和产业高质量发展"，为继承好、利用好、发展好中医药指明了方向。

在中医药面临天时、地利、人和的发展大背景下，苏州市人民政府围绕"吴门医派"在理论、专病、专药、文化上的特色优势，颁布了《苏州市传承发展吴门医派特色实施方案》。苏州市卫生健康委员会和苏州市中医药管理局制定了《2020年苏州市中医药工作要点》，以健康苏州建设为统领，不断深化中医药改革，传承发展吴门医派特色，发挥中医药防病治病的特色优势，进一步健全中医药服务体系，提升中医药服务能力和质量，推动中医药事业高质量发展。

苏州市中医医院是吴门医派传承与发展的主阵地、主战场，名医辈出，黄一峰、奚凤霖、汪达成、蔡景高、任光荣等先辈作为国家级名中医给我们留下了大量珍贵的遗存，龚正丰、何焕荣等国家名医工作室依旧在为吴门医派人才培养、学科建设呕心沥血，葛惠男、姜宏、许小凤等一批新生代省名中医也正在为吴门医派传承发展辛勤耕耘。多年来，医院始终将传承创新发展吴门医派作为工作的重点，国医大师团队的引进、名医名科计划的推进、吴门医派进修学院的开设、院内师承导师制的建立、传承工作室的建设、中医药博物馆的开放等，守住"中医药发展规律"这个"正"，让岐黄基因薪火相传，在新形势下创吴门医派理论之新、技术之新、方法之新、方药之新。

中医药需要创新,创新是中医药的活力所在,创新的基础是传承。"重视中医药经典医籍研读及挖掘,全面系统继承历代各家学术理论、流派及学说,不断弘扬当代名老中医药专家学术思想和临床诊疗经验,挖掘民间诊疗技术和方药,推进中医药文化传承与发展",是《"健康中国 2030"规划纲要》给出的推进中医药继承创新的任务。习近平总书记 2020 年 6 月 2 日在专家学者座谈会上的讲话也明确指出"要加强古典医籍精华的梳理和挖掘"。因此,为更好地弘扬吴门医派,苏州市中医医院、苏州市吴门医派研究院组织专家编写"吴门医派代表医家研究文集"丛书,选取薛己、吴有性、喻昌、张璐、叶桂、缪希雍、李中梓、尤怡、薛雪、徐大椿、柯琴十一位代表性医家,撷取当代学者对他们学术的研究成果,汇集成卷,分上、下集出版,意在发皇古义,融会新知,传承吴门医派学术精华,为造福人类健康奉献精彩。

苏州市中医医院

苏州市吴门医派研究院

院长　徐俊华

2020 年 12 月

前言

　　苏州是吴门医派的发祥地，历史上人文荟萃，名医辈出。从周代至今，有记录的名医千余家，其学术成就独树一帜，形成了颇具特色的吴门医派。吴中医家以儒医、御医、世医居多，有较深的文字功底和编撰能力，善于著述，善于总结前人经验及个人行医心得。特别是那些知识广博的儒医，他们的天文、地理、博物、哲学等其他学科的知识丰富，完善了医学理论，有利于中医学的进一步发展。20世纪80年代，卫生部下达全国中医古籍整理计划，吴医古籍就占全部古籍的十分之一。

　　苏州是温病学派的发源地，清中叶叶桂《温热论》的问世，更确立了以苏州为中心的温病学派的学术地位，从而形成了"吴中多名医，吴医多著述，温病学说倡自吴医"的三大特点。这是吴医的精华所在，也是"吴中医学甲天下"的由来。吴门医派作为吴地文化中的一枝奇葩，中医药文化优势明显，历史遗存丰富，文化积淀厚实，在中国医学史上有重要地位。

　　明清两代，吴中名医辈出，著述洋洋，成就了吴中医学的辉煌。其中医名显著者有薛己、倪维德、王安道、缪希雍、吴有性、李中梓、喻昌、张璐、叶桂、薛雪、柯琴、周扬俊、徐大椿、尤怡、王洪绪、陆九芝、曹沧洲等，吴门医派代表性医家大多出自明清两代。

　　为了传承吴门医家的临床诊疗特色，彰显吴中医学的学术内涵，学以致用，提升当下临证能力，我们选择薛己、吴有性、叶桂、缪希雍等十一位吴门医派代表医家，汇聚当代学者对这些医家的研究成果，编著"吴门医派代表医家研究文集"丛书，分上、下集出版。以下列出这些代表医家的简要生平及学术主张。

丛书上集医家：

薛己（1487—1559），字新甫，号立斋，明代吴郡（今江苏苏州）人，名医薛铠子。薛己性敏颖异，读书过目成诵，尤殚精方书，内、外、妇、幼、本草之学，无所不通。精十三科要旨，皆一理。先精疡科，后以内科得名。宗王冰"壮水之主，以制阳光，益火之源，以消阴翳"之说，喜用八味、六味，直补真阴真阳。薛己一生所著颇丰，医著类有：《内科摘要》《外科发挥》《外科枢要》《外科心法》《外科经验方》《疬疡机要》《女科撮要》《保婴撮要》《口齿类要》《正体类要》《本草约言》等。校注类著作有：陈自明的《妇人大全良方》和《外科精要》、王纶的《明医杂著》、钱乙的《小儿药证直诀》、陈文中的《小儿痘疹方论》、倪维德的《原机启微》、胡元庆的《痈疽神妙灸经》、佚名氏的《保婴金镜录》等。

吴有性（1582—约1652），字又可，明末清初年间姑苏洞庭东山（今江苏苏州吴中区东山镇）人。吴有性是吴门医派温病学说形成时期的代表医家，所著《温疫论》对瘟疫的病因、证候、传变、诊断及治疗等均有独到的创见，堪称我国医学史上第一部瘟疫学专著，基本形成了中医学瘟疫辨证论治框架，对后世温病学家产生了极其深远的影响。

喻昌（1585—约1664），字嘉言，号西昌老人，喻氏卒年又一说为清康熙二十二年（1683），待考。喻氏为江西南昌府新建人，后应吴中友人钱谦益的邀请，悬壶江苏常熟，医名卓著，冠绝一时，与张璐、吴谦齐名，并称清初医学三大家。吴中名医薛雪说他"才宏笔肆"，动辄千言万字，好以文采相尚。"每与接谈，如见刘颍川兄弟，使人神思清发。"阎若璩将喻氏列为十四圣人之一。喻氏主要著作《喻氏医书三种》，乃辑喻昌所著《医门法律》《尚论篇》和《寓意草》而成。主要医学观点：立"三纲鼎立"论、三焦论治温病、秋燥论、大气论等。

张璐（1617—约1699），字路玉，自号石顽老人，清长洲（今江苏苏州）人。张璐自幼聪颖好学，博贯儒学，尤究心于医药之书，自《灵枢》《素问》及先哲之书,无不搜览。明末战乱之际,隐居洞庭山中(今江苏苏州洞庭西山)10余年,著书自娱。后50余年,边行医,边著述,有丰富临证经验。张璐一生著述颇多,以博通为主,不局限于一家之学,持论平实,不立新异,较切实用,故流传较广。著有《张氏医通》十六卷、《伤寒缵论》二卷、《伤寒绪论》二卷、《千金方衍义》三十卷、《本经逢原》四卷、《诊宗三昧》一卷等。

叶桂(1667—1746),字天士,号香岩,别号南阳先生,晚号上津老人,以字行,清吴县(今江苏苏州)人。叶氏先世自安徽歙县迁吴,居苏城阊门外下塘上津桥畔。家系世医,祖叶时,父叶朝采,皆以医术闻名。叶桂幼受家学熏陶,兼通经史子集,聪明颖绝。年十四父丧,从学于父之门人朱某,闻人善治某证,即往师之,凡更十七师,博采众长。叶氏治病不执成见,立论亦不流俗见。"病之极难摸索者,一经诊视,指示灼然""察脉望色,听声写形,言病之所在,如见五脏癥结",当时人以"吴中中兴之大名家"相评。叶氏长于治疗时疫和痧痘,倡卫气营血辨证纲领,对温病传染途径、致病部位及辨证论治,均有独到之处。叶氏贯彻古今医术,一生诊治不辍,著述甚少,世传之书,均由其门人或后人编辑整理而成。主要有:《温热论》、《临证指南医案》十卷、《叶案存真》二卷、《未刻本叶氏医案》、《医效秘传》三卷、《幼科要略》二卷、《本草经解》四卷、《本草再新》十二卷、《种福堂公选良方》等。

丛书下集医家:

缪希雍(约1546—1627),字仲醇(一作仲淳),号慕台,别号觉休居士,明常熟人。缪氏幼年体弱多病,年长嗜好方术,笃志医学,本草、医经、经方靡不讨论,技术精进,经验日丰,声名渐著,闻名于世。其友钱谦益曾记载他诊病时的情况说:"余见其理积痞,起沉疴,沉思熟虑,如入禅定。忽然而睡,焕然而兴,掀髯奋袖,处方撮药,指麾顾视,拂拂然在十指间涌出。"缪希雍以医闻名于世40年,著述甚富,流传至今的有《神农本草经疏》三十卷、《先醒斋医学广笔记》四卷、《炮炙大法》一卷、《本草单方》十九卷、《方药宜忌考》十二卷等。

李中梓(1588—1655)，字士材，号念莪，又号尽凡居士(一作荩凡居士)，明末清初华亭(今上海松江)人(又有称云间、南汇人者)。李氏早年习儒，为诸生，有文名。后因身体多病而自学医术，博览群书，考证诸家学术思想，受张仲景、张元素、李东垣、薛立斋、张介宾等人影响较大。李氏究心医学50年，治病无不中，常有奇效，与当世名医王肯堂、施笠泽、秦昌遇、喻昌等交善。李氏治学主张博采众家之长而不偏不倚，临证诊治主张求其根本，注重先后二天。生平著作较多，计有《内经知要》二卷、《医宗必读》十卷、《伤寒括要》二卷、《病机沙篆》二卷、《诊家正眼》二卷、《删补颐生微论》四卷、《本草通玄》二卷、《药性解》六卷，以及《李中梓医案》等，影响甚广。李氏门人以吴中医家为大多数，其中以沈朗仲、马元仪、蒋示吉尤为卓越。马元仪门人又有叶桂、尤怡，一则创立温热论治有功，一则阐发仲景《经》旨得力，更使吴中医学得以进一步地发展盛行。

尤怡(约1650—1749)，字在泾(一作在京)，号拙吾、北田，晚号饲鹤山人，清长洲(今江苏苏州)人。尤怡自弱冠即喜医道，博涉群书，自轩岐以迄清代诸书无不搜览，又从学于名医马元仪，尽得其传。徐大椿评价尤怡说："凡有施治，悉本仲景，辄得奇中。"徐锦誉之为"仲圣功臣"，他的知交柏雪峰赞他为"通儒"，他的族叔尤世辅认为尤怡"不专以医名，其所为诗，必宗老杜，一如其医之圣宗仲景"。尤怡所著医书有《伤寒贯珠集》八卷、《金匮要略心典》八卷、《医学读书记》三卷、《金匮翼》八卷、《静香楼医案》一卷等，均有刊本。

薛雪(1681—1770)，字生白，自号一瓢、扫叶山人、槐云道人、磨剑道人，晚年又自署牧牛老叟，以字行，清长洲(今江苏苏州)人，家居南园俞家桥。薛雪"少时嗜音韵，键户读书"，妻"以女红佐薪"，居小楼上，卧起其中，"不下者十年"。多年的苦读使薛氏通古博今，以儒自居，既擅诗词，又工八法。薛雪两征鸿博不就，母多病，遂究心医学，博览群书，见出人上，治疗每奏奇效。与叶桂齐名，尤擅长于湿热病诊治，虽自言"不屑以医自见"，但医名日隆，终成一代名医。《清史稿》称其"于医时有独见，断人生死不爽，疗治多异迹"。薛雪著作众多，医学著作主要有《湿热论》一卷、《医经原旨》六卷、《日讲杂记》八则、《薛生白医案》一卷、《扫叶庄医案》四卷，以及《校刊内经知要》二卷等。

徐大椿（1693—1771），一名大业，字灵胎，晚号洄溪老人，清代吴江松陵（今江苏苏州）人。大椿生有异禀，聪强过人，先攻儒学，博通经史，他如星经地志、九宫音律，亦皆精通。徐大椿研究医学完全出于偶然，他在其著作《兰台轨范》中对此有着详尽的记述。大意是因家人连遭病患，相继病卒数人，遂弃儒习医，矢志济民。自《内经》至元明诸书，朝夕披览，几万余卷，通读一过，胸有实获。徐氏博通医学，难易生死，无不立辨，怪症痼疾，皆获效验，远近求治者无虚日，曾两次被征召进京效力。他的好友、著名的文学家袁枚记其传略言："每视人疾，穿穴膏肓，能呼肺腑与之作语。其用药也，神施鬼设，斩关夺隘，如周亚夫之军从天而下。诸岐黄家目瞠心骇，帖帖折服，而卒莫测其所以然。"徐氏一生著述甚多，医学类计有《难经经解》《神农本草经百种录》《医贯砭》《医学源流论》《伤寒论类方》《兰台轨范》《慎疾刍言》《洄溪医案》等，评注陈实功《外科正宗》及叶桂《临证指南医案》。后人辑刊徐氏著作或伪托徐氏之名的著作更多，如《内经要略》《内经诠释》《伤寒约编》《伤寒论类方增注》等。

柯琴（生卒年不详），字韵伯，号似峰，清代伤寒学家。柯氏原籍浙江慈溪，后迁居虞山（江苏常熟）。柯琴博学多闻，能诗善文，一生潜心研究岐黄之术，平实低调，清贫度日。著医书及整理注释之典籍颇丰，《伤寒论注》四卷、《伤寒论翼》二卷、《伤寒附翼》二卷，合称《伤寒来苏集》，为学习和研究《伤寒论》的范本之一。尝谓："仲景之六经为百病立法，不专为伤寒一科；伤寒杂病，治无二理，咸归六经之节制，六经各有伤寒，非伤寒中独有六经。"因而采用六经分篇，以证分类，以类分法，对伤寒及杂症据六经加以分类注释，使辨证论治之法更切实用，且说理明晰，条理清楚，对后世有较大影响。

　　吴门医派尚有诸多代表医家，如王珪、曹仁伯、王子接等，因当代学者对他们研究不多，无法将研究成果集集出版，深以为憾事。在入选的医家中，也因编著者学识有限、所及文献不全，错漏及不当之处在所难免，恳请读者指正。

苏州市中医医院

苏州市吴门医派研究院

欧阳八四

2020 年 12 月

目
录

生平著述辑要

　　徐大椿(1693—1771)，一名大业，字灵胎，晚号洄溪老人，清代吴江松陵人。徐氏祖籍江西，宋代南渡时从江西迁至浙江魏塘(今嘉善)，明正统年间，又迁至吴江南麻村(今属吴江南麻镇)，后再迁到西蒙港(今属吴江北厍镇)，遂世居吴江。至徐灵胎曾祖父辈徐韫奇始迁居吴江县城的西门下塘，徐大椿就是出生在西门下塘的毓瑞堂。

　　徐大椿祖父釚，授翰林院检讨，纂修明史，晚年家居住在西城下塘。父养浩，参加编辑《吴中水利志》，放苏州司马，未有就任。徐大椿被寄以读书做官、承继祖业的希望，且徐大椿"性通敏，善豪辩"，先攻儒学，博通经史，精通于天文、地理、哲学、术数、堪舆、历法、律吕、兵家、史志、稗乘、诗词、元曲、话本等，却未如意于致仕之途。又因种种变故而弃儒习医，矢志济民，成就其传奇的一生：没有世医家学的传承，却终成一代名医；他半路出家，年近30才开始涉足医学，医术却精湛无比；他学医没有拜过任何名医名师，却无师自通、自学成才，还写就了等身著作；他视仕途为粪土，却不敢违逆圣意，最终竟客死异乡。

　　徐氏一生著述甚多，计有《难经经解》《神农本草经百种录》《医贯砭》《医学源流论》《伤寒论类方》《兰台轨范》《慎疾刍言》《洄溪医案》等，评注陈实功《外科正宗》及叶天士《临证指南医案》。后人辑刊徐氏著作或伪托徐氏之名的著作更多，如《内经要略》《内经诠释》《伤寒约编》《伤寒论类方增注》《六经病解》《杂病源》《杂病证治》《脉诀启悟注释》《舌鉴总论》《洄溪脉学》《女科指要》《女科医案》《种子要方》《药性切用》《药性总义》《六经脉诊》《汤引总义》《古方集解》《洄溪秘方》《经络诊视图》《证治指南》《中风大法》《舌胎图说》等，已刊行的徐氏医学丛书有《医略六书》6种、《徐灵胎医学全书》16种、《徐氏医书八种》、《徐氏医书十三种》、《徐灵胎医书》32种等。

徐大椿生平史略

山东中医学院　　张志远

　　徐大椿，字灵胎，号洄溪。原籍江西，12世纪祖上在南宋赵构建都临安时迁到浙江嘉善，明代正统年间由徐父移居江苏吴江县（今江苏吴江）。祖父釚，授翰林院检讨，纂修明史，晚年家居住在西城下塘。父养浩，参加编辑《吴中水利志》，放苏州司马，未有就任。大椿于康熙三十二年（1693）五月十五日出生在下塘毓瑞堂，勤奋力学，不喜"时文"，"为乾隆时名医，学问驾于叶、薛之上"，乃中国医学史上属传奇式闻名人物。

　　他幼年得祖母吴氏宠爱，7岁入学，束发从师。14岁习制艺，"性通敏，善豪辩"。20岁拜周意庭为师，精研《论语》《大学》《中庸》《孟子》，是年考中秀才，改名大业，录为廪膳生。由江苏督学推荐，"贡太学，寻弃去"，不久，缘"厌薄时艺，岁试，题诗卷后：徐郎不是池中物，肯共凡鳞逐队游。因是见黜"，为当权者免去廪膳生。徐氏嗜穷经、辨史，"节其冗，取其要，补其缺，正其伪"，"覃思《周易》《道德》《阴符》家言"，受知于校勘之绝义门何焯。遵父命致力"占山聚水"之术，"有司折节从之"，往来吴淞、震泽间，曾疏浚唐河，开附城十余港，帮助巡抚庄滋圃兴修水利，令太湖之水下流灌溉农田，甚见成效，撰有《重刊吴江水考后序》一文，已载入《乾隆吴江县志》卷五十五"集文"中。因"骨肉数人疾病连年"，"严君见背"，三弟如彬患痞证，四、五两弟景松、景柏经治疗无效而死，名家叶天士延之不至，即放弃官场努力攻医。康熙六十年（1721）辛丑殡葬祖父母、父亲于莲花荡，执行刀圭生涯，为世所称。

　　他怀着《周易》"天行健，君子以自强不息"，有韩愈《进学解》的精神，"口不绝吟于六艺之文，手不停披于百家之编"，书海泛舟，从不释卷，"严寒雪夜，拥被驼绵"，往往直读到"鸡鸣三唱"，竹簟纱幮，宽襟跣足，"夏月蚊多，还要隔帐停灯映末光"。凡天文、地理、哲学、术数、堪舆、历法、律吕、史志、稗乘、诗词、元曲、话本、南杂剧，都有研究，对"舞刀夺槊"兵家战术，"勾卒嬴越"之法，也很精通。大椿在医学方面，"上追《灵》《素》根源，下沿汉、唐支派，如是者十余年，乃注《难经》，又十余年而注《本草》，又十余年而作《医学源流论》，又五年而著《伤寒类方》"。经过数十年孤灯寒月、盛暑挥汗，存是汰非，批阅之书千余卷，泛览之书则达万卷之多，号"图书之府"。他能于实用的基础上掌握一个"博"字，与"泛滥而无归宿，凌乱而乏统纪"者，不可同日而语。黄彭年说"学者得灵胎之书而读之"，以之对己，保身长寿，以之活人，即"谨慎寡过"。乾隆九年（1744），沈彤荐举他纂修地方志书《吴江县志》《震泽县志》，亲自描绘插图，并负责审阅医学部分。徐氏居苏州和尤怡不断联镳接诊，过从颇密，为道义之交。徐氏处理疑难大证，多用奇治法，天台诗人张雨村之子生下无皮，仿照危亦林、葛可久，教以糯米粉遍糁体外，以绢包裹，出其头埋入地中，按时哺乳，"两昼夜而皮生"；乾隆"野翰林"芦墟连耕石患暑热坏证，开始汗出阳越，以参附汤加童便，阳回火炽，大啖西瓜助阴，不日而起；淮安大商杨秀纶"不食不寐匝月"，闻饭味便呕，取生大黄利之，下宿垢症状消失；常熟汪东山夫人"每夜必以米二升煮薄粥二十碗"，消渴极重，叶天士投予乌梅、木瓜敛其胃气，少瘥，徐氏诊为"热痰凝结"，用清火开泄之药调理，峰回路转，"半年获愈"，从此声名大噪，沸腾医林。

他"事亲孝，与人忠"，"其心慈"，类"河朔大侠"，经常出诊到洞庭，跋涉于濮院、嘉兴、松江、武进、常熟、淮安，"往来三江五湖间"，久客之地为苏州，"投药、选方，辄与人异"。《释骨》《气穴考略》撰者沈彤曾任他的家庭教师，言大椿"具经世才，不获用"，喜砭时弊，玩世不恭，"既不屑为龌龊小儒，又不欲以文字表现"，"隐于医"，并云个人"治经及宋五子之书"，得其帮助甚多。由于"鬻药养母"，"卖几片陈皮、甘草权当负米回"，且"难易生死无不立辨，怪证痼疾皆获效验，远近来治刻无宁晷，制抚河盐以及司道各大宪，均以谦词礼聘"，从而"微名上达九阍"。庚辰年（1760）九月，传胪东阁大学士蒋溥患病，诏举海内名医，经秦蕙田延誉推荐，翌年正月赴皇都同施、孙两太医会诊，他请"额驸福公"密奏"疾不可为"，"过立夏七日则休"，"上嘉其诚"，下特谕为王公大臣切脉处方，欲"留京效力"。先生熟知"秋深雾冷蝉将蜕，春老花残蝶倦飞"，以老病辞却，要求归养江南，于五月四日返回，下榻野芳浜毛氏园旁，隐居陶里半松书屋，过着田园生活。徐氏自己述说："我是个朴鲁寒儒。""口不厌粗粝糟糠，身不耻敝垢衣裳，打起精神广求博访，有时敦诗说礼，有时寻芪采药，有时徵宫考律，有时舞剑抡枪，终日惶惶，没有一时闲荡。"实现了"一片清光，隔断了红尘千丈"的理想。晚年于七子墩下古画眉泉建一小墅，称"髦学庵""三十七洞天"。常熟顾镇应其"新筑画眉别业移书相召"，尝投束记此事曰：

"旧交零落几人在,只有先生颜不改,入手湖山许我分,暮云卷雨知相待。"说明他虽然"一生哪有真闲日,百岁仍多未了缘",却善于养生,年过古稀,精神矍铄。

当时江南诗坛盟主袁枚,同他为忘年交,谓其"觇人疾,穿穴膏肓,能呼肺府与之作语",有擎天浴日的技术,常起沉疴于弥留之中。山阴周伯度认为清代光绪之前,"国朝大医,无过叶天士、尤在泾、徐灵胎三家"者。所以人们将他和元代葛可久、明人高武并列,尊称"医林三奇士"。但徐氏对研究岐黄之学,却上承叶天士思想,主张严肃认真,不能一知半解即草率问世,曾告"戒子孙弗复作医",故王嘉祯说:"今其家尤以此自食云。"

同上次相距 10 年,"以中贵人有疾",乾隆三十六年(1771)十月二十五日太医院再次聘请徐氏入都,江苏巡抚敦促驾起就道,"大中丞暨诸大宪亲诣舟次",为其送行。他告诉儿子榆村说,身体状况欠佳,"吾自审脉象,恐不逾今岁",载"楄柎"以行。十二月五日抵京,旅途疲劳,精力衰颓,过了 3 日,即在"从容议论阴阳生死之理"的夜晚逝世宾馆中,终龄 79 岁。"临殁时,授一方与其子,制为宝元带束于腰",以增强身体健康,今浙江流传的"葆元背心",大概就是师法这一遗意应用到临床而化裁的。徐氏殁后,由额驸福公入奏,诏赠六品"儒林郎",亡妻追封"安人",发给治丧费官银一百两,以恤其身。第二年春由随同北来的徐榆村和迎灵的徐英兄弟二人扶榇运回南方,同周、殷两夫人合窆,殡在吴县牒字圩"新阡",乾隆壬子(1792)又改葬于吴江乌金浜大境下圩。《墓志铭》分别为彭启丰、嵇璜、王孙翼三进士撰写,神道上立了石坊一座,莲花柱八风一表。碑刻了他在生前作的"去思"伤挽:"满山芳草仙人药,一径青风处士坟。"抱联上镌着:"魄返九原,满腹经纶埋地下;书传四海,万年利济在人间。"除袁枚外,民国二十五年(1936)七月可园蔡冠洛也给其写了传记,列为清代七百名人之一。子三,英(殷氏所生)、爔(沈氏所生)、燨(沈氏所生)。孙五,埏、龄、培、埼、垣。曾孙芝翘、娱庭等,均未有正式以医传家者。门生金复村、姜莘芳,私淑者黄绍垚却继承了他的事业。

徐氏"为吴江宿学",生平著述有"诗集若干卷,艺林传播,不胫而走"。所撰医书,有《内经诠释》《难经经释》《慎疾当言》《伤寒类方》《兰台轨范》《医贯砭》《医学源流论》《神农本草百种录》《洄溪医案》,评点《外科正宗》,原批《临证指南医案》(眉批尾评),余歡松《白岳庵杂缀》收载之《洄溪秘方》。《越缦堂读书记》称赞说，就医术水平而言，他人很难与之相颉颃，只有武进孟河费伯雄才可同其比美，被推为"杏苑一绝"。

（《浙江中医学院学报》，1990 年第 14 卷第 1 期）

徐灵胎世系及相关问题考证

江苏省吴江市文化局　　吴国良

"吴江地钟县区之秀，大雅之才，前后相望……下逮明清，人文尤富……盖极一时之盛矣。"清代著名医学家徐灵胎即为其中的杰出代表，其生平事迹屡有文章予以介绍、评述。笔者不揣浅陋，拟以所见《吴江徐氏家谱》（残本）和徐氏家族墓志铭等有关资料，对徐灵胎的世系及相关问题试作梳理、考证，以期对研究徐灵胎的工作有所裨益，错误之处，尚祈指正。

一、徐氏世系及传略

徐氏祖籍江西，随宋南渡居浙江魏塘（今嘉善）。明正统年间，徐富自魏塘迁吴江南麻村（今属吴江盛泽镇南麻社区），其三子徐硕奉父命再徙西濛港（今属吴江北厍镇），遂世居吴江。三传至朝恩、朝惠，其中二房朝惠生子四，长子履升、三子履陟、幼子履端均不娶，仅次子履仁一脉相传。

履仁（1565—1623），灵胎高祖。字熙宇，邑庠生，于农田水利尤为熟悉。明万历中，吴江知县霍维华编定《履亩清册》，履仁左右其事，钩稽核算。举乡饮介宾，质朴俭约，品行为时推重。辛勤农耕，治家有方，拓产累田至数十顷，但依然寒素布衣，饭粝泊如。晚年筑"稻香楼"，每每登临吟咏，著有《稻香楼集》若干卷。明天启三年（1623）九月初七卒，年 59。配潘氏（1566—1629）。生四子一女。

韫奇（1599—1667），灵胎曾祖。原名允美，字季华，诸生。年 18 即助其父勘田核算。喜购书,积书至数千卷,博学多闻,尤邃医理。家建"南州草堂",居常唯手抄书史,莳花种竹自娱。著有《徐氏日抄》《事物原始》《吴郡志略》、《闻窗异》《适志集》(一名《西濛吟稿》)《文体正伪》《纬武集》《创始备览》、《医略》,诸坊凡百余卷藏于家。清康熙六年(1667)五月二十四日卒,享年六十九。配王氏(1601—1656);副室韩氏(1615—1673),釚生母。生四子一女。

釚(1636—1709),灵胎祖父。字电发,号虹亭,一号拙庵,晚号松风老人,又号枫江渔父、菊庄老人等。早具凤慧,弱冠即以诗名,尤工词。康熙十八年(1679)举博学鸿儒,授翰林院检讨,纂修《明史》。任馆职四载,因不能事权贵,以病告归。几年后病愈转调外官,不赴选,遂脱朝衫归里,居吴江县城毓瑞堂。与同邑潘来、嘉兴朱彝尊、苏州尤侗为莫逆交。癸未岁(1703),康熙南巡,两次钦赐御书,诏复原官。釚因老病不就职,杜门却轨,唯以著书为事。刊《青门集》,著《词苑丛谈》十二卷,《南州草堂集》三十卷续集四卷,《菊庄词》二卷,《续本事诗》十二卷。其《菊庄词》最见重于时,朝鲜贡使仇元吉尝以金饼易之。兼善绘事,兴酣落墨,山水笔致风秀,画神趣如生,咸臻能品。康熙四十八年(1709)十二月二十一日卒,年74。配吴氏(1631—1683),养浩生母;副室吴氏。生四子三女。

养浩,生卒年不详,灵胎之父。字直方,号莼江。精水利,曾聘修《吴中水利志》。试授州同知不就,老于家。清康熙六十年(1721)与其父徐釚同葬于吴江二十七都壁字圩。配丁氏,副室顾氏。生子五,长子大椿;次子如桐,字含醇;三子如彬、四子景松、五子景柏均早殇。

灵胎(1693—1771),名大椿,更名大业,晚号洄溪道人、洄溪老人,灵胎则是他的字。性通敏,知时务,年少时,已落落有奇志。年20,县庠入泮。因家人连遭病卒,遂弃举子业而习医,矢志济民。先以家藏医书朝夕披览,久而通其大义,继之究源达流,自《内经》至元、明诸书,广求博录,胸有实获,并通过临证,辨证施治,终成一代名医。著有《难经经释》《神农本草经百种录》《医学源流论》《伤寒类方》《兰台轨范》《医贯砭》《慎疾刍言》医书七种,另有医学评注两种和《洄溪医案》一种,以及未刊稿《管见集》四册。灵胎又工文辞,通晓音律、水利之学。吴江修治河道,多陈"开河事宜",当事从其议,往往事半而功倍,著有《水利策稿》;与邑人沈彤共辑《吴江县志》《震泽县志》,其界域、形胜、山水、塘路、桥梁、治水、修塘、声歌等类皆为灵胎分修,所著《乐府传声》论述唱曲字音的四声阴阳和抑扬顿挫等规律，是有关唱曲的重要参考资料。而其所创《洄溪道情》警动恺切，颇为生动。又著《道德经注释》二卷、《阴符经注释》一卷，采入《四库全书》。此外，尚有《述恩纪略》《洄溪经义》《画眉泉杂咏》《待问篇》等著述存世。灵胎以医名上述九阍，曾于乾隆二十六年（1761）和三十六年（1771）两次奉旨进京诊治。晚年居吴县越来溪（今名越溪）之吴山画眉泉，为静养之地，以终余年。乾隆三十六年（1771）农历十二月初四卒，享年79岁。配周氏；继室殷氏；副室沈氏，爔生母。生子三。

爔（1732—1807），灵胎次子，字鼎和，号榆村，又号镜缘，后改种缘。少受医学于乃父，"亲承指授，究力研深，久之尽得其父传，寓之于医"。又工诗词，精音律。随侍其父灵胎奉召进京，父殁，护榇归里。以太学生候选布政司理问，乾隆三十七年（1772）例授儒林郎。晚年亦居吴山之画眉泉，过着"窗临青嶂留寒月，路绕丹崖入乱云；山野不知名利事，笑人车马自纷纭"的生活。嘉庆十二年（1807）七月二十九日卒，次年葬于长洲县（今江苏吴江）九都丽宇圩。作有杂剧18种，合称《写心杂剧》，另有传奇《镜光缘》二卷、《蝶梦龛词曲》四卷、《双环记填词》二卷、《梦生草堂诗文集》四卷、《道情》一卷，以及医学著作《禅医问答》一卷。配钱蕙，字凝香，吴江人。工诗，先于徐爔卒，著有《兰余小草》。生四子四女。

二、有关问题的考证

关于徐灵胎的名号。《吴江徐氏家谱》（残本）卷一"世经人纬图"灵胎条下注："原名大椿，庠名大业，字灵胎，号洄溪，乾隆十六年（1751）钦召称字，遂以字名。"徐灵胎《自述纪略》："年二十，从学于周意庭先生，是岁县庠入泮。始，先祖名余曰大椿，字灵胎，至是更名大业，后以钦召称字，遂以字名。"两处均说得明明白白，似已不成问题。然也有一些志书、辞典均写"徐灵胎原名大业"，如光绪《吴江县续志》《中国人名辞典》《中国文学家大辞典》等，以致某些文章也就此以讹传讹，甚或说成"原名大业，更名大椿"，今后应予更正为是。事实上，徐灵胎虽在20岁时游庠入泮，更名大业，但在他的著作和为他人著作评注或作序中，从不用大业之名，而分别署徐大椿、徐灵胎，以及晚号洄溪道人、洄溪老人、洄溪主人等，就连晚年所居画眉泉摩崖石刻中的两处徐灵胎题刻亦不例外。这是一个很值得我们注意和研究的问题：显然与徐灵胎薄时文、弃科举、不慕功名利禄的思想有关。

关于徐灵胎的生卒年，各书所载不尽相同。清袁枚《徐灵胎先生传》中称，徐于乾隆二十五年(1760)被召入都，"之后二十年……再召入都，先生已七十九岁……至都三日而卒"，卒于乾隆四十五年(1780)；《辞海》《苏州史话》和多种学术论著都记载为生于1693年，卒于1772年；《中国戏曲曲艺词典》则是生年不详，卒于1788年。笔者考于1982年发现的《皇清敕赠儒林郎徐徵君墓志铭》(即徐灵胎墓志铭，现藏吴江文物陈列室)记载："(乾隆)三十六年冬，再召，卒于京师，年七十九。"又据徐爔《兰台轨范·跋》记："先府君……至十月廿五日，奉旨复召入都……腊月初一日抵都，精力复衰，越三日……至夜谈笑而逝。"这两处记载的卒年说得都很明白，那就是乾隆三十六年(1771)十二月初四。按享年79岁推算，生年当为康熙三十二年(1693)，这和徐灵胎晚作《自述纪略》中"康熙三十二年五月十五日，余生于下塘毓瑞堂"的记载完全一致。因此其生卒年当以墓志为是。当然，徐灵胎的卒年月份中有一个农历与阳历换算的问题。"乾隆三十六年十二月初四"系指农历，以阳历计是1772年1月8日。但灵胎享年79岁，根据我国民间习俗，当为虚岁。如以1772年推至其生年1693年，就变成徐灵胎享年80岁了，这显然与事实不符。

关于徐灵胎的葬地，向有两说。徐爔在《兰台轨范·跋》中载："明春(按：乾隆三十七年，1772)扶榇旋里，葬越来溪之牒字圩新阡。"而光绪《吴江县续志》卷三十九"墓域"也明确记载："处士徐灵胎墓在二十七都副八图大競字圩。"越来溪即今吴江越溪，二十七都大競字圩在今吴江八坼凌益村田心里。那么，墓葬究竟在何地？长期以来，始终是个疑团。直至前述徐灵胎墓志铭的发现，墓址之谜才涣然冰释。志文说："将以卒之明年□月□日葬于吴县越来溪黄字圩之阡，以两赠安人合焉，并营沈安人生圹于其左。"在墓志盖上，除了"皇清敕赠儒林郎徐徵君墓志铭"13个篆书大字之外，于左下方尚刻有两行楷书小记："乾隆五十七年三月十五日申时，迁于吴江县大競下圩二百三十八丘内。子山午向，癸丁分金。沈太安人合葬于右。"据此可知，徐灵胎是二次葬，先葬于吴江越溪，事隔20年再迁葬于吴江八坼。因此墓地两说均未错。另外，根据《吴江徐氏家谱》卷八"墓域·洄溪公大競圩墓"条关于"洄溪公主穴，周安人附左，殷安人附右，沈安人附右"的记载，我们还可以了解到灵胎之原配、继室亦随夫迁葬，徐爔生母沈氏当时已去世，亦并葬于一墓(表1、表2)。

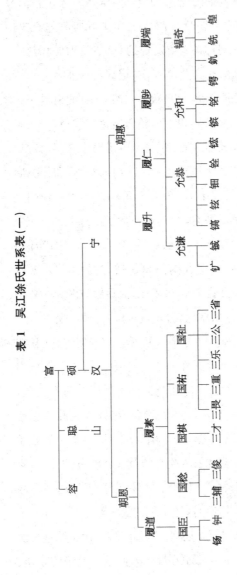

表 1 吴江徐氏世系表（一）

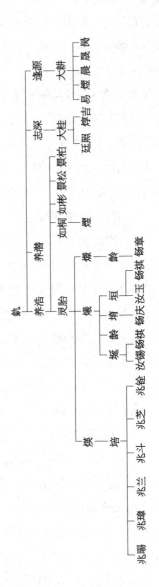

表 2 吴江徐氏世系表（二）

上述已证灵胎墓地之两说，那么，灵胎墓为何迁葬？又为何迁葬至八坼今址？对于前者，原因很简单，因"葬后连年欠利"，故于"己酉春重复觅地，越三载始得是地"。对于第二个问题，则必须联系灵胎几位至亲的墓地来解答。曾祖韫奇自西濛港迁居本邑二十五都大光圩，卒后葬大光圩之邻圩小光圩。这里的二十五都系依明万历四十六年(1618)吴江知县霍维华《履亩清册》制。清康熙五年(1666)知县刘定国编定《鱼鳞清册》后，大光圩、小光圩改属二十七都。两圩今在吴江同里大光村，与八坼益郎村(1981年自凌益村分出)仅隔一条北大港。祖父釱由大光圩再迁吴江县城松陵镇，卒后葬二十七都壁字圩，灵胎父养浩附葬于左。灵胎之弟如彬、景松、景柏早殇，均葬二十七都小光圩。至此我们可以得出结论：灵胎墓之所以迁至今址，是因为归葬祖地吴江二十七都而已。徐灵胎墓原墓基六亩，建有四柱三间石牌坊一座，额"名世鸿儒"，为兵部尚书彭启丰所题；墓联二副，其一为灵胎易箦时自撰："满山芳草仙人药，一径清风处士坟。"另一墓联是："魄返九原，满腹经纶埋地下；书传四海，万年利济在人间。"灵胎墓在1958年前和"文革"中曾遭破坏，1984年江苏省文化厅拨款重修，恢复原貌。现为吴江文物保护单位，并内定为第四批江苏省文物保护单位。这足可告慰一代名医的在天之灵了。

(《中华医史杂志》，1995年第25卷第3期)

《徐灵胎先生传》考辨

湖北中医药大学　　　龚方琴

作为中医史上的名篇，清代袁枚的《徐灵胎先生传》一直以来备受关注。举凡研究徐灵胎者，无不对此文津津乐道，并将其视为重要史料。然而近些年来，随着袁枚、徐灵胎研究的不断深入，我们发现此文其实多有失实，因此试作辨析，阐述如下。

一、关于徐灵胎奉诏入京的时间及其生卒年的记载与史实不符

在袁枚看来，徐灵胎一生最为辉煌的经历无外乎两次奉诏入京，因此为其作传，也应从两次入京着手：

"乾隆二十五年（1760），文华殿大学士蒋文恪公患病，天子访海内名医，大司寇秦公首荐吴江徐灵胎。天子召入都，命视蒋公疾。先生奏疾不可治。上嘉其朴诚，欲留在京师效力。先生乞归田里，上许之。后二十年，上以中贵人有疾，再召入都。先生已有七十九岁，自知衰矣，未必生还，乃率其子爔载楩树以行，果至都三日而卒。"

阅读这段文字，我们很容易得出这样的结论：

徐灵胎于乾隆二十五年（1760）第一次入京。20年后，也就是乾隆四十五年（1780）第二次入京，并以79岁高龄卒于京师。以此逆推，则徐灵胎的生卒年应为1702—1780年。然而事实并非如此。据《皇清敕赠儒林郎徐征君墓志铭》记载，徐灵胎第一次入京是在乾隆二十六年（1761）春，第二次入京是三十六年（1771）冬，中间相隔10年。又据《洄溪府君自序》可知，徐灵胎出生于康熙三十二年（1693）五月十五日。而其仙逝之日则在乾隆三十六年（1771）十二月初四，这在徐爔《兰台轨范·跋》中有明确记载，而《皇清敕赠儒林郎徐徵君墓志铭》亦可进一步证实，与两次入京时间也相吻合。由此反观，则袁枚此文的错误十分明显。首先，其所说的"二十五年"是蒋公患病的时间，而徐灵胎入京则在第二年。袁枚对此表述模糊，引人误解，从史实的角度来说不够严谨。其次，其所说的"后二十年"显然是多了一个"二"字。这个"二"字究竟是袁枚的疏忽还是流传的讹误？从目前的情况看，答案很可能是前者。因为在袁枚的笔下，类似的错误远不止这一处，在下文中我们还会论及。总之，根据以上分析，我们可以确定袁枚对徐灵胎两次入京时间的记载多与史实不符。以此逆推徐灵胎的生卒年，更是与事实相去甚远。

由此可见，对于袁枚笔下的记载，我们绝不能轻易信从。尤其是其中所涉的时间、数字，更需要仔细甄辨，详加考证。

二、关于袁枚与徐灵胎的交往情况及其情感 程度的记载与事实不符

读《徐灵胎先生传》，我们很容易被袁枚的深情厚谊所感动，并且产生这样一个印象：袁枚和徐灵胎相识已久，交情颇深。正如袁枚在传文中所说："余，旧史也，与先生有抚尘之好。"所谓"抚尘"，《汉语大词典》的解释是："儿童游戏之一，聚沙之类，借指少年交好。"在20世纪之前的医古文教材中，"抚尘之好"往往解释为"比喻从儿时就友好，此指旧交"。而新世纪全国中医药高职高专规划教材《医古文》则有所改变，解释为"喻深厚的友情"。然而可惜，这两种解释都与袁、徐二人的实际交情不相吻合。这一点，其实袁枚在传文中已经露出了端倪。他说："犹记丙戌秋，余左臂忽短缩不能伸，诸医莫效。乃拖舟直诣洄溪，旁无介绍，惴惴然疑先生之未必我见也。不料名纸一投，蒙亟门延请，握手如旧相识，具鸡黍为欢，清谈竟日，赠丹药一丸而别。"在这里，袁枚提到他与徐灵胎的初次相见，时间是丙戌年（1766）。这一年，徐灵胎已经74岁，而袁枚51岁，显然不是什么少年旧识。至于交情，或许如袁枚所说，因为徐灵胎好古，不喜时文，与袁枚平素意合，因此两人一见如故，相谈甚欢，但这并不能说明他们从此就结下了深厚情谊，甚至成为知己。在后文中，我们还会谈到两人在思想上有很多相悖之处，这里暂且不论。

就从袁枚对这份交情的记录来看，其前后矛盾也令人质疑。正如我们所知，袁枚在《随园诗话》中也谈到这段相识，但时间却变成了庚寅年（1770），即徐灵胎去世的前一年，这显然是矛盾的。尽管有学者提出，这可能是两次不同的会面，但从材料的语气看，这两次会面都是初次相识，而初次相识绝不可能有两次。那么，究竟袁、徐二人的初次见面是在哪一年呢？有学者提出是在丙戌年，原因有三：第一，传记文体比诗话更严肃，诗话较随意，记载有误亦可理解；第二，袁枚作传记时曾从徐灵胎之子徐爔处收集资料，如若有误，徐爔不可能不指出；第三，按诗话所记，徐灵胎见袁枚时已年近80岁，离去世仅一年时间，怎么可能还谈论生风、治病如神？总之，以上三点理由，似可断定传记的记载更为可信。然而事实上，这三点理由根本就无法令人信服。首

先,传记文体虽然出自史书,但在发展的过程中文学色彩日趋浓厚,甚至像小说一样有了虚构成分,而诗话乃有意采集、随手记录,可能比传记更真实。其次,如果连袁枚这个当事人都记错了其与徐灵胎初次见面的时间,那么作为旁观者的徐爔又如何一定记得并且予以纠正呢? 再则,徐灵胎医术高超,养生有道,因此在去世的前 3 日仍然精神奕奕,谈论生风,更何况是前一年呢?由此可见,仅凭三点理由就断定传记的记载更为可信,这显然是站不住脚的。相反,仔细比较这两则记载,我们发现《随园诗话》不仅提到了庚寅年,而且具体到了"七月",并说明徐灵胎此时年将 80 岁,这也与事实相符。由此看来,则诗话的记载很可能更符合史实。当然这也只是推论,在没有更多的证据之前,我们并不能确定哪一条记载更为属实。不过可以确定的是,袁枚和徐灵胎的交往次数很少(很有可能仅此 1 次)、时间很短(或 1 年或 5 年),因此不可能有很深的交情。就袁枚而言,他连两人初次见面的时间都记不清,可见对这份交情也远没有自己所说的那般重视。

另外在传记中,袁枚还提到了其与徐灵胎之子爔、孙垣之间的交往。徐爔是袁枚的朋友,徐垣是袁枚的学生,这份交情在袁枚的其他作品中也多有提及。如《随园诗话·补遗》曰:"老友徐灵胎度曲嘲时文及题墓诗,余已载诗话。甲寅八月,其子榆村爔送其儿秋试,又度曲赠我云。"而《寄徐榆村》一文开篇即曰:"前在吴江,蒙敦三代之交,隆情厚币,重叠颁来,感谢之忱,一言难尽。"又《与徐爔书》手札曰:"袁枚顿首榆村世讲足下,日前小住吴江,蒙念八旬衰朽,两代交情,饫之以珍馐,贻之以缟纻,宠爱之心,有加无已。即如粉糕一物,因老人一赞而五十里外两次颁来,不图为乐之至于斯也! 除以手加额外,尚复何言。"可见徐爔与袁枚的交情深厚,这是毋庸置疑的,而徐垣与袁枚的师生关系也自不待言。那么,袁枚与徐灵胎的交情又如何呢? 在《寄徐榆村》中,袁枚说"三代之交",而在《与徐爔书》中,袁枚又言"两代交情"。为什么会这样呢? 是袁枚又犯了不识数的毛病吗? 当然有这种可能。不过更大的可能是,袁枚通过这两次记载无意中透露了这样一个事实,即他与徐灵胎没有交情,只有交往。而所谓的交往,也只有上文所提到的那次见面。当然,也有学者根据《随园诗话·补遗》中的那则记载,提出徐灵胎曾度曲赠袁枚,认为两人另有交集。不过这纯属误读。在这则记载中,袁枚已明言赠曲者为徐爔,而赠曲的时间是甲寅年(即乾隆五十九年,1794 年),此时徐灵胎已去世二十几年,怎么可能度曲? 显然,这则材料并不涉及徐灵胎与袁枚的交往,而是徐爔、徐垣与袁枚交往的一条重要材料。从时间上看,这还是迄今可见的有关徐爔、徐垣与袁枚交往情况的最早的一则材料。由此推测,则徐爔与袁枚的交往很可能就是从甲寅年前后开始的,与袁枚作《徐灵胎先生传》的时间十分接近。换言之,徐爔与袁枚的交往很可能是缘于徐垣与袁枚的师生关系,抑或袁枚为徐灵胎作传之事,而与徐灵胎、袁枚的交往并无关联。因此,以徐爔、袁枚的交情来反证徐灵胎与袁枚的交情深厚,也是站不住脚的。

三、袁枚着意炫奇与徐灵胎宗经法古、实事求是的行医作风相违背

袁枚作《徐灵胎先生传》,其立意十分明确,那就是极力渲染徐灵胎的神奇医术,塑造其神医形象。这一点在《寄徐榆村》中说得很明白,即"惟是老人欲为尊公立传者,慕尊公一代豪杰,为之立传,可与拙集中之王侯将相并传千秋。非徒不朽尊公,亦欲借尊公以不朽其自家之文也。意必有奇方妙药,如史册中之华佗、许颖宗,可喜可愕之事,俾我铺张,教人传诵;亦可以启发后学,补救苍生"。在《徐灵胎先生传》中,袁枚也毫不隐瞒自己的作传动机,即"急思采其奇方异术,奋笔书之,以垂医鉴而活苍生"。正因为如此,他不满于徐爔所提供的资料,于是四处寻访,从吴人之能道先生者那里打听到徐灵胎治疗奇难大症的奇方妙法,然后不惜重笔渲染,形成传记中所载的几则医案,即:"芦墟连耕石卧病六日,不食不言,目炯炯直视。先生曰:'此阴阳相搏证也。'先投一剂,须臾目瞑能言;再饮以汤,竟跃然起,喈曰:'余病危时,有红黑二人缠绕作祟,忽见黑人为雷震死;顷之红人又为白虎衔去,是何祥也?'先生笑曰:'雷震者,余所投附子霹雳散也;白虎者,余所投天生白虎汤也。'连惊以为神。张雨村儿生无皮,见者欲呕,将弃之。先生命以糯米作粉,糁其体,裹以绢,埋之土中,出其头,饮以乳,两昼夜而皮生。任氏妇患风痹,两股如针刺。先生命作厚褥,遣强有力老妪抱持之,诫曰:'任其颠扑叫号,不许放松,以汗出为度。'如其言,勿药而愈。商人汪令闻十年不御内,忽气喘头汗,彻夜不眠。先生曰:'此亢阳也,服参过多之故。'命与妇人一交而愈。有拳师某,与人角伎,当胸受伤,气绝口闭。先生命覆卧之,奋拳击其尻三下,遂吐黑血

数升而愈。"

在上述医案中，除第一则外，其他均不见于《洄溪医案》，因此其真实与否，还有待考察。退一步讲，即使都是实事，但徐灵胎和徐爔都不刻意提及，甚至刻意不提，这也显示了他们不欲炫奇的行医态度，与袁枚的着意炫奇形成鲜明对比。又从第一则医案看，袁枚的记载与《洄溪医案》很不相同。袁枚极力渲染神异色彩，对施治的过程毫不留意，甚至将施治中所啖之西瓜（有"天生白虎汤"之名）随意写成了"饮以汤"，给后人造成了误解。而《洄溪医案》的记载则十分平实，不仅详述施治的方法和步骤，而且言明病症，说明立方依据。这种做法在徐灵胎的医案中十分普遍。正如《清史稿》所言："世多传其异迹，然大椿自编医案，惟剖析虚实温寒，发明治疗之法，归于平实，于神异者仅载一二。"又对于这些一二"神异"者，徐灵胎的记载也十分平实，如《洄溪医案》的最后一则："苏州一小童背上肿大如覆碗，俯不能仰，群谓之驼疾也。或戏余曰：'君能治奇疾，若愈此，则我辈服矣。'其父母以余为果能治也，亦力求焉。余实不知其中何物，姑以腐药涂上，数日皮开肉烂，视其肉，如蚯蚓者盘结数条，细审之，乃背上之筋所聚也。余颇悔轻举，急以舒筋收口丸散外敷内服，筋渐散，创渐平，肤完而身直矣。此筋瘤之一种也。哄传以余为能治驼疾，从此求治驼者云集。余俱谢不能，此乃幸而偶中，古人并无此治法。癸未入都，尚有人询及者，余谢无此事，而已存此以识异。"

就性质而言，这则医案固然神异，但在徐灵胎的叙述中，却十分平实。正如我们所见，徐灵胎不仅详述整件事的前因后果以及施治的全过程，而且将施治过程中自己的犹豫、后悔和没有底气都表露无遗，甚至明确提出"此乃幸而偶中，古人并无此治法"。面对他人的询问，徐灵胎不但不宣扬、不夸耀，而且直接"谢无此事"。由此可见，平实不仅是徐灵胎医案的文风，更是其做人、行医的一贯作风。正如我们所知，徐灵胎在医学思想上强调宗经法古、崇实黜虚，在行医态度上主张小心谨慎、诚心救人，这些都是平实的表现。与此相对应，他还反对好奇炫异，认为："医药为人命所关，较他事尤宜敬慎。今乃炫奇立异，竟视为儿戏矣。其创始之人，不过欲骇愚人之耳目，继而互相效尤，竟以为行道之捷径。而病家则以为名医异人之处在此，将古人精思妙法，反全然不考，其弊何所底止。"又曰："若后世好奇炫异之人，必求贵重怪僻之物，其制法大费工本，以神其说，此乃好奇尚异之人造作，以欺诳富贵人之法，不足凭也。惟平和而有理者，为可从耳。"总之，崇尚平实而反对炫奇，这是徐灵胎行医的宗旨，也是其做人的原则。徐灵胎希望他的子孙谨记这一原则，因此教育他们"断不可矜才炫智，也不望身显名扬，只要你谦卑忠厚人皆敬，节俭辛勤家自昌"。然而可惜的是，他的儿子徐爔却违背了他的教诲，同意袁枚以炫奇立异的手法为他作传。这一点，恐怕是徐灵胎始料未及的吧。

四、袁枚对徐灵胎名医身份的强调与徐灵胎
不欲以医者名世的心态相背离

袁枚作《徐灵胎先生传》，不仅炫奇立异、渲染徐灵胎的神奇医术，而且在徐灵胎的众多才能中突出其医学成就，强调其医者身份，这种做法其实也有悖于徐灵胎的个人意愿。在徐灵胎本人，实不欲以医者名世，相反视医为小道也。这一点在其著作中已有明言，如《医贯砭序》曰："小道之中，切于民生日用者，医卜二端而已……故医道不可凭，而医之良贱，更不可凭也。"又《医学源流论序》曰："医，小道也，精义也，重任也，贱工也……窃叹唐宋以来，无儒者为之振兴，视为下业，逡巡失传，至理已失，良法并亡。"当然客观地说，徐灵胎并非鄙薄为医，相反他认为医学和儒学一样都是圣人智慧的结晶，因此儒者应该通医，甚至为振兴医道而努力，即"通天地人之谓儒，百家艺术皆士大夫所宜究心，况疾病乃身命所关，岂可轻以诿人"。然而作为儒生，徐灵胎最大的追求还是修身以治天下。正如沈彤《赠徐灵胎序》所言："士之学本于修身，极于佐天子治天下。天下甚大而其事不越乎亲疏、长幼、上下与夫饮食、衣服、器用、宫室之间，治之之道在品节，防范至纤且悉，俾事皆得其理而止……吾友徐君灵胎，性敏达而兼该于学，方十八九时，即慨然有用世之志。其后读书日富，阅世日深，经涉城郭田野山川道路日多，且远于当世之务，若官职、选举、学校、农田、水利、关市、钱谷、盐漕、兵刑之属，无不灼见其利弊与其表里曲折，凡所计谋，实可以通行而不悖。每闲居为余言，辄抵掌盱衡，慷慨激烈，欲有所凭藉以展布其能。雍正之末，高安相公奉诏往浙江视海塘，余语灵胎营度之才于桐城方学士，学士遂荐诸高安。高安将礼聘，下问防。国恤还朝，事寝……"

显然，徐灵胎不仅有用世之志，而且有经世之才，因此一直寻找机会展布

其能，实现其济君之心。然而可惜他始终未得重用，相反因家人连遭病卒而走上了行医之路，甚至"隐于医"而"以医成名"。在徐灵胎看来，这种成名实属无奈，因此沈彤在《答徐灵胎书》中开导他说："抑兄以丈夫成名于一艺为可悲，似也，然此事握生死之权，与良相同功，岂小哉？"从沈彤的这句开导中，我们可以明显看出徐灵胎有视医为小道而不愿以医者名世的心态。为什么会有这种心态？归根结底，则与儒家思想尤其是宋代理学的影响脱不了干系。

徐灵胎自幼习儒，且"好览濂洛关闽诸书，每丙夜默坐潜阅"，因此深受宋代理学影响。正如其自序所言，他的一生不论是研究水利、习医还是留心词曲，出发点都是一个"孝"字，而最高目标则无外乎"有裨于世"。自始至终，他都强调自己是一介"寒儒""朴儒"，不论是医家还是水利专家、音乐家的头衔，都不能掩盖其儒者的本质。这种强烈的身份意识，是徐灵胎不愿以医者名世的根本原因。除此之外，徐灵胎之所以不愿以医者名世，还可能与读书人的傲气以及对当时医界混乱的不满有一定关系，这和薛雪的情况十分相近。

薛雪和徐灵胎一样都是清代名医，且和袁枚关系十分亲近。薛雪死后，袁枚"欲为之立传，故向其孙寿鱼征其所治医案，寿鱼答云：'先祖耻以医名，故讳之。'但寄其祖晚年与苏抚陈文恭公讲性理编语录来，欲自附于周、程、张、朱之后。"对此袁枚十分不满，于是作《与薛寿鱼书》，痛斥其"不以人所共信者传先人，而以人所共疑者传先人"，"甘舍神奇以就臭腐"，并最终未为薛雪作传。同样，在徐灵胎死后，袁枚欲为之作传，故向其子徐爔征求资料。而徐爔的做法也让袁枚十分生气，因为其"寄来节略，仅取徐灵胎自记数端，而于奇难大证、活人方法，一字不提"。不过这一次，袁枚似乎吸取了教训，他并没有像对待薛寿鱼一样劈头盖脸地痛斥徐爔，而是耐心地提出猜测："想因尊公医案太多，不能记忆故邪？抑薄医为小道，故舍其小者，而存其大者邪？"进而引述史实，对"医为小道"的观念进行了驳斥，强调"古今以来，至德要道，莫大于医"。然后才回到徐灵胎身上，提出他之所以以一匹夫而蒙圣天子两次征召，根本原因在医而非其他，因此为其作传"当以医为本主，而将治水、审音诸事附及之，使宾不夺主位"。最后，则以薛雪、薛寿鱼的前车之鉴提醒徐爔，曰："从此一瓢朽矣，不传矣，岂不可为长叹哉？愿足下一雪此言，将令祖尊公一生救难扶危之案，记忆二三，录出寄来，以便构思奋笔。异日九原相逢，彼此必相视而笑，莫逆于心也。"总之，袁枚就是这样晓之以理、谕之以利，使徐燨最终接受了他的建议，于是才有了《徐灵胎先生传》。

应该说，这篇传记正如袁枚所预想的那样，已使徐灵胎的名医形象深入人心，乃至不朽，然而这却违逆了徐灵胎的本意。如前所述，徐灵胎既"薄医为小道"，又不愿以医者名世，因此在生前就自序生平，曰："余自四十年来，猥承当事者折节相待，然言不及私，惟地方利弊，则知无不言，颇多裨救。他如道路桥梁之类，度身可胜任者，亦知无不为。至于亲友之不能葬者助之，不能婚娶者佐之，贫无所赖者养之周之，后进之艰于学者，饮食教诲之，俱皆琐细，不足述。倘他时好余之人，或为作状，或为立传，捃摭及之，即不至大失实，亦徒以滋愧耳。故退述生平而自记之如此，以当年谱云。"然而袁枚为他作传，却弃其自序而一味追求"奇难大证"和"活人方法"，强调其医者身份，不仅多有失实，而且也不符合徐灵胎的自我定位。从这点来看，袁枚也不可能为徐灵胎的知己。

(《南京中医药大学学报》，2016 年第 17 卷第 2 期)

徐大椿的大医之路

中国中医科学院　　陈昱良　王永炎

清代儒医徐大椿(1693—1771)是中国历史上杰出医学大家，他医术高超，名满天下，曾两度奉诏赴京，深得乾隆皇帝嘉赏。他不但因治病救人蜚声医林，而且留下大批著作传世，内容涵盖理法方药各方面，对中医理论研究方面有重要贡献。这位道术两明的大医，学术成长经历也充满传奇色彩。他既非名医高足，亦非世医家传，而是儒生出身，30 岁才"半路出家"学医，全靠自学终成一代名医。对于他的传奇经历，学界的深入研究成果还不多。但纵观他 50 年的儒医之路，分析其学术成长轨迹，既能从医学史的角度深入了解徐大椿的成就与意义，亦对今日中医学的研究、教育多有启发。因此，本文按照时间顺序纵向考察徐大椿的成长过程，将其医学经历分大致为 3 个阶段，力图通过其论著、医案及相关传世文字材料，从医学思想源流发展和临证经验成长轨迹两方面考察徐大椿的大医之路。

第一阶段：尊崇经典，自学成才

徐大椿出身诗书之家，少以科第为事，20岁入县学补诸生，30岁时因兄弟、父亲接连病卒，为疗亲长之疾，拯骨肉之厄，立志学医。从徐大椿开始学医，到乾隆元年(1736)《神农本草百种录》书成，大约15年。这一时期，是徐大椿医学知识和临床经验的积累期。

徐大椿初涉医学，约在康熙六十一年(1722)。他从家藏医书入手，"自《内经》以至元、明诸书，广求博采，几万余卷，而后胸有实获，不能已于言矣"。观其治学门径，一方面是博览群书开阔眼界、增长知识；另一方面徐大椿读书并非"开卷有益"，盲目搜求，而是按照一定的方法，对不同种类的医书分别对待，轻重有别。一般认为，他学医的最大特点是追本溯源、尊经崇古。这可在他此时期的两本重要著作上体现出来。

成书于雍正五年(1727)二月的《难经经释》是徐大椿首部医学著作，不但被采入《四库全书》，至今仍是《难经》较好的注本之一。此书撰于徐大椿学医的第5年，探究此书的结构体例与内在理路，颇有助于了解徐大椿早期的学术思想和治学方法。

《难经》一书，是释义、问难以阐发《内经》要旨之书，后世医家将之与《内经》并尊。徐大椿却反其道而行之，用《内经》的文字来比对考校《难经》。"《难经》有不合《内经》之旨者，援引经文以驳正之"，采取"以经释经"的方法对《难经》的成书情况、文字真伪、内容意涵详加校勘，纠正错讹，阐发新意。徐大椿自述此书的创作意图在于"学医必先明经脉脏腑"，当代学者认为该书主要体现了徐大椿从源及流的治学思想、以经释经的治学方式、严谨公允的治学态度。从学术方法上看，《难经经释》一书极为重视学术规范，凡有引用皆注明出处，不掠人之美；独创见解亦明确陈述，不隐己之见；以经证经，引用兼顾权威性与时代性；其文内引用广涉《左传》《史记》《说文解字》《隋书》等经史著述，参用经史文献落实《难经》的字词考证。以上诸法，多采用了当时士人治经治史的考据风格，平实细密却见功力深厚。

《难经经释》作为徐大椿早期著作，体现出他所特有的治学方法特点：从经典入手，精思苦研，以期成就。因为在习医之前，徐大椿已经浸染经史 10 多年，"想当年束发从师，志薄风雷。也曾穷经辨史，也曾谈玄讲理，也曾嗜僻探奇"，打下了扎实的国学功底。经史之外，徐大椿还对天文、地理、占卜、医药、音乐、武术等方面多有涉猎，"有时敦诗说礼，有时寻萋采药，有时徵宫考律，有时舞剑抡枪"，"凡兵农医卜，天官地利，无不通晓"。少年时期徐大椿涉猎广泛，多有所成。除了医学知识尚未开始学习之外，五经、三史、佛典、老庄，乃至"五行休王、七曜天文"，无所不学，基本达到了孙思邈《大医习业》之标准，这也是徐大椿能够从经典入门，迅速在医学领域内立足的重要缘由。

受自学条件限制，徐大椿习医基本按照"先读书，后临床"的顺序，悬壶开业略晚于医学理论研究，但亦当在《难经经释》成书后不久。据《洄溪医案》记载，雍正十年(1732)昆山瘟疫中，徐大椿已颇有医名，并且开馆授徒，有叶姓徒弟跟随学医。徐大椿的治疫方独出心裁，用鲜菖蒲、泽兰叶、薄荷、青蒿、芦根、茅根等芳香清燥药煎汤，进辟邪解毒丸散，所治 28 家，痊愈 25 家。

考察这个病案，可以看到早期徐大椿临床治病的两大特点。首先是辨证立方重视运气，"去岁因水湿得病，湿甚之极，必兼燥化"，改变当时医家普遍使用温燥药物的思路，主张清凉润燥。这与他后期的主张颇有不同。而以汤药送服的"辟邪解毒丸散"，体现了第二个特色，即"用方有本"。"辟邪丸"是明代万历年间人李中梓的《医宗必读》中所收集的防止疫病传染方，可祛湿开窍；而"解毒丸"则始见于南宋陈言《三因极一病证方论》，可清热定神。二药同用，身热可解，烦躁得安，正与《素问·至真大要论》中的治法"苦酸咸寒"契合，故疗此时疫效用如神。以古人成方切用，在他这一时期的医案中有明确体现。徐大椿自己也说："忆余初至郡中治病，是时喜用唐人方。"当时的名医叶天士，看不起崭露头角的徐大椿，曾轻率批评他"药味甚杂，此乃无师传授之故"，但后来读过宋版《外台秘要》，方知徐大椿之遣方用药，俱依古法，转而赞叹有加。此一段公案，足见徐大椿自学成医之不易，亦可作为了解徐大椿早期临床风格的重要材料。

第二阶段：推崇伤寒，洞见本原

在学习医理和临床诊疗均有一定经验之后，徐大椿对中医遣方用药的深意有了更深刻的认识。《神农本草经百种录》的成书，是徐大椿医学思想从初期向中期转折的标志。在书序中，他十分推崇张仲景的"经方"，认为那些都是从上古流传下来的宝贵经验，其用药组方的精义与《神农本草经》相合，临床辨证选用效果极佳。这一思想与他早期临床广用唐宋人方的做法，已经有了很大转变，也标志着徐大椿开始重视并推崇张仲景之书的经典意义。从唐及汉，是他对方药体系的理论构建追本溯源，认识不断深化的学术路径。

《神农本草经百种录》成于乾隆元年(1736)，徐大椿时年 44 岁。《四库总目提要》对此书评价很高，认为"凡所笺释，多有精意"，并赞扬徐大椿在本书中体现出的"药性专长论"思想最为圆通。"于诸家本草中为有启发之功。"徐大椿对此书期许也很高，认为本书对药性的分析探本溯源，"使古圣立方治病之心灼然可见"。因此，以本书著成为标志，徐大椿的医学关注由《内经》《难经》的医学理论，转向精研张仲景之书，方药并重；而医学实践则从多用成方，进入掌握法度、灵活变化的阶段，运用之妙存乎一心的境界。

这一时期，是徐大椿医学论著的创作高峰，有《神农本草经》《医贯砭》《医学源流论》《伤寒类方》等多部著作面世，内容涉及医学理论和实践的各个方面，但总体风格以尊古重经、推崇仲景学说为主。乾隆四年(1739)，徐大椿为尤在泾的《医学读书记》作序时提道："多读古人之书，斯能善用古人之书，不误于用意，亦不泥于用意。"这种推崇经典、强调灵活运用的思想，在他的著作中有充分表现。

《伤寒类方》是徐大椿在《伤寒论》领域的杰出成就。该书是徐大椿从学医之初开始筹划，历经 30 年探究后，60 岁开始纂辑成帙，又 7 年五易其稿，成书于乾隆二十四年(1759)，不可谓不精勤。徐大椿认为世传本《伤寒论》分定六经是王叔和所创，并非张仲景所著《伤寒论》原貌。因此以"不类经而类方"的原则重加整理，根据方剂的组方原则、用药规律和加减法度，并参酌病机及其临床体会，将《伤寒论》113 方分为 12 类，每类先论方，后归纳条文，同时将该方的精思妙用、病症的来去道理，随文注释。不便归类的 22 方及其方证皆列为杂法方类。在序言中，他提示医家："欲读《伤寒论》，必先识六经之本证，然后论中所称太阳、阳明等病，其源流变态，形色脉象，当一一备记，了然于心，然后其症之分并、疑似，及用药加减异同之故，可以晓然。"

庆云阁《医学摘粹·伤寒十六证类方·自叙》云："余读徐氏《伤寒类方》，

见其从流溯源,芟除一切葛藤,颇觉精简可取。"《四库全书总目提要》称其"使方以类从,证随方列,使人可按证以求方,而不必循经以求证。虽于古人著书本意未必果符,而于聚讼纷呶之中,亦芟除葛藤之一术也"。徐大椿在此书中发扬的以方类证法,广为后世医家所宗,左季云《伤寒论类方汇参》、任应秋《伤寒论证治类诊》、张志民《伤寒论方运用法》、刘渡舟《新编伤寒论类方》等,使《伤寒论》的以方类证研究自成一派,兴盛至今。

总体上,在这一时期,徐大椿的医学思想已臻圆熟,在掌握经典理论的基础上多有阐发,将《内经》《神农本草经》《伤寒论》等典籍融会贯通,自成一家之言,著述丰多,成为当时著名医家。

这一阶段的徐大椿医名已盛,许多患者慕名求诊,因而医案记载内容驳杂,内外妇儿各科皆有所涉,但诊疗思想上比较突出的有两点,一是反对滥用温补,二是强调辨证论治。

淮安商人杨秀伦,年74岁,因外感停食四处求医,诸医以为杨氏年高体虚,多用补剂,以至于闻到饭气就作呕,不能寝食,每日以参汤续命。徐大椿以生大黄为方,众家属皆大惊失色,以为不可。而患者服药半剂就能安寝一夜,次日再服一剂,下宿垢,身和。第三日则能起床、扫地,饮食如常,精神渐复。徐大椿反对时医对老年患者滥用补法,主张辨证施治,尤其实证、热证不能迷信温补,收到了良好的疗效。此案不但收入《洄溪医案》且载于袁枚为徐大椿所做的传记中,也是徐大椿颇为重要的医案。

第三阶段:大医处世,以德立身

徐大椿的最后10年间,因为两度奉召入京而名满天下,其论著和思想,也逐渐从医术转向医道,更多关注医学在当世的问题和发展,成为一代大医。

奉召入京,于徐大椿而言是人生一大荣耀,而促成这一机缘者,就是徐大椿的好友、乾隆前期著名经学家、礼部尚书秦蕙田。徐大椿年长秦蕙田9岁,两家曾为世交,再加上相似的学术爱好与性情,秦徐二人一见之下,成为知交。秦蕙田对徐大椿的医术推崇备至,因而乾隆二十五年(1760),清高宗向诸大臣访求天下名医,秦蕙田荐以徐大椿。

乾隆二十六年(1761),徐大椿奉旨进京,与太医同诊大学士蒋溥疾,认为其病不可治，面圣时"密奏过立夏七日当逝，至期果然"。清高宗嘉其"学问即优，人又诚实"，在紫禁城、圆明园多有接见，并连发特旨6次，欲其留京效力。徐大椿不愿受到官场诸多束缚，以年老多病辞归，辞呈亦由秦蕙田代奏。3年后初秋，秦蕙田病重，疏请回籍就医于徐大椿，得旨允归，并寄信徐大椿约在石湖相见，不幸秦蕙田于途中亡逝。二人生死之交，性命相托，《洄溪医案》中本有收录《与秦司寇书》，当有与此案相关更多细节，惜为后人刊印时所删。

徐大椿虽因入京面圣而名闻天下，但他并未因此倨傲，反而婉言谢绝乾隆帝授官之邀，淡泊名利，归隐家中，一心治病救人，著书立说。由于他医名大振，这一阶段接诊患者包括了各种疑难怪证，而徐大椿在医术上已臻圆熟，效验明确，远近求治，求一刻闲暇亦难。行医之余，他积极思考当世医道与医德方面的问题，著《兰台轨范》《慎疾刍言》两书。

《兰台轨范》是徐大椿有感于当世医者"不考病源，不辨病名，不知经方，不明法度"诸多弊端而作。他以自己一生的临证经验为基础，上溯《内经》《难经》《伤寒论》诸经，下沿唐宋《诸病源候论》《千金方》《外台秘要》各家支脉，参以宋明时方，主张"先识疾病之所由生，再辨病状之所由并。治必有定法，法必有主方，方必有主药"，以病统方，将疾病的内在病理、诊断标准和治疗方法连缀成篇，前后井然，以期规范当时医者各科乱象。徐大椿自诩此书"溯本穷流，简括明备，人人易晓"，总目提要亦称赞其取去谨严，特为精密。

《慎疾刍言》则是以针砭当时医界时弊为任的匡救之作，缘起于徐大椿友人蒋奕兰误治而死之事。蒋氏一向身体健壮，暑月食积，又感秽气，身热头晕，延请名医，诊为虚证，重用参附，不二日狂躁昏厥而毙。徐大椿吊唁友人，触目伤情，作《慎疾刍言》以正医风。《慎疾刍言》一书的核心是"慎疾"，徐氏认为，医生必须"慎疾"。"医法一误，必至伤生害命，尤不可不慎也。"所以医生必须要精研医术，广读医书，掌握多种诊疗手段，因病施治；正确看待补益之剂对人体的调节作用，不可过于依赖；而煎药服药方法，亦当仔细推究，不可轻视。其次，慎疾对于患者和家属也很重要。抵御尚补之风带来社会压力，需要医生、患者、家属的共同努力。

综而论之，徐大椿并非天生奇才。他的习医之路、成就之道，既有自身勤奋的成分，也有时代机遇的因素。但是，他追本溯源的学习方法、重视临床经验与医理结合的诊疗思路，敢于针砭时弊、为涤荡医界不良之风而振臂一呼的担当,都是他成为大医的重要原因。而对其习医路径的分段考察,不但有利于我们深入了解其医学思想与成就,更对今日之中医学教育多有启发。

(《中华中医药杂志》,2016 年第 31 卷第 5 期)

徐大椿的医德思想

南京中医药大学　　薛公忱

医术与医德密切相关,不可分割。历代名医无不既精医术,又重医德。徐大椿就是一个典型。其医德思想甚为丰富,至今仍有一定的教育意义。

一、存心救人

徐氏认为"医为人命所关",为医者责任重大。"人之所系,莫大乎生死。王公大人,圣贤豪杰,可以旋转乾坤,而不能保无疾病之患。一有疾病,不得不听之医者,而生杀唯命矣。夫一人系天下之重,而天下所系之人,其命又悬于医者,下而一国一家所系之人更无论矣,其任不亦重乎!"这是由患者社会地位之高,推及医者责任之重。如就普通人而言,每一条生命都是可贵的,医者不可视人的生死为儿戏。徐氏曾教导一个私淑其医术者说:"行医之要,惟存心救人,小心敬慎……若欺世徇人,只知求利,乱投重剂,一或有误,无从挽回。病者纵不知,我心何忍?"此段教诲,可谓"夫子自道"。徐氏正是"存心救人"的医家。他反对"习此业以为衣食计"。一则因其家道殷实,没有衣食之忧,不必以医药为生活来源;二则志在救人,行医治病从来不计诊金和药资。有时治愈危重患者,病家奉送重金酬谢,他也坚辞不受。

据《洄溪医案》记载:有一位金姓患者,"早立门首,卒遇恶风,口眼歪邪(斜),噤不能言。医用人参、桂、附诸品,此近日时医治风证不桃之方也。趋余视之,其形如尸,面赤气粗,目瞪脉大,处以祛风消痰清火之剂。其家许以重赀，留数日。余曰：'我非行道之人，可货取也？'固请，余曰：'与其误药以死，莫若服此三剂，醒而能食，不服药可也。'后月余，至余家拜谢。问之，果服三剂而起，竟不敢服他药。惟腿膝未健，手臂犹麻，为立膏方而全愈。"在以医求利者看来，徐氏此为，将到手的"重赀"推掉了。病家仅仅要求"留数日"治疗，徐氏治此症有把握，而且备有专房收留患者，于患者方便，于己有利，何乐而不为？然而徐氏却不如此想，一则认为病情不需要留下，回家服药更方便，对治病有利；二则不为求利，病家"许以重资"对己是轻侮，对患者是可以避免的负担。"我非行道之人，可货取也？"意思是说，我不是职业医家，财货是收买不了的。亦即：我行医治病不是为了谋取钱财，其唯一的目的就是救人。

还有一位杨姓患者，"年三十余，以狎游私用父千金，父庭责之，体虚而兼郁怒，先似伤寒，后渐神昏身重。医者以为纯虚之证，惟事峻补，每日用人参三钱，痰火愈结，身强如尸，举家以为万无生理。余入视时，俱环而泣。余诊毕，又按其身，遍身皆生痰核，大小以千计，余不觉大笑，泣者尽骇。余曰：'诸人之泣，以其将死耶？试往府中借大板重打四十，亦不死也。'其父闻之颇不信，曰：'如果能起，现今吃人参费千金矣，当更以千金为寿。'余曰：'此可动他人，余无此例也，各尽其道而已。'立清火安神极平淡之方，佐以末药一服，三日而能言，五日而能坐，一月而行动如常。其时牡丹方开，其戚友为设饮花前以贺，余适至，戏之曰：'君服人参千金而几死，服余末药而愈，药本可不偿乎？'其母舅在旁曰：'必当偿，先生明示几何？'余曰：'增病之药值千金，去病之药自宜倍之。'病者有惊惶色。余曰：'无恐，不过八文钱，萝卜子为末耳。尚有服剩者。'群取视之，果萝卜子也。相与大笑。"此例颇有幽默感，表明徐氏不但医道高明，医德亦高尚，不为千金重利所动，只知"尽其道"，即存心救人而已。

作为医者，若要真正做到"存心救人"，不但要不求财利，还要敢于负责，面对危重患者不可敷衍、推诿了事。徐氏曾发感叹："凡举世一有利害关心，即不能大行我志。天下事尽然，岂独医也哉！"自古以来，有些医者精于医术，但在决定患者生死的紧急时刻，往往畏首畏尾，不敢采取果断、有力措施，并千方百计推卸责任。徐氏行医之时，此类医者仍然大有人在。他很不以为然，反其道而行之。据《洄溪医案·痰喘》记述："松江王孝贤夫人，素有血证，时发时止，发则微嗽，又因感冒变成痰喘，不能着枕，日夜俯几而坐，竟不能支持矣。是时有常州名医法丹书，调治无效，延余至。余曰：'此小青龙证也。'法曰：'我固知之,但体弱而素有血证,麻桂等药可用乎?'余曰:'急则治标,若更喘数日,则立毙矣。且治其新病,愈后再治其本病可也。'法曰:'诚然。然病家焉能知之?治本病而死,死而无怨;如用麻、桂而死,则不咎病本无治,而恨麻、桂杀之矣。我乃行道之人,不能任其咎。君不以医名,我不与闻,君独任之可也。'余曰:'然,服之有害,我自当之,但求先生不阻之耳。'遂与服。饮毕而气平就枕,终夕得安。然后以消痰润肺养阴开胃之方以次调之,体乃复旧。法翁颇有学识,并非时俗之医,然能知不能行者。盖欲涉世行道,万一不中,则谤声随之。余则不欲以此求名,故毅然而用之也。"常州名医法丹书,为保护自己的医名,不敢承担风险,采取果断有力措施以解除患者危急。徐氏则一心为救人着想,将自己的名声利害置之度外。两相比较,法氏是知而不能行者,徐氏是知而能行者。"不能行"与"能行"的区别根源就在于为己和为人。此例表明,医德决定医术的应用及其效果。《洄溪医案·暑》也记有类似一例:"毛履和之子介堂,暑病热极,大汗不止,脉微肢冷,面赤气短,医者仍作热证治。余曰:'此即刻亡阳矣,急进参、附以回其阳。'其祖有难色。余曰:'辱在相好,故不忍坐视,亦岂有不自信而尝试之理,死则愿甘偿命。'乃勉饮之。一剂而汗止,身温得寐,更易以方,不十日而起。"徐氏这种"愿甘偿命"以救人的精神,足以震撼人心。

特别不同凡响的是,徐氏治愈了危症重病,非但不居功受谢,反而诚心谢病家。据《洄溪医案·瘀留经络》记载:"乌镇莫秀东,患奇疾,痛始于背,达于胸胁,昼则饮食如常,暮乃痛发,呼号彻夜,邻里惨闻。医治五年,家资荡尽,秀东欲自缢。""其戚怜之,引来就医。余曰:'此瘀血留经络也。'因谓余子爔曰:'此怪病也。广求治法以疗之,非但济人,正可造就己之学问。'因留于家,用针灸、熨拓、煎丸之法,无所不备,其痛渐轻,亦渐短,一月而愈,其人感谢不叠。余曰:'我方欲谢子耳。凡病深者,须尽我之技而后奏功。今人必欲一剂见效,三剂不验,则易他医。子独始终相信,我之知己也,能无感乎?'"如此对待患者,可谓赤诚至极。较之处心积虑求名图利之医,不可同日而语也。徐氏受当时及后世称颂,不亦宜乎!此即其不求医名而大获医名的内在原因。

二、心术纯正

徐氏"存心救人"的主张,一方面是儒家仁爱思想的运用和表现,另一方面也是针对现实的有感而发。当时有些奸医、恶医、庸医，千方百计骗取病家钱财，以人命为儿戏，杀人无数。他对此深恶痛绝，指出："医之高下不齐，此不可勉强者也。然果能尽智竭谋，小心谨慎，犹不至于杀人。更加以诈伪万端，其害不可穷矣。或立奇方以取异；或用僻药以惑众；或用参茸补热之药，以媚富贵之人；或假托仙佛之方，以欺愚鲁之辈；或立高谈怪论，惊世盗名；或造假经伪说，瞒人骇俗；或明知此病易晓，伪说彼病以示奇。如冬月伤寒，强加香薷于伤寒方内而愈，以为此暑病也，不知香薷乃其惑人之法也。如本系热证，强加干姜于凉药之内而愈，以为此真寒也，不知彼之干姜，乃泡过百次而无味者也。于外科则多用现成之药，尤不可辨，其立心尤险。先使其疮极大，令人惊惶而后治之，并有能发不能收者，以至毙者。又有偶得一方，如五灰膏、三品一条枪之类，不顾人之极痛，一概用之，哀号欲死，全无怜悯之心。此等之人，不过欲欺人图利，即使能知一二，亦为私欲所汩没，安能奏功？故医者能正其心术，虽学不足，犹不至于害人。"徐氏在此痛揭当时奸医、巫医、庸医骗财害命的种种伎俩。这些伎俩，可谓独出心裁，花样翻新，无所不用其极。实在可恨，令人发指。有鉴于此，徐氏强调医者"正其心术"的重要。心术不正，即使略知一二，甚至精于医术，也无补于救人，只能成为骗财害人的内行。例如："世有奸医，利人之财，取效于一时，不顾人之生死者，谓之劫剂。劫剂者，以重药夺截邪气也。夫邪之中人，不能使之一时即出，必渐消渐托而后尽焉。今欲一日见效，势必用猛厉之药与邪相争，或用峻补之药遏抑邪气。药猛厉则邪气暂伏，而正亦伤。药峻补则正气骤发，而邪内陷。一时似乎有效，及至药力尽而邪复来，元气已大坏矣。如病者身热甚，不散其热，而以沉寒之药遏之。腹痛甚，不求其因，而以香燥御之。泻痢甚，不去其积，而以收敛之药塞之类。此峻厉之法也。若邪盛而投以大剂参附，一时阳气大旺，病气必潜藏，自然神气略定，越一二日，元气与邪气相并，反助邪而肆其毒，为祸尤烈。此峻补之法也。此等害人之术，奸医以此欺人而骗财者十之五，庸医不知，而效尤以害人者，亦十之五。为医者不可不自省，病家亦不可不察也。"奸医使用劫剂，也是一大发明。他们深知药理和病理，可惜不是用来治病救人，而是欺人骗财。其良心、人性已泯灭殆尽，只剩下贪婪和残忍。如此之医实为图财害命之贼。徐氏将此丑类恶行暴露于天下，无疑是对病家的同情和爱护，体现了其"存心救人"的思想。

此外，徐氏还深刻揭露了时医滥用人参的伪善和恶果。痛切指出："天下之害人者，杀其身，未必破其家。破其家，未必杀其身。先破人之家，而后杀其身者，人参也。"人参的滥用，与病家畏攻喜补、花钱求平安的心理有关。但主要责任在于医者。医者深知，人参并不能包医百病，不当用而用，非但无益，反而有害。但为了取媚于病家，"邀功避罪"，不惜耗费病家重资，随便用参。"遂使贫窭之家，病或稍愈，一家终身冻馁。若仍不救，棺殓俱无，卖妻鬻子，全家覆败。医者误治，杀人可恕，而逞己之意，日日害人破家，其恶甚于盗贼，可不慎哉！吾愿天下之人，断不可以人参为起死回生之药而必服之。医者必审其病，实系纯虚，非参不治，服必万全，然后用之。又必量其家业，尚可支持，不至用参之后，死生无靠，然后节约用之。一以惜物力，一以全人之命，一以保人之家。如此存心，自然天降之福。若如近日之医，杀命破家于人不知之地，恐天降之祸，亦在人不知之地也，可不慎哉！"徐氏在此以"天降之祸"表示其对滥用人参、杀人命破人家之医的憎恨，以"天降之福"表示其对"惜物力""全人之命""保人之家"之医的赞赏。虽有天命迷信之嫌，但其用心是积极的、高尚的。

徐氏曾以崇敬的心情回忆"居心长厚"的"前辈老医"。他说："吾少时见前辈老医，必审贫富而后用药，尤见居心长厚。况是时参价，犹贱于今日二十倍，尚且如此谨慎，即此存心，今人已不逮昔人远矣。"前辈老医处处为病家着想，这一优良传统已被徐氏发扬光大。与此相较，一些时医的居心太险恶了。"此等恶医皆有豺狼之心也。"他们"杀人无算，深为可恨"。徐氏提醒病家要"谨择名医而信任之"，"必择其人品端方，心术纯正，又复询其学有根柢，术有渊源，历考所治，果能十全八九，而后延请施治"。择医的首要标准就是"人品端方，心术纯正"，其次才是学术。可见医者的"心术"重于学术。

三、虚心笃学

徐氏重"心术"，并非轻学术。他认为，"医之为道，乃通天彻地之学"，"乃古圣人所以泄天地之秘，夺造化之权，以救人之死"，不是人人可学的。

"其理精妙入神，非聪明敏哲之人不可学也。黄帝、神农、越人、仲景之书，文词古奥，搜罗广远，非渊博通达之人不可学也。凡病之情，传变在于顷刻，真伪一时难辨，一或执滞，生死立判，非虚怀灵变之人不可学也。病名以千计，病症以万计，脏腑经络，内服外治，方药之书，数年不能竟其说，非勤读善记之人不可学也。又《内经》以后，支分派别，人自为师，不无偏驳。更有怪僻之论，鄙俚之说，纷陈错立，淆惑百端，一或误信，终身不返，非精鉴确识之人不可学也。故为此道者，必具过人之资、通人之识，又能摒去俗事，专心数年，更得师之传授，方能与古圣人之心潜通默契。若今之学医者，与前数端事事相反。以通儒毕世不能工之事，乃以全无文理之人，欲顷刻而能之，宜道之所以日衰，而枉死者遍天下也。"此段文字深刻概述了学医之难及学医者应该具备的主观条件。照此所言，学医之难主要有两个方面：一是医学研究的对象即人体疾病非常复杂，变化万端，病症繁多，难以胜数，不易辨识和把握；二是医学理论精妙入神，内容丰富，论著古奥，学派林立，众说纷纭，真伪难辨。唯其如此，所以要求学医者必须聪明敏哲，渊博通达，勤读善记，精鉴确识，即"必具过人之资，通人之识"，并且还要"摒去俗事，专心数年，更得师之传授"，方可学有所得。如此强调学医之难和医者智力学识条件之高，并非言过其实，基本上符合实际，有利于医学的发展，因而是正确的、积极的。

　　徐氏此说乃有感于时医状况而发。据他所述，"今之学医者，皆无聊之甚，习此业以为衣食计耳"，"皆贫苦不学之人，专以此求衣食，故只记数方，遂以之治天下之病，不复更求他法，故其祸遂至于此也。"又说："今之医者，既乏资本，又惜工夫，古方不考，手法无传，写一通治煎方，其技已毕。"由此可知，当时众多医者的通病有三：一是贫苦，以医求衣食，而不是"存心救人"；二是不学，只记数方，不求他法，古方不考，更无名师传授；三是无术，面对患者，写一通治煎方，其技已毕，不知何为辨证论治、对症下药。这里的"资本"一词，兼指财产和学识。徐氏对时医的这些指摘，无疑具有一定的偏见，照此说法，贫苦之人就不能学成良医了，此与历史事实不尽相符。良医并非完全出于富有之家，例如元代的窦默、罗天益，明代的李时珍等。撇开此点不言，徐氏的指摘则是正确的。一个人要想学医，必须具有一定的经济条件，即维持起码的衣食之需。如无此条件，生计不保，何能不惜工夫学医？徐氏特别不能容忍那些不知医却行医的贫苦之人，只记数方，就以之治疗天下无穷之病，势必害人。维持生计的方法、途径很多，何必要行医？这些人不曾花工夫学医，也不愿花此工夫，置患者的生命于不顾，一味图财，与强盗无异。正是在这一意义上,徐氏反对"贫苦"之人行医。实际上,他主张行医者要有一定的资质,即经过系统学习,有师传授,还要在临证中考察,能十全八九者,方可为人治病。此与现代社会对医者的要求是完全一致的。

此外,还应指出,徐氏也不是完全反对医者求利,只是求利与救人相较,救人是根本目的,求利是救人的自然结果。绝不能将求利作为目的。究竟以什么为目的,此即医者的"心术"正与不正的问题。"医者能正其心术,虽学不足,犹不至于害人。"实际上凡"心术纯正"的医者,学不足只是暂时的。为了救人,他们定会孜孜不倦地钻研理论和技术。"果能虚心笃学,则学日进。学日进,则每治必愈,而声名日起,自然求之者众,而利亦随之。若专于求利,则名利必两失,医者何苦舍此而蹈彼也?"这一观点,是当时医者职业化的积极反映。虽然徐氏不愿做也不承认自己是职业医家,但随着社会经济的发展,特别是资本主义的萌芽和西方的影响,医药职业化越来越普遍。如何处理求利与救人的关系,成为当时医者的首要问题。若只救人不求利,则大多数医者不能维持生计,最终不能救人;若只图求利,则势必损害病家,违背医者救人的天职。有感于此,徐氏提出自己的看法,意即以救人为目的,通过"虚心笃学",不断提高医疗的技术和质量,从而获得越来越多患者的信任,经济收入随之提高。虽不专于求利,利亦随之。如此处理求利与救人的关系,颇有辩证法意味。这对当今市场经济条件下的医药机构和医药工作者不是颇有启迪吗?古今医者的共同目的当是"救人",共同途径是"虚心笃学",共同需要是"求利"。二者相互依存,不可缺一。只是不能颠倒它们的位置和关系。在此意义上,提倡、重视"虚心笃学",既有高尚的目的,又贴近实际,无疑是有利于医学的发展的。

四、慎之又慎

徐氏曾深有感触地说:"为医固难,而为名医尤难。""知其难,则医者固宜慎之又慎。"承认为医之难,这是经验之谈,也是负责任、有良心的表现。医谚有云:学医三年,便谓天下无病可治;治病三年,乃知天下无方可用。由易到难,这是认识深化和经验积累的过程。医学既然通天彻地,理法方药博大精深,疾病层出不穷,变化万千,为医者穷其一生,实难包治百病。为患者的生命着想，本应尽心尽力，谨慎诊疗，切勿鲁莽、轻率。"医药为人命所关，较他事尤宜敬慎。"一旦误治，轻者加重病情，甚者危及生命。此与"存心救人"之旨相悖。"慎之又慎"四字，蕴含丰富，值得医者深入体会。

为了确保施治无误，徐氏提倡"亲尝"药物。他说："又恶毒之药，不宜轻用。昔神农遍尝诸药而成《本草》，故能深知其性。今之医者，于不常用之药，亦宜细辨其气味，方不至于误用。若耳闻有此药，并未一尝，又不细审古人用法，而辄以大剂灌之。病者服之，苦楚万状，因因而死者，而己亦茫然不知其何故。若能每味亲尝，断不敢冒昧试人矣。此亦不可不知也。"医者亲尝药物，始自传说中的神农，这是历代名医的优良传统和医风之一。不仅在认识论上具有重要意义，而且在医德上也闪耀着舍己救人的思想光辉。徐氏大力弘扬这一传统，此与其"存心救人"的主张是一脉相承的。他在此指出要慎用三种药物：一是"恶毒之药，不宜轻用"；二是"不常用之药，亦宜细辨其气味，方不至于误用"；三是"耳闻"之药，不可大剂使用。意即避免害人，"若能每味亲尝"，再用于患者，最为保险，这是视患者的生命高于自己。徐氏特别反对使用"道听途说"和"以意为之"的方药。"道听途说之人，闻有此法，而不能深思其理，误人不浅也。""此药入口，即大吐不止。作此等方者，以意为之，并未自试也。此等极多。"反复强调"亲尝""自试"，试而有效无害，才可用于患者，这种医德医风，至今仍然十分可贵。

（《南京中医药大学学报》，2002 年第 3 卷第 1 期）

徐灵胎及其医学著作

浙江中医学院　　何　任

我于半个世纪之前在上海读医校时，曾读过徐灵胎医著如《兰台轨范》《医学源流论》《慎疾刍言》等。以后在教学"各家学说"课时，再读徐灵胎各医书。1983 年写《和青年中医谈治学》一文时，还引用《洄溪道情》中的"题山庄讲读图"。数年前,又得到《徐大椿医书全集》。

徐大椿,原名大业,字灵胎。因清乾隆帝第一次征召,为了吉祥,遂以字行,名徐灵胎。清康熙三十二年(1693)生于江苏吴江县(今江苏吴江)下塘毓瑞堂。生有异禀,长身广颡,聪强过人,于百家诸子、星经、水利、地志、音律、武技无不探索研究。医术尤精,视疾能洞察病源,故用药有神施鬼设之妙。据陈其元《庸闲斋笔记》谓"徐为乾隆时名医,学问驾于叶、薛之上"(按:叶为叶天士,薛为薛生白)。黄之隽《乐府传声》题词称徐为"神解之人"。足见徐氏跌宕江湖间,属传奇式人物。幼年得祖母吴氏宠爱,7岁束发从师,性通敏,善豪辩。20岁拜周意庭为师,是年考中庠生,改名大业。地方上录为廪膳生,位列第38名。经江苏督学推荐,贡太学,随即弃去。因岁试题诗,于卷后写有"徐郎不是池中物,肯共凡鳞逐队游"而见黜。当时官厅将其廪膳生冠冕革除。徐氏好穷经、辨史。因骨肉多人疾病连年,父殁,诸弟患疾,延叶天士不至,乃努力学医,遂行刀圭生涯矣。

事亲甚孝,亲殒后,隐于洄溪,宅旁有画眉泉,风景优美,啸傲其间,自号洄溪老人。采药炼丹,名望益隆。79岁卒。

徐氏医学著作有《难经经释》等8种,尚有《内经诠释》等7种。按历代医籍看,徐灵胎医书常以书名不同而内容一致。如《兰台轨范》又称《集成卒编》,《杂病证治》又称《证治指南》,《内经诠释》又称《内经要略》等。另外旧版徐氏医书,有《六种》《八种》《十种》《十三种》《三十二种》者,其中有《道德经》《阴符经》《洄溪道情》《乐府传声》等非医学书参杂其中。下面具体介绍其主要医著。

《难经经释》用《内经》和《难经》互相比勘,从而疏释《难经》。徐氏说:"以《灵》《素》之微言奥旨引端未发者,设为问答者,俾畅其义也。""难者,辩论之谓。天下岂有以难名为经者?故知《难经》非经也。"本书分上下两卷。按八十一难顺序逐条进行诠释。其特点为结合《灵枢》《素问》以解释《难经》经义,并有所阐发。其注释明晰详尽,对经文有辩论、考证和校勘,立意新颖而晓畅。本书与诸家注《难经》者相比,声望颇著。

《神农本草经百种录》为徐氏从《神农本草经》上、中、下三品中采撷出上品63种,中品25种,下品12种,依据药物本身的形状、颜色、气味及土宜、时令来辨明药性,阐发意蕴。同时结合人体脏腑经络,探本溯源,论说它所以能治病之理，并阐其治病之所以然。如阿胶一药，"主心腹内崩"，注为"血脱之疾"。"女子下血、安胎"，注为"养血则血自止而胎安"，至于为什么能养血，徐氏说："凡皮皆能补脾，脾为后天生血之本而统血，故又为补血药中之圣品。"

《医贯砭》为徐氏评议明代医家赵献可《医贯》而作，成书约在乾隆六年（1741），分上下两卷。《医贯》阐述"肾间命门说"，强调命门真火、真水之重要，倡言命门之火谓君主之火，是人体之本，一切外感内伤都来源于"火衰"，故统以六味地黄丸、八味地黄丸为主治之方。徐氏针对《医贯》这一学说，节录《医贯》原文，逐段加评，阐述自己见解。本书观点鲜明，继承经典学说，倡导辨证论治，从而揭示当时医界中拘泥于一二成方治病之弊，对推动学术繁荣起了重要作用。

《医学源流论》两卷。上卷论文 52 篇，下卷论文 47 篇。这些论文涉及经络脏腑、脉、病、方药、治法到书论、古今等各方面，主要是对当时医界现状和弊端，从医学方面结合《内经》《伤寒论》进行论说，明其渊源，正其异说。

每篇论不过千字左右，但说理深刻，有根有据，是一部具有特色的论文集，体现徐氏辨证论治的医学思想。如"用药如用兵论"曾被选为医古文教材，"病同人异论""药性变迁论""人参论"等论述精湛。此书最能代表徐氏学术思想，对于后世医家、病家均有启发。

《伤寒类方》是对张仲景《伤寒论》的笺释和重编。他认为《伤寒论》"非仲景依经立方之书，乃救误之书"，"误治之后，变症错杂，必无循经现症之理。当时著书，亦不过随症立方，本无一定之次序"，因而用以方类症之法，将《伤寒论》113 方分为桂枝汤、麻黄汤、葛根汤、柴胡汤、栀子汤、承气汤、泻心汤、白虎汤、五苓散、四逆汤、理中汤、杂法方等十二类。每类以主方起分析论说，随文诠释，使读之一目了然，与仲景原意亦多吻合，具有独到见识，为研究仲景学说之佳作。

《兰台轨范》共八卷。先是通治方，继则以内科杂病、伤寒、内伤病、痉、湿、暍、疟、痢、癫狂、咳嗽、臌胀、诸血、噎、呕、积聚、癥、痞、诸痛、疫疠、五窍病等，以及妇人、小儿诸病。全书按病以《内经》论述为本。以《难经》《伤寒论》《金匮要略》索求治法，其未备者，又取六朝、唐人之法补充，以广其法。对于宋以后诸家及单方异诀，亦有选择地采撷附记，使学者有所采，不致临证无措。此书颇适用于临证之参考。

《慎疾刍言》为徐氏较晚些时之著作，以论文形式谈补剂、用药、中风、咳嗽、吐血、中暑、痢疾、阴症、老人、妇人、小儿、外科、治法、制剂、煎药服药、延医、秘方、诡诞、宗传等。其写作目的为针对"世之医者，废古书，随心自造以致人多枉死，目击心伤"，实因"悲悯填胸，不能自已"而作。当时长洲（今江苏吴江）谢嘉孚蓉初氏评本书谓"是书系先生 60 余岁所作，阅历既深，言皆老当"，确是作者着重剖析了当时医界的流弊之著述。

《洄溪医案》是徐灵胎死后 80 余年由王士雄（王孟英）根据抄本予以编次，加按语而刊行。全书为徐灵胎临证医案，收载内科杂病、时病、妇人病、小儿病、外科病案百余则。其中治法灵活多变，随症施方。医案由于纪实，语言通畅，颇具学术研究价值。

以上是徐灵胎亲自撰著的医籍。《洄溪医案》抄本虽是王士雄编次加案，但系王士雄得之于吕慎庵所赠，吕谓得之徐氏及门弟子金复村。

《内经诠释》初版于清光绪十九年（1893）；《脉诀启悟注释》初版亦是光绪十九年（1893），内容与张璐《诊宗三昧》基本相同；《药性切用》初版于光绪癸卯（1903），载药 700 余种；《伤寒约编》初版于光绪十九年（1893），编次与《伤寒来苏集》相类而简略；《杂病证治》初版于光绪癸卯（1903），全书分七卷；《女科旨要》亦初版于光绪癸卯（1903），全书六卷，记百余种病；《女科医案》初版于光绪十九年（1893），书中所载之案 300 余则，除无名氏者外，多见于汪石山、张子和、李东垣、许学士、戴同父等人之案。以上 7 种，原书均题徐灵胎著，收于徐氏医集中。根据考证，并非徐氏手撰，当为后人伪托之作。但各书内容，有的体现经书之重点；有的阐述临床辨证治法机要，也都是值得学习参考的。

徐灵胎对于医学，付出了毕生精力，做出了巨大贡献。50 年中，他批阅之书千余卷，泛览之书万余卷，又通过长期临床实践，正如王士雄说："吴江徐灵胎前辈，自少业儒，旁参医典，历访名师，精于诊法，故声誉洋溢江左。其临证焉，必审乎阴阳、表里、虚实，其方焉，必明乎君臣佐使，配合修制。所谓士君子，不为良相，即为良医。"徐灵胎不仅医术高明，尤为可贵者为人正直，扶危救厄，医德高尚。纵观其学术思想：一是徐灵胎生于乾隆时际，常以考据学之方法治医，并尊经崇古。注重探讨医学发展之源流，研究医学从源到流，更能从流溯源，严格按照医学发展脉络，反对断章取义，反对邪说。二是临证必定从实际出发，坚持审证论治。又不死守一法一方，强调同中别异，异中求同，因人而异，因时而异。三是不标新立异，只求平实。研究医学以治好疾病为前提，不炫奇立异，其治学作风朴质。四是他主张治病方法多样化，认为古时治病，采用多种治法。后世治病则以汤药为主，认为其他治法不能失传。主张病各有所宜，除汤药外，针灸、熨、贴、按摩诸法应广为采用。

由于徐灵胎出生在封建时代，在他的著作中常有些封建迷信鬼神之处。亦有医家认为他的通治方中将《千金方》的钟乳石、《太平惠民和剂局方》的玉霜丸等金石燥烈药物收入，崇信服石之法是其不足处，为后世所诉评。

徐灵胎不仅医名极大，而且文名亦不小。在当时，袁枚（子才）的文集和《随园诗话》中都常有提到"老友徐灵胎"一类话（袁枚也提到苏州薛生白），并有诗文交流等。徐灵胎与尤怡（在泾）亦是挚友。乾隆二十五年（1760）应召入宫诊疾，三十六年（1771）再次被召入宫。徐灵胎至京 3 日病故，死前自作墓前对联谓"满山芳草仙人药，一径清风处士坟"，以民间医生自居。徐氏精于文学，《洄溪道情》传诵广泛，时称"黄冠体"。

（《浙江中医学院学报》，2002 年第 26 卷第 4 期）

徐大椿著作真伪考

贵州省湄潭县中医院　　邹正和

清代名医徐大椿一生著述较多，经后人汇辑成《徐灵胎医学全书》，于1895 年刊行问世。细察全书，瑕瑜互见，真伪显然。

一、王序质疑

王孟英特为《徐灵胎医学全书》写的后集序，文字虽不多，颇有认真考究的必要。徐氏家学渊源，刻苦攻研，其在《慎疾刍言》序文中作过自我介绍：

"先世所藏医书颇多，因随时翻阅，不过稍识方药而已。循习渐久，乃上追《灵》《素》根源，下沿汉唐支派。""五十年中，批阅之书约千余卷，泛览之书，约万余卷。""毫无益于此世，而半生攻苦。"其中从未提及师承关系。王序称其"历访名师"，是没有依据的。更为明显的是，徐氏有崇古尊经的倾向，对张景岳不免有些偏激之见，认为张的著作是"魔道"，并进行严厉地抨击："张景岳辈，全不知古圣制方之义，私心自用，著书成家。"因此，绝不会对景岳著作"孜孜考求"，重集成书的。

关于《慎疾刍言》和《洄溪医案》，王序特加说明："余游硖川，得蒋氏藏先生《医案》《慎疾刍言》稿本。掇以愚见附之，排纂校正，付之手民。"可是，王又在《洄溪医案》序中述其原委："吕君慎盦，以《洄溪医案》钞本一卷寄赠，云：得之徐氏及门金君复村者。""爰为编次，窃附管窥。用俟高明，梓以传世。"同一件事的经过和处理截然不同，岂不互相矛盾？王乃一代名医，忙于著述和诊务，能否将徐氏全书"录以副本，藏之笥中，待后人之镌镂广传"，是深值怀疑的。再有，大凡古人自序，必在文后注明写作时间，以备稽考。这篇序文连写作年月都没有，马虎草率如此。据此，笔者认为，徐氏医书后集序当是后人伪托之作。

二、《六经病解》《杂病源》并非徐著

《六经病解》一书，全文抄自清代名医柯琴的《伤寒论翼》，不同的是，《六经病解》将原作的分段写法改成分条。如将太阳病解的10段改为11条，阳明病解13段改为16条，少阳病解9段改为11条，太阴病解10段改为11条，少阴病解15段改为17条，厥阴病解19段改为19条等。六经地面一章，抄自《伤寒论翼·六经正义第二》中的一段。总论部分，也是东抄西摘，奠于书末，更失编排体例。

《杂病源》一书，全文抄自《景岳全书·传忠录》。例如：论阴阳辨证一章，只是将原作的前几句删去。论命门一章，原文本已析理详明，论述清楚，偏要硬塞几句，弄巧成拙。原文："命门为元气之根，为水火之宅。五胜之阴气，非此不能滋。五脏之阳气，非此不能发。"改为："命门为元气之根，真火之宅。一阳居于二阴之间，为熏育之主。而五脏之阴气，非此不能滋。五脏之阳气，非此不能发。"经此窃改，不仅概念混淆，且与其他原文各节的文义发生

抵牾。

此外，《洄溪脉学·辨脉真象》也是抄自《景岳全书·脉神章·真辨》一段。《舌鉴总论》是将清代医家张诞先所著《伤寒舌鉴》中的总论部分加以割裂，文字上略为补充而成。《洄溪脉学》中还混杂有专门论述色诊的篇幅。

三、徐大椿真正著作八部

编入全书的徐氏著作，确然可信者计有八部：《难经经释》《医学源流论》《神农本草经百种录》《医贯砭》《兰台轨范》《伤寒类方》《慎疾刍言》《洄溪医案》。除医案由王孟英作序外，每部书都有作者自序。除上述八部外，其他署名各册均非徐氏手笔。究其作伪原因，有其一定的历史背景。清代末年，欧风东渐，由于印刷术的不断改进，书籍的翻印比较方便，读者渴求知识，对书籍的需要量也大大增加。通都大邑的上海，是全国的贸易中心，沟通内外，四通八达。书商为了从中获利，投机钻营，争相翻印各种古籍出售。要求名家作序，出版名家全集，扩大影响，招揽生意，成为当时的俗风流弊。当局又未设置出版审查机构或订立专门的编审制度，致使各种书籍鱼龙混杂，真假相混。清代医家陈修园所著的《医学从众录》出版时，生怕没有销路，不敢直书其名，只好托名叶天士著。后来销路渐广，再版时才进行更正："是书前曾托名叶天士，今特收回。"这就是明显的例证。

（《中医杂志》，1985 年第 4 期）

徐大椿尊经崇古思想及其探源

皖南医学院　　董晓艳

中国传统文化从一开始就以宇宙和生命的内在统一性为出发点，是一种

"厚古薄今"的源头型文化。这一文化特质孕育了长于引经据典、考镜源流的中医学,也造就了历代医家对中医经典著作如《内经》《伤寒论》等的推崇,使众多习医之士(明清尤多)无不以注解医经为归宿,有着浓厚的尊经崇古思想,主张"学务穷经志"的清初医家徐大椿即是其中之一。本文试图以徐大椿的尊经崇古思想为切入点,或为更全面地理解徐氏医学思想提供更多参考,并通过探求其本源使人们更加客观公正地认识评价徐氏医学思想中的偏颇之辞,而非脱离历史实际地一味否定。

一、文本探析

徐大椿是清初名医,一生著述颇丰,代表著作有《医学源流论》《伤寒类方》《洄溪医案》《慎疾刍言》等十余种。细观其著述,尤其显著的一个学术特点为"不薄今人爱古人"的尊经崇古思想。他认为"一切道术,必有本源,未有目不观汉唐以前之书,徒记时尚之药数种而可为医者",提倡"言必本于圣经,治必遵乎古法",如此才不会导致"中道即止"的窘境。此处的"圣经""古法"被认定为神圣不可侵犯之经典——《内经》《神农本草经》及仲景之学。在徐氏看来,这些古法已是医学发展的顶峰,习医者只能"高山仰止,景行行止,虽不能至,心向往之"。《医学源流论·医学渊源论》记载:"医家之最古者《内经》,则医之祖乃岐黄也。"习医之士"当熟读《内经》,每证究其缘由"(《医学源流论·知病必先知症论》)。徐氏将《内经》经文作为判断是非的标准,认为"自古言医者,皆祖《内经》",甚至以《内经》的标准来审视《难经》,"则《难经》正多疵也",且认为《难经》"非经也",因其"以《灵》《素》之微言奥旨引端而未发"。他认为《难经》颇多语病,《内经》经文字字金玉,明白流畅,"若《内经》必无此语病也"。除《内经》以外,令徐氏心折之学亦有《神农本草经》及仲景之学,"本草之始,昉于神农,药止三百六十品,此乃开天之圣人与天地为一体,实能采造化之精,穷万物之理,字字精确,非若后人推测而知之者"之说。另外,在徐氏看来,张仲景的《伤寒论》《金匮要略》之所以杰出,是因为他接受了"上古圣人历代相传之经方,是集千圣之大成"。他并无一语论及张仲景在继承前人基础上的创造,而将重点放在张氏接受古圣人之方上。"明人有四大家之说,指张仲景、刘河间、李东垣、朱丹溪四人,谓为千古医宗",徐氏对此说深恶痛绝，怎么能把一般人与圣人相提并论，此乃"无知妄谈也"，他说："三子之于仲景，未能望见万一，及跻而与之并称，岂非绝倒？"并将仲景先生视为"千古集大成之圣人，儒宗之孔子"，河间、东垣为"一偏之学"，丹溪不过为"斟酌诸家之言，而调停去取，以开学者便易之门"。

不仅如此，徐大椿还认为医学认识是今不如昔。他说，仲景先生的《伤寒论》《金匮要略》可以与《内经》并垂不朽，它"集千圣之大成，以承先而启后，万世不能出其范围。此谓之古方"。其前后名家有仓公、扁鹊、华佗、孙思邈诸人，各有师承，而渊源又与仲景微别，然犹自成一家。但不能与代表宗枝正脉的《灵枢》《素问》《神农本草经》一线相传，即已流入旁枝。由此开始，诸医者"积习相仍，每著一书，必自撰方千百"，历经唐宋元明，徐氏痛斥医学一代不如一代，直到宋代，"所制之方，则其可法可传者绝少，不合法而荒谬者甚多"。其间亦有一二巧方，也是因尊经而得；违经背法之方，则尽成贻害。

最后，徐大椿主张以考试为手段达到尊经崇古的目的。他主张，"其试题之体有三：一曰论题，出《灵枢》《素问》，发明经络脏腑、五运六气、寒热虚实、补泻逆从之理。二曰解题，出《神农本草》《伤寒论》《金匮要略》，考订药性，病变制方之法。三曰案，自述平日治病之验否，及其所以用此方，治此病之意"，只有这样将标准统一，才能将习医药仅以求生计之庸医造成之贻害置之度外，自然会达到"言必本于圣经，治必遵乎古法，学有渊源，而师承不绝矣"，再无狂妄背经之徒，立奇方怪论以炫人。

二、文化特征探源

1. 儒道的影响　徐大椿自小业儒，弱冠补诸生。后因三弟病瘖，四弟、五弟接连病死，其父亦悲痛致疾，遂有志于医。他在诗歌中写道："我是个朴鲁寒儒，有甚么相依傍？除非是奋志勤修，方能象个人儿样。"由于当时医生社会地位低下的现实，徐氏更强调自己的儒者身份。习医过程中亦重视儒学经典的阅读，旨在懂得圣贤的道理。学医者必须了解"天时国运"，"不知天地人者，不可以为医"。儒学在其身上有着鲜明的体现。

徐氏作为一介儒医，经过儒家思想的长期熏陶，从而自觉不自觉地表现出异于道医、佛医等的特征。崇圣尊经即为儒学之传统。孔孟生前言必称尧舜，认为古圣人统治下乃"盛世"，而今日"世风日下，人心不古"。后世的儒者又言必称孔孟，将他们整理或编著、撰写的篇章视为至高无上的"经"。对经典无比重视、崇拜的儒学传统亦深刻影响了其作为医者的学术特点——寻本溯源。徐氏曾回顾说："余少时颇有志于穷经……于是博览方书，寝食俱废。如是数年，虽无生死肉骨之方，实有寻本溯源之学。九折臂而成医，至今尤信。"可见徐氏之通医，由博览方书、穷极医药源流开始，继而长期坚持临证实践。

除儒学之外，徐氏对道家学说亦情有独钟，曾为《道德经》作注，并自号为洄溪道人。"道"是天地万物的根本规律，又是统领万物和人的总规律。对中医而言，"道"即为中医奠定了特有的话语体系和思维模式的中医经典及脱胎其中的文化。尽管新文化运动时期受到西医的强势冲击，其后学界对于"中医是否科学"这一论点展开了多次论争，促使人们开始思考中医的现代化之路，但相当部分的学者主张中医现代化并不是西化，如果抛弃中医固有的话语体系盲目用技术改造中医，中医的"根"在何处，"道"在何方？例如，薛公忱教授"探寻传统文化与中医药学的契合点"，刘力红教授在其著作《思考中医——对自然与生命的时间解读》中，反复主张学习中医经典的重要性等。面对西医强势话语我们尚且力推经典，况乎清初西医未传入之际！当时中医一统天下，中医名家徐氏对经典的研究亦本无可厚非。

2. 清初文化思潮转向　　明代晚期，理学已衰变为"游谈无根"的空洞说教，空疏无用，严重脱离社会现实。一些思想家，如顾炎武、黄宗羲、王夫之等学者深刻认识到空谈心性学风的危害，主张复兴儒学"经世致用"的传统，于是"致用之学，自亭林以迄颜李，当时几成学者风尚"，蔚为壮观。这些经世致用思想家们以实事求是为基点，注重考究源流。乾嘉年间，清朝统治者为稳固统治屡兴文字狱，文网之密，史无前例。经世致用思潮在此时沉寂，取而代之的是考据朴学的兴起。受其影响，清代医家考据医学强调"无征不信"，使医家在研究和整理古典医学典籍方面著述颇丰，但同时也使清代医家们迫于文字狱高压，"惧一身之祸"，纷纷钻故纸堆，倾向尊经复古。

徐大椿恰成人于乾隆初年，一方面受以考据为特点的乾嘉学派影响；另一方面亦或多或少地受到主张"理学即经学"的顾炎武先生影响。徐氏祖父徐釚与顾炎武的弟子潘耒为莫逆之交。徐氏本人与潘耒之子关系甚密，曾以所著《乐府传声》向他请教，且作道情词为他贺寿。康乾年间，考据学由兴起渐臻全盛。吴中地区考据名家云集，是吴派考据学家的大本营，势必对江苏吴江人——徐大椿产生了相当大的影响。由此，徐氏的学术思想有显著的寻经据典倾向也就不足为奇。

毋庸讳言，徐氏尊经复古的医学思想对当时产生了积极影响，主张习医者钻研医之"道"，而不能仅凭借医之"术"而任意行医，如此方成良医。另一方面徐氏大唱尊古之调，有些言论失之过当，有神化古人的倾向，如称神农为"开天之圣人，与天地为一体，实能探造化之精，穷万物之理，字字精确，非若后人推测而知者"。吴云波先生在其《徐大椿学术地位浅析》中称之为"天才论的历史观"。在笔者看来，我们在评价徐氏尊经崇古思想问题上理应客观，理应联系清初整个医学界盲目非古、随心所欲的流弊。由于徐氏纠正时弊的心情过于迫切，在痛下针砭时不觉其言之过当。剔除情感的成分以观内容，对古人无限敬仰的情感并未妨碍他以批判求实的方法对待古今的医学成果，并不能阻碍他成为为后世敬仰的名医和实现其"徐郎不是池中物"的诺言。

（《广西中医药大学学报》，2014年第17卷第4期）

徐大椿的同异辩证法

南京中医药大学　　薛公忱

事物之间的同与异，即共性与个性、普遍性与特殊性，这是"关于事物矛盾的问题的精髓，不懂得它，就等于抛弃了辩证法"。人们对事物的认识，往往就在于辨别和把握其相互之间的同、异关系。做到这一点，有时似乎较易，有时则很难。正如辩证法大师黑格尔所说："假如一个人能看出当前即显而易见的差别，譬如能区别一枝（支）笔与一头骆驼，我们不会说这人有了不起的聪明。同样，另一方面，一个人能比较两个近似的东西，如橡树与槐树，或寺院与教堂，而知其相似，我们也不能说他有很高的比较能力。我们所要求的,是要能看出异中之同和同中之异。"辨别事物同异之难,就难在异中求同和同中求异。

中国传统哲学在同异问题上也积累了丰富的思想资料。从先秦辩者公孙龙、惠施等到清代王夫之,不少哲人都曾就此进行思考,这对历代医家定有启发和影响。清代雍、乾名医徐大椿(灵胎),作为临证医家和医学评论家,在研究和解决问题的过程中,很善于比较、分析,找出对象的同与异,从而得出结论。他的这一思维方式,无疑体现了自发的辩证法思想,其中也存在一些错误的、消极的成分。

一、古与今之同异

徐氏非常重视古与今之同异关系。其总的趋向是强调古与今之同。对古与今之异,虽有认识,但重视不足。此与金元四大家正好相反。

金元四大家有一共同的思想,就是古方不可以治今病。这一思想偏重于古与今之异,反对泥古,主张变革,对当时医药学的发展起到了积极的推动作用。但后世一些庸医,却借此轻视古代医学遗产,随心所欲地标新立异,滥用新奇之物以入药,流毒无穷。一代名医叶天士也未能免此俗。徐大椿对此极反感,称之为"邪说"。他驳斥道:"时医之言曰:古方不可以治今病。嗟乎!天地之风寒暑湿燥火犹是也,生人七情六欲犹是也,而何以古人用之则生,今人用之则死?"

徐氏在此指出古今的病因是相同的,都是"风寒暑湿燥火"和"七情六欲"。前者即"外因",后者即"内因"。既然病因相同,能治古人之病的方药,亦应能治今人之病。徐氏此说是有客观根据的。从汉至清,中国的自然条件和社会生活变化不大,致病的内因、外因差别无几,疾病谱大体相同,所以古方可以治今病。就此而言,古今之医道是相通的。"道既不可见,惟有执古人已往之陈迹,以治今日之天下,为有可循也。"古方就是古人留下的治病之"陈迹",其中隐藏着古今一贯之道。循此道而治今病,理应取效。如果治而无效,只能是错用了古方。徐氏接着指出:"(时医)不知古人之以某方治某病者,先审其病之确然,然后以其方治之。若今人之所谓某病,非古人之所谓某病也。如风火杂感,症类伤寒,实非伤寒也。乃亦以大剂桂枝汤汗之,重者吐血狂躁，轻者身热闷乱，于是罪及仲景，以为桂枝汤不可用。不自咎其辨病之不的，而咎古方之误人，岂不谬乎！"

今人用古方治病之所以失败，原因在于辨病错误。今人之所谓某病，并不是古人之所谓某病。用古人所谓某方治疗其所不能治之病，方同而病异，其失败势所必然。罪责不在古人、古方，而在时医治错对象。而时医却毫无自知之明和自责之意，硬说古方之误人，真是岂有此理！徐氏在此以因同则病同，同方不可治异病立论，反驳"古方不可以治今病"之说，强调古方的适应性、有效性，显然具有一定的逻辑力量。

可贵之处还在于，徐氏既强调古今之同，也承认古今之异，反对拘执和滥用古方。他指出："天下之病，随时随地，变化无穷，所以《内经》有五运六气、异法方宜等论。为医者，苟不能知天运之转移及五方之体性，终有偏执之处，不可以称上工也。"

从汉至清，自然条件和社会生活虽然大致差不多，但具体变化还是随时随地发生的。《内经》作者及此后的历代医家无不重视病因、病症、药物的变化。徐氏亦不例外。所谓"五运六气"是指病因、病症、治法随时间而演变、循环；所谓"异法方宜"是强调病因、病症、治法随空间而相异。如偏执一时一地之方药，以治天下历代之病，难称高明医家。徐氏还以痘症之变为例，指出："痘症因时而变，不但历代不同，隔数十年亦有小变。钱仲阳时所说痘症、痘形与今大不相同，其方亦迥别。神而明之，必合历代之言而参观之也。"不仅痘症，其他病症也无不因时因地而变。而古圣所立之方，均是对症之方，如不知变通，拘执古方，往往治非所宜，即治错对象。欲用古方，必据现症予以加减。"生民之疾病，不可胜穷，若必每病制一方，是曷有穷期乎？故古人即有加减之法，其病大端相同。而所现之症或不同，则不必更立一方，即于是方之内，因其现症之异而为之加减。""能识病情与古方合者，则全用之。有别症，则据古法加减之，如不尽合，则依古方之法，将古方所用之药，而去损取益，必使无一药之不对症，自然不倍（背）于古人之法，而所投必有神效矣。"经过加减之古方与其本方相较，实为同中有异，异中有同。可见古方加减法，就是同异辨析法。其实质就是"对症用药"。"对症用药，无有不愈，岂有古今之别？"此乃中医药学之精义。徐氏重视古方，紧紧抓住并大力弘扬这一精义，可谓善学古者也。这对今人弘扬传统文化，大有启迪作用。

二、病与症之同异

对症用药的关键是辨别病症。病与病、病与症、症与症之间,亦存在同异关系。为医者必须详加分析,准确把握。否则,难以取效,甚至杀人。在此方面,徐大椿亦有相当深刻的认识。他指出:"凡病之总者谓之病,而一病必有数症。如太阳伤风是病也,其恶风、身热、自汗、头痛,是症也,合之而成其为太阳病,此乃太阳病之本症也。若太阳病而又兼泄泻、不寐、心烦、痞闷,则又为太阳病之兼症矣。如疟,病也,往来寒热、呕吐、畏风、口苦,是症也,合之而成为疟,此乃疟之本症也。若疟而又下痢数十行,则又不得谓之兼症,谓之兼病。盖疟为一病,痢又为一病,而二病又各有本症,各有兼症,不可胜举。以此类推,则病之与症,其分并何啻千万,不可不求其端而分其绪也。"

"凡一病必有数症。有病同症异者,有症同病异者,有症与病相因者,有症与病不相因者。盖合之则曰病,分之则曰症。古方以一药治一症,合数症而成病,即合数药而成方。其中亦有一药治几症者,有合几药而治一症者,又有同一症,因不同,用药亦异,变化无穷……后之医者,病之总名亦不能知,安能于一病之中,辨明众症之渊源……学医者,当熟读《内经》。每症究其缘由,详其情状,辨其异同,审其真伪,然后遍考方书本草,详求古人治法。一遇其症,应手辄愈。不知者以为神奇,其实古圣皆有成法也。"

徐氏此类论述甚多,不必一一详引。仅从此处两段文字,足见其对病症同异关系的分析是比较清晰的。

其一,同病异症。病乃人体生理失常之总称,症即病之种种具体表现。一病往往有数症,合数症则曰病,分之则曰症。如太阳伤风,此称病,表明病因、病机。其在人体的具体表现有恶风、身热、自汗、头痛等,这些即是症,乃太阳病之本症,即必然具有的症状。合此数症就是太阳病。有的太阳病患者,除本症外还有泄泻、不寐、心烦、痞闷等兼症。这就是说,同为太阳病,其症状有同有异。本症是其同,兼症乃其异。再如疟,也是一种病,其本症有往来寒热、呕吐、畏风、口苦等。有的疟疾患者除此本症外,还有头痛、胀满、嗽逆、便闭等兼症。可见,同为疟疾,其症有同有异。同在均具本症,异在有的具兼症,有的无兼症。还有的疟疾患者又下痢,则不可谓之兼症,只能称为兼病，因为痢是另一种病，亦有其本症和兼症。以此类推，同病有异症，同中有异，异中有同。

其二，异病同症。病不同，却具有相同或近似的症状。如太阳伤风的身热、恶（畏）风之症，疟疾也有此症，有的痢疾、痨病等患者亦有此症，只是热的程度及其原因不同。再如头痛一症，亦为多种外感、内伤病所具有。

其三，病（症）同因异。造成同一病症的原因是不同的。"如同一身热也，有风，有寒，有痰，有食，有阴虚火升，有郁怒、忧思、劳怯、虫疰，此谓之因。"病因不同，治法亦应有别："凡病之因不同，而治各别者尽然，则一病而治法多端矣。"此外还有病同人异。"天下有同此一病，而治此则效，治彼则不效，且不惟无效而反有大害者，何也？则以病同而人异也。夫七情六淫之感不殊，而受感之人各殊；或气体有强弱，质性有阴阳，生长有南北，性情有刚柔，筋骨有坚脆，肢体有劳逸，年力有老少，奉养有膏粱藜藿之殊，心境有忧劳和乐之别，更加天时有寒暖之不同，受病有深浅之各异。一概施治，则病情虽中，而于人之气体迥乎相反，则利害亦相反矣。故医者必细审其人之种种不同，而后轻重缓急、大小先后之法因之而定。""故凡治病者，皆当如是审察也。"

通过审察和分析病症同异关系，可使辨病辨症更为准确和用药中的。至于"证"这一概念，徐氏罕用。

三、药性之同与异

药物是治疗疾病的重要手段，其性味、功用也有同有异。只有准确认识和把握各种药物性味、功用的同异关系，才能做到用药无误。徐大椿在此方面也有不少论述。

其一，药同性异。徐氏认为："古方所用之药，当时效验显著，而本草载其功用凿凿者，今依方施用，竟有应有不应，其故何哉？盖有数端焉：一则地气之殊也。当时初用之始，必有所产之地，此乃其本生之土，故气厚而力全，以后传种他方，则地气移而力薄矣。一则种类之异也。凡物之种类不一，故人所采，必至贵之种。后世相传，必择其易于繁衍者而种之，未必皆种之至贵者。物虽非伪，而种则殊矣。一则天生与人力之异也。当时所采，皆生于山谷之中，元气未泄，故得气独厚。今皆人工种植，既非山谷之真气，又加灌溉之功,则性平淡而薄劣矣。一则名实之讹也。当时药不市卖,皆医者自取而备之。迨其后,有不常用之品,后人欲得而用之,寻求采访,或误以他物充之,或以别种代之。又肆中未备,以近似者欺人取利,此药遂失其真矣。其变迁之因,实非一端。药性既殊,即审病极真,处方极当,奈其药非当时之药,即效亦不可比矣。"此处不仅指出古今同一药物的性味功能有不同,而且详析药性变化的四种原因。其中除"名实之讹"与药性本身变迁无关外,其余三种原因,即古今"地气之殊""种类之异""天生与人力之异",均能造成药物性味、功能的演变。由此可见,徐氏的崇古并非泥古,他清醒地看到了后世自然、人为的变化。正是这一变化,使古今药同性异。

其二,药异性同。不同的药物具有大致相同或相似的性味、功用。此乃异中求同。古人在此方面具有丰富的认识。如以"四性""五味"对药物进行分类,即认为不同的药物具有相同的性、味。徐氏在《神农本草经百种录》中,继承前人这方面的认识,记述了不同药物的共同性、味。如麦冬、车前子、薏苡仁、泽泻、黄芪、防风、柏实、葡萄、当归、百合等皆"味甘";石菖蒲、菟丝子、木香、菌桂、杜仲、干漆、辛夷等皆"味苦";矾石、石硫黄等"味酸";决明子、五味子、桑螵蛸、阳起石等皆"味咸"。丹砂、人参、干地黄、泽泻、车前子等性"微寒"或"寒";石钟乳、紫石英、术、防风、续断等性"温"或"微温";蛇床子、柏实、杜仲等性"平"。在《医学源流论》等论著中,又指出干姜、附子等性热。将药物如此归纳分类,是异中求同。

其三,性同用异。药物的寒热温凉之性相同或近似,但治病功用却不尽相同。徐氏指出:"一药有一药之性情功效,其药能治某病,古方中用之以治某病,此显而易见者。然一药不止一方用之,他方用之亦效,何也?盖药之功用,不止一端。在此方,则取此长。在彼方,则取彼长。真知其功效之实,自能曲中病情,而得其力。迨至后世,一药所治之病愈多而亦效者,盖古人尚未尽知之,后人屡试而后知。所以历代本草所注药性,较之《神农本草》字字精切耳。又同一热药,而附子之热与干姜之热,迥乎不同。同一寒药,而石膏之寒与黄连之寒,迥乎不同。一或误用,祸害立至。盖古人用药之法,并不专取其寒热温凉补泻之性也。或取其气,或取其味,或取其色,或取其形,或取其所生之方,或取嗜好之偏,其药似与病情之寒热温凉补泻若不相关,而投之反有神效。古方中如此,不可枚举。学者必将《神农本草》字字求其精义之所在，而参以仲景诸方，则圣人之精理自能洞晓。"此段论述在崇古方面，与前述思想一以贯之。但作为医家，徐氏的理性思考和求实精神使之正视和承认"古人尚未尽知之"，而后人经过长期实践和探究，在药物的性味和功用方面，有不少新发现、新认识。例如，同一药物，其治病功效非止一端，有的一药可入多方，能治多病，"较之《神农本经》所注功用增益数倍"，此即一药多用。再如，具有同一性味的药物，功用并非相同。附子、干姜同为热药，石膏、黄连同为寒药，作用迥异，此即性同用异。此外，古人选用药物，也不是专取其寒热温凉之性，其气、味、色、形，所生之方及用者嗜好之偏，均在选用之列，此与药性和病情似乎无关，而投之亦能取效。这是另一种意义的一药多用。如石钟乳是"石液所凝，乃金之液也，故其功专于补肺"，"其下垂，故能下气。以其中空，故能通窍"。可见石钟乳的补肺、下气、通窍等功效分别是由其形、质决定的，与其性味似无关系。再如丹参"以色为治""主心血"；五味子"以味为治""能补肾"；麝香"以气为治""能除邪辟秽"等。故药之功效，并非仅凭其性或味，它的其他自然特征都发挥治病作用。无疑，此说扩大了药物的运用范围，突破了性、味治病的局限。这是实践经验的总结。至于形、色、气等与疾病的本质联系，尚待现代科学予以揭示。

四、医道与治道之同异

历代儒医常将医道与治道（政治）、良医与良相相比拟，认为二者相通，即异中有同。徐大椿也不例外。他曾写过《医道通治道论》一文，其中说："治身犹治天下也。天下大乱，有由乎天者，有由乎人者。由乎天者，如夏商水旱之灾是也。由乎人者，如历代季世之变是也。而人之病，有由乎先天者，有由乎后天者。由乎先天者，其人生而虚弱柔脆是也。由乎后天者，六淫之害，七情之感是也。先天之病，非其人之善养与用大药，不能免于夭折，犹之天生之乱，非大圣大贤，不能平也。后天之病，乃风寒、暑湿、燥火之疾，所谓外患也；喜怒忧思悲惊恐之害，所谓内忧也。治外患者以攻胜，四郊不靖，而选将出师，速驱除之可也。临辟雍而讲礼乐，则敌在门矣。故邪气未尽，则轻而用补者，使邪气内入而亡。治内伤者以养胜。纲纪不正，而崇儒讲道，徐化导之可也。若任刑罚而严诛戮，则祸亦深矣。故正气不足而轻用攻者，使其正气消尽而亡。然而大盛之世，不无玩（顽）民，故刑罚不废，则补中之攻也。然使以小寇而遽起戍兵，是扰民矣。故补中之攻，不可过也。征诛之年，亦修内政，故教养不弛，则攻中之补也。然以戎首而稍存姑息，则养寇矣。故攻中之补，不可误也。天下大事，以天下全力为之，则事不堕。天下小事，以一人从容处之，则事不扰。患大病以大药制之，则病气无余。处小病以小方处之，则正气不伤。然而施治有时，先后有序，大小有方，轻重有度，疏密有数，纯而不杂，整而不乱。所用之药，各得其性，则器使之道，所处之方，各得其理，则调度之法，能即小以喻大。谁谓良医之法，不可通于良相也。"治身之医道与治国平天下之治道，二者表面上毫不相涉，但作为儒医的徐氏却在异中求同，将二者联系起来，并找出四个方面的共同点或相似点：一是"天下之乱"与"人之病"均有"天"和"人"、"外患"和"内忧"两类原因；二是治"乱"与治"病"均要适当运用"攻"和"补"两种手段，并须将此两种手段结合起来，做到攻中有补，补中有攻，防止太过不及；三是用力要适度，"大事"用"天下之力"，"小事"用"一人之力"，"大病"用"大药"，"小病"用"小方"；四是施治有时，先后有序，大小有方，轻重有度，疏密有数，纯而不杂，调度有法。就此而言，可谓良医之法通于良相之法，医道通于治道。这一类比和结论，无疑具有一定的合理性。其言外之意就是提升医者及医道的地位。如就方法论而言，医者确能从治道中获得一些启迪，反之亦然。

徐氏还有《用药如用兵论》，将"用药"与"用兵"进行类比，寻求二者的共性。正如上引之文所言，用兵攻敌，也是治国平天下的一种重要手段，属"治道"范畴。治"乱"之"兵"与治"病"之"药"，有其一定的共性。诸如"用兵"与"用药"皆出于"不得已"，不可随便用之；二者皆当知己知彼，即了解我与敌、正与邪；必须攻防并用，行间有术；适时分治和合治；选材必当，器械必良，克期不衍，布阵有方等。一言以蔽之："《孙武子》十三篇，治病之法尽之矣。"医者确实能从兵法中悟出不少行之有效的治病法则，二者确实异中有同。

徐氏不仅在"医道"与"治道"、"用药"与"用兵"之异中求其同，而且进而提出"病随国运论"。认为"国家之气运"与"天地之气运"相应，民病与国家之兴衰相应，"数百年一更易"。他举例说："如宋之末造，中原失陷，主弱臣弛，张洁古、李东垣辈立方，皆以补中宫，健脾胃，用刚燥扶阳之药为主，《局方》亦然。至于明季，主暗臣专，膏泽不下于民，故丹溪以下诸医，皆以补阴益下为主。至我本朝，运当极隆之会，圣圣相承，大权独揽，朝纲整肃，惠泽旁流，此阳盛于上之明征也。又冠饰朱缨，口燔烟草，五行惟火独旺，故其为病，皆属盛阳上越之症。"此处所举宋末、明季、我朝（清康、乾之世）三个历史时期民病与国运相应的事实，大致不虚，这一看法也确有一定道理。因为社会所处状态对民众生理、心理的影响是很大的。战乱之世与和平时期民众的常见病、多发病是不同的。作为医者确实应当懂得"天时国运之理"，"不知天地人者，不可以为医"。但徐氏在此所流露出来的皇权决定民病的思想，则表现了其阶级的、时代的局限性。"数百年一更易"的结论，更是没有科学根据，实属神秘主义的历史循环论。由此可见，作为儒医的徐氏，在辨别疾病、药性的同异关系时是比较理性的，一进入社会历史领域，其理性精神就不能一以贯之。

（《南京中医药大学学报》，2005 年第 6 卷第 1 期）

《洄溪医案》初刻考

山东省图书馆　　金晓东

徐大椿（1693—1771），又名大业，字灵胎，晚年自号洄溪老人，吴江人。徐氏博学善思，精熟于医，视疾穿穴膏肓，用药神施鬼设，曾为乾隆两次应诏入京。徐氏著述丰富，有《难经经释》《神农本草经百种录》《洄溪医案》等。《洄溪医案》为徐氏医案，共载医案 91 则。《洄溪医案》是徐氏考究生平得意之案并汇抄而成，以备自励赏玩，而非专欲刊行之医案集，故而生前未谋刊行。就医案之成书言，徐氏于乾隆三十六年（1771）奉诏入京，3 日后病卒，则《洄溪医案》成书当不晚于是年。袁枚曾寻访徐氏之子徐曦，得到徐氏医案若干，并载于《徐灵胎先生传》，其中《芦墟连耕石案》与《洄溪医案》所载互有详略。现存《洄溪医案》最早版本为咸丰间浙江海宁硖石衍芬草堂刻本。

蒋光焴（1825—1892），字绳武，号寅昉，海宁人，是清代著名藏书家、出版家。笔者有幸结识蒋氏后人同济大学蒋通教授，获见蒋家世传《名人尺牍节录《西涧草堂书目》等未刊文献,于清代藏书史与出版史具有不可忽视的重要价值。《名人尺牍节录》收有名医王孟英信札 13 通,出版家许楣信札 23 通,可考徐大椿《洄溪医案》手稿抄本之付梓过程。

一、出版缘起

浙江海宁碛石衍芬草堂刻本《洄溪医案》之扉页,刻有咸丰五年(1855)名医王孟英的序言:"今夏吕君慎庵以《洄溪医案》抄本一卷寄赠,云得之徐氏及门金君复村者。余得之如获鸿宝。虽秘本而方药不甚详,然其穿穴膏肓,神施鬼设之技足矣(以)垂医鉴而活苍生,爰为编次,窃附管窥,用俟高明,梓以传世。余殷望焉。"

王孟英自言从吕慎庵处得《洄溪医案》抄本一卷,吕慎庵则得于徐氏弟子金复村。王孟英如获鸿宝,其所云"编次"是在抄本基础上进行一番文字、行款整理,"窃附管窥"则指自己所加按语,即书中以"雄按"为标目的内容。如《饮癖》一则:"(雄按)腹中聚块,卧则膈间有气下行……其家深信有年,旁无掣肘,凡通气涤饮、清络舒肝之剂,调理三月,各恙皆瘳。"

刊刻《洄溪医案》,王孟英得助于蒋光焴。据咸丰五年(1855)十月十四日蒋光焴表亲管廷芬日记载:"王孟英先生迁居故金氏之艺圃来晤,即往答。孟翁,字潜斋,名士雄,本邑之新仓人。祖秉衡处士学权,乾隆间始侨居于杭,以岐黄之术济世,今已三世矣。尚籍海昌。孟翁因避喧,仍卜宅于吾里,人极儒雅,著述甚富。今尔情联相见,殊殷殷焉,畅叙之。月上乃返。"

王孟英咸丰五年(1855)十月十二日搬至海宁,《洄溪医案·序》竟也写于十月。故可知蒋、王两人定然一见即相投契,迅速决定合作付梓。

蒋光焴爱书如命。咸丰十年(1860),太平军占领海宁,蒋光焴将藏书转移至墓舍。又于咸丰十一年(1861),将藏书捆载自随,经过上海、江苏、安徽、江西到达湖北武昌。曾国藩在安庆接见蒋光焴以示奖掖,可谓书痴翘楚。

另外,蒋光焴尤爱收藏医书。

《西涧草堂书目》记载,蒋氏收藏多种医书,如宋版《内经素问》《太平惠民和剂局方》《妇人大全良方》,元版《内经》《永类钤方》等。对于徐大椿未刊医案自然青眼有加,故与王孟英合作,可谓水到渠成。

二、刊刻过程

蒋光焴曾请教前辈许楣。许楣提出建议外还请吴葆山帮助校勘："葆山医学与王君孟雄在伯仲之间，亦极赞此书手眼通灵，即过录一本，奉为鸿宝。又校正数字，属转致阁下早付手民，以广其传，功德不细。惟内有脱简，弟意得原本补之大妙，无则章末旁注一'阙'字……句容于廿四日二鼓克复，由贼中自相残也。"

信云句容于廿四日二鼓克复之事，知在咸丰六年（1856）八月，太平军于天京内讧，此时《洄溪医案》已写样，准备刊印："承示《医案》写样尚整齐，惟误字不少，此由原本不甚了了也。复校出数处，祈取原本改正……夏扇深秋始报命，亦鄙人不合时宜处，差幸得藏拙半年耳。"

许楣言"夏扇深秋始报命"，可知此信写于咸丰六年（1856）深秋，仅一卷的《洄溪医案》一年内未正式印行，足见蒋氏认真态度。

不久，《洄溪医案》正式付刻，因精校精刻，乃名医徐大椿手秘，颇受欢迎。据许楣信札所记，求书人很多，其中包括陆以湉。陆为谢求赠书，将《冷庐杂识》相赠："陆广文寄所著《冷庐杂识》一部，托转奉教正。"《冷庐杂识》印于咸丰六年（1856），故可坐实《洄溪医案》印行时间。

三、印行竟滋版权之争

徐大椿门人金复村曾要求在《洄溪医案》后补加跋语，通过王孟英转达蒋光焴。蒋光焴同意了金复村请求："蒙询《洄案》跋语，缘金君与弟素无往还，渠见尊刻之后，欲附一跋，而未知可否。札问吕君慎庵，吕复下问于弟，前呈面允，弟已信知慎翁，而尚无回音。"

王孟英信言"前呈面允，弟已信知慎翁，而尚无回音"，可知蒋光焴同意补加跋语之后，金复村又无回信，因而此事没有下文。

出乎意料的是，不久，徐家后人向蒋、王提起诉讼。据许楣信云："日前接复翰，读悉。《洄案》可谓奇事，乃祖之书己不能刻，而他人刻之，方当见德，乃复滋怨，真自有肺肠矣。"

古代医家秘方经验均不愿外泄,徐大椿后人虽无力刊行,但因蒋刊行《洄溪医案》而生怨恨,此或是金复村放弃写跋语之原因。不久,战火延及苏浙,版权之争不了了之。

综上所述,《洄溪医案》手稿依赖蒋光焴、王孟英在咸丰六年(1856)初印,参与者有许楣、吴葆山等人。太平天国的战火已及江南,若无蒋、王努力刊布,徐氏此著作殊难保全人间。

徐灵胎《洄溪府君自序》介绍

苏州市中医医院　　俞志高

清代名医徐灵胎(1693—1771),名大椿,更名大业,号洄溪。徐氏学识宏博,精医学,工文辞,通晓音律、水利诸学,一生著述甚多。《洄溪府君自序》(简称《自序》)是徐灵胎晚年"退述生平而自记之"的一篇自传,是他对自己一生的总结。徐氏当时写《自序》的动机仅是留给后代作为家族修宗谱或编年谱之用。清代著名学者袁枚写《徐灵胎先生传》时,参考了徐氏的《自序》。

据查,徐氏《自序》有两种版本:一种是洄溪草堂家刻本,名《徵士洄溪府君自序》;一种是《徐氏宗谱》本,名《洄溪府君自序》。两者名称略有不同,但内容应该是一致的。或个别字有传抄之误,这并不妨碍《自序》的实际内容。从标题来看,"洄溪"是徐灵胎的号,徐氏两次奉诏入京,故又称"徵士"。"府君"是子孙对先世的敬称。因此,标题中"徵士洄溪府君"或"洄溪府君"系徐灵胎后人所加,这是子孙将先世遗稿编入宗谱或刊刻时常用的惯例。

近半个多世纪以来,研究徐灵胎的学术论文发表很多,然经检索,还没有发现有人对徐氏《自序》全文作过介绍。今根据吴江徐氏十一世孙书诚所修《徐氏宗谱》抄本之《洄溪府君自序》,参考徐景藩、吴国良、俞志高主编的《徐灵胎研究文集》(上海科学技术出版社2001年第一版),加以句读,以便读者对徐氏《自序》原文有全面了解。

洄溪府君自序

余先世随宋南渡，从江西迁浙江之嘉善，代有科第。明正统时(1436—1449)，八世祖富一公又从浙迁吴江之南麻村，再徙西濛港。生三子，季讳硕，乡贡进士，读书不仕。子三，长讳泰，更名汉，号竹溪，隐居力学，举乡饮宾。正德(1505—1521)中，有司以名上，赐冠服。子二，次讳朝惠，号景竹，敦伦学古，乡党推硕德。生四子，次为先高祖，讳履仁，字熙宇，力学课耕，才智过人，遂成素封。时邑宰霍公维华，以吴江田赋繁重，参错隐匿，履亩丈量，定坵形，均宽窄，至今遵守，号《霍册》，府君实佐成之，举乡饮宾。子四，第四为先曾祖讳韫奇，字季华，读书过目成诵，凡兵农医卜，天官地利，无不通晓，为诸生领袖。著有《文体正讹》《医略》等书数十卷。以先王父贵，赠翰林院检讨，配王氏、韩氏两孺人。生四子，次为先王父，讳釚，字电发，号虹亭，少颖悟绝人，家有藏书万卷，览诵不遗。康熙十八年(1679)，诏开博学鸿儒科，徵翰林院检讨，纂修《明史》。王父以太学试高等，列词垣，始迁居西城下塘。配吴孺人。子三，长为先考直方府君，讳养浩，号莼江，考授州司马，不就选而归，益耽于学。曾覆舟五龙桥遇救，手中犹执《通鉴》一册，闻者以为美谈。

康熙三十二年(1693)五月十五日，余生于下塘毓瑞堂。先妣丁孺人，厚德纯行，与先君事迹具载行述中。余生而资质中下，七岁入塾，日诵数行，犹复善忘，师不之奇也。然志气颇异，虽未有所识，似乎不屑随人作生活计。十四学时文，在同学中稍优，师诱奖之。因问师：时文至何人而极？师曰：如本朝有名前辈，皆时文尽境。曰：若弟子者，何时可臻其境？师曰：攻苦数年，则庶几矣。曰：然则数年之后，可不学耶？师曰：时文止此也，惟经学则无尽境。曰：然则何以舍终身不可穷之学，而反从事于数年可尽之业乎？且时文即所以明经，而穷经正有益于时文，我志决矣。又问师曰：经学何经为最难？曰：《易经》。余退而取家藏注《易》者数种汇参之，有不能通者，尽心推测，久乃得之。继又好览濂洛关闽诸书，每丙夜默坐潜阅，父师固未之知也。又复旁及诸子百家，而于《道德经》独有会心。因厌旧注多幽晦冗陋，遂详加注释，积二十余年方脱稿。后并注《阴符经》，合成一书。年二十，从学于周意庭先生，先生师之曰朱声始，为刘念台先生高弟。其研究四子书，纯正精微，先生尽得其传，称为绝学。余遵其教，功益进。是岁县庠入泮。

余生前三日，有僧来家，向先祖曰：我有一弟子寄汝，是时贫衲不能来，遣苍龙送来矣。后三日，见一僧入堂直进，追呼莫得，内即报生余。庶母顾孺人取米煮汤，母饮，见有金色大蛇盘旋而去，想即苍龙也。先祖因即名余曰大椿，字灵胎。至是更名大业，自号洄溪。后以钦召称字，遂以字名。时读书费氏，得《天星图》，遂夜坐广庭，对图观星，自四月至九月，天星已周尽识之。更以汉晋《天文志》及《鬼料窍》等，考其经度行次，以通其大略，而后人之讹言瞽说，托言天星者，不能欺矣。

余之讲求水利也，方十八岁时，仪封张清恪公抚吴，欲修《江南水利书》，聘杭州老儒俞星留主其事，俞荐先君为副。先君命余翻阅水利诸事，而录其要领。余亦以其有关东南利害，颇为留意。既而清恪去官，事遂寝。数年后，以医故，数往来于苏松嘉湖间，经由其间，皆往时所按图寻索者。造其境，如逢故人。其源流顺逆，缓急迁徙之故，了如指掌。

雍正二年（1724）二月，大开塘河，官估深六尺，着塘岸起土。余计开太深则费不赀而瘀泥易积，着岸则塘易倒，补救无从。是时复设立圩正，当之者几破家。余乃具陈其害于县尹徐公永祐，公见余呈大惊，即面禀各宪，改缩丈尺，离塘岸一丈八尺起土，工省十之三，而塘以保全。

雍正八年（1730）六月，大修塘工，督理之员欲将塘上泄水涵洞尽行填塞。余闻之骇曰：此四府咽喉也。即具呈于江尹陈公兆翱、震尹邓公圭，俱大嘉。闻于上台，事得寝。其开河修塘条陈，具载邑志。时陈公以分县后县志未修，开馆修志，专以水利一门属余，未竟而陈公卒，事遂已。乾隆九年（1744），江尹丁公元正，震尹陈公和志，奉檄修志，亦以疆域之事属余。余复遍履其地，细察要害之处，必真确而后下笔。其后修府志，亦以余修为定论云。

二十七年（1762），浙江大水，湖州积水不去，州民具呈于浙抚庄公滋圃先生，请开乌程七十二溇，以泄水入太湖。公从之，水果退。公虑太湖之下流不通，则积水终不去，为苏松害。因遣官查勘，商之江抚，欲开太湖下流以泄水，未及会题，而庄公调抚江南，亟欲举行，因遍访能知水道者询之。

先是洞庭金友理修《太湖备考》，其师吴鲁传，周历湖、常两州，通湖水港，至二载毕。而苏属之吴县、吴江、震泽，尚未履考，过余咨询。余赠以新修江、震志书各一，为绘图而去，故其书首列吴与余姓氏。庄公见之，即遣官聘吴，吴以老病辞，遂及余。余问开浚大旨，乃云，欲开震邑七十二港以泄太湖下流之水。余闻之大惊曰：误矣！七十二港非太湖下流也。即同委员及江、震两大尹，历览形势，一一指明，然后爽然。惟近城十余港为引太湖入江故道，此真下流，所当开浚者也。其余五十余港，共长二百余里，通者不及半，两岸室庐坟墓不可胜数，如欲大开，无论费需巨万，且伤残实多。又河泥倒灌，旋开旋塞，徒劳无益，此乃民间岁修之河，非一时大浚之河也。委员以复庄公，公曰：此必面询，始可明因。命两大尹述公之意于余，余乃谒公。公虚怀下问，且命条其事宜。余退而疏之以上，并言脚割填港，茭芦占湖之害。公大喜，节其语入奏，上如所请行。公遂与余细筹所开之河，并经费所出。公爱民特甚，合十三州县，共出资二十万，每亩计派二分，先以帑银给发，三年带征归款，民不知役而功已竣。其条陈原委，另详别本。所著有《水利策稿》一卷。

而余之习医也，因第三弟患痘，先君为遍请名医，余因日与讲论，又药皆亲制，医理稍通。既而四、五两弟，又连病卒。先君以悲悼得疾，医药之事无虚岁。家藏有医书数十种，朝夕披览，久而通其大义，质之时医，茫如也。乃更穷源及流，自《内经》以至元、明诸书，广求博采，几万余卷，而后胸有实获，不能已于言矣。谓学医必先明经脉脏腑也，故作《难经经释》；谓药性必当知其真也，故作《神农本草百种录》；谓治病必有其所以然之理，而后世失其传也，故作《医学源流论》；谓《伤寒论》颠倒错乱，注家各私其说，而无定论也，故作《伤寒类方》；谓时医不考病源，不辨病名，不知经方，不明法度也，故作《兰台轨范》；谓医道之坏，坏于明之薛立斋，而吕氏刻赵氏《医贯》，专以六味、八味两方，治天下之病，贻害无穷也，故作《医贯砭》；谓医学绝传，邪说互出，杀人之祸烈也，故作《慎疾刍言》。自此三十余年，难易生死，无不立辨。怪症痼疾，皆获效验。远近求治，刻无宁晷。制抚河盐以及司道各大宪皆缪以谦辞礼聘。并知其为儒生，有以学问经济咨询者，由此而微名上达九阍矣。

乾隆二十五年（1760），上访名医于诸大臣，秦大司寇文恭公，讳蕙田，以臣灵胎对，上颔之。九月，大学士蒋文恪公讳溥病，上谕中堂，当招徐灵胎诊治。公一再遣人聘余，余适以病辞。二十六年（1761）正月，上乃下廷谕，命抚军陈公讳宏谋，即送来京。时余病亦稍痊，乃就道。至即命与施、孙两太医同拟方，蒋公病已不可为。余方欲奏明，适上命额驸福公问徐灵胎，蒋某病几时得愈。因密奏曰：过立夏七日则休矣。福公转奏，上亲临视，见蒋公病果剧，驾回，谕秦大司寇曰：徐灵胎学问既优，人又诚实，不知能在京效力否？秦公传旨,臣闻命之下,感激涕零,自揣年老多病,万难效力,即恳秦公转奏。是晚,上命视大司农李公讳元亮疾,明日又命入圆明园,连奉特旨六次,乃于五月初四日,蒙圣恩放归田里,事详《述恩纪略》中。自此筑室吴山之画眉泉,为静养之地,不复远行矣。

余之留心词曲也,当弱冠从意庭先生游,先生适校潘稼堂先生所著《类音》,其书集天下有字无字之音,皆以反切出之,分晰精微,不爽毫发。余颇有会心,四呼五音之理,日往来于心。每听优人所唱之音,皆模糊不能辨识,心窃疑之。乾隆七年(1742),先慈目眊,无以为娱,延老优卫天衢者至家,买二童子教之唱曲,以博母欢。所唱即世俗戏曲也,尽有音而无字。余海之曰:曷不遵四呼五音而出之乎?卫曰:此不可入管弦也。余曰:我试唱而若吹之,果协调乎?吹之甚协。卫大服,遂以其法教童子,音高节朗,迥非凡响。乃伸其说,著《乐府传声》。又以词曲之旨,无所劝惩,因广道情之体,凡劝戒、游览、庆吊、赠别,无所不备,付之管弦,遂成一家之体,其宫调近北曲之仙吕宫。方《乐府传声》之初脱稿也,朝廷正开和声馆,遍访天下知音律之人。时归大司农昭简公,讳宣光,适见余书,欲以上献,而余以老母年高,未可远离,固请乃已。自宫调之失传也,世既泥于飞灰度黍诸说,工人又惟知依腔寻句等法,所以古乐府流传者,皆不能被之管弦。余谓作诗之人,岂必尽通吕律,而古来有韵之词,无不可叶之管弦。因取古《关雎》《鹿鸣》《邠风》诸章,及唐人清平调,与旗亭画壁等诗,分宫立调,有板有眼,节朗声和。虽当时歌法未必尽同,而依宫成调则一也。更意欲广汉魏以来乐府诸体尽谱之,以传既绝之声,惜未果也。

余之学习武艺也,质本柔弱,而性颇动,至弱冠始善饭。闻言力可试而长也,及试举巨石,日加重,两年可举三百斤,身亦便捷。后复得闪打母子及枪棍之法,更参悟练习,以更有所得,竟可不受制于人,而能以弱胜强也。至若诗词经义,学之之功甚少,后因儿辈学艺,或偶拈示,检存数十首,同志颇有赏之者,亦聊以自娱耳。

余自四十年来,猥承当事者折节相待,然言不及私,惟地方利弊,则知无不言,颇多裨救。他如道路桥梁之类,度身可胜任者,亦知无不为。至于亲友之不能葬者助之,不能婚娶者佐之,贫无所赖者养之周之,后进之艰于学者,饮食教诲之,俱皆琐细,不足述。倘他时好余之人,或为作状,或为立传,掮撅及之,即不至大失实,亦徒以滋愧耳。故退述生平而自记之如此,以当年谱云。辛卯(1771)夏日洄溪老人书于毫学龛，时年七十有九。

先府君既作《自序》，方期顶祝圣恩，闭户著书，以终余年。忽一日叹曰：吾自审脉象，恐不逾今岁矣。惟觉心中有未了事，亦不自解其因。至十月二十五日，奉旨复召入都，恍然曰：向觉有未了者，此耶？时方卧疴，强起入都。大中丞暨诸大宪，亲诣舟次。府君感沐圣恩，力疾登程，爔随侍。中途疾亦渐已，精神转旺，餐饭有加。腊月初一日抵都，精力复衰。越三日，府君从容议论阴阳生死出入之理，并自作墓前对联，有"满山芳草仙人药，一径清风处士坟"，再"魄返九原，满腹经纶埋地下；书传四海，万年利济在人间"等句，现镌于墓牌。至夜谈笑而逝。额驸尚书公福入奏。是日上赏白金一百两，赠儒林郎，并传旨谕爔，护丧以归。明春扶榇旋里，葬越来溪之牒字圩。壬子(1792)五十七年，因地势稍低，迁葬于江邑大竞圩新阡。所著《道德经》《阴符经》、医书各种，蒙恩俱采入四库馆矣。伏念府君以诸生名达九重，两膺征召，生前知遇，身后宠荣，遭逢盛世，千载一时。爔虽自愧无文，谨就府君《自序》所未竟者，附缀数行，以志不朽云。男爔百拜谨识。

（《浙江中医杂志》，2007 年第 42 卷第 1 期）

徐灵胎与《洄溪道情》

南京师范大学　　陈泳超

一、道情一体，原是道流传道布声之技

《辞海》释为："渊源于唐代的《九真》《承天》等曲，以道教故事为题材宣扬出世思想。南宋时开始用渔鼓和简板为伴奏乐器，因此也叫'渔鼓'。"渔鼓、简板之制，参见王圻《三才图会》。流至后世，道情渐与他种技艺融合，生成道情歌诗、道情说唱叙事与道情戏诸体，渐获文人才士之青睐。不过，清代之前，尚无人专抛心力于道情，故任讷《曲谐》说："道情一作，明人之中，尚未见

专作。"按：叶德均《宋元明讲唱文学》云"后一类（指诗赞体叙事道情——笔者注）今存明末刊本《庄子叹骷髅南北词曲》二卷，题'毗陵舜逸山人杜蕙编'"。因其为叙事体，非纯粹抒情的道情，故任讷之言尚不为非。真正重视道情、热爱道情、研究道情，并在理论与创作上都有建树的，还得要推清代吴江名医徐灵胎及其道情专集《洄溪道情》。本文所分析的《洄溪道情》，乃据南京图书馆所藏扫叶山房壬午刻版。

徐灵胎(1693—1772)，名大椿，后更名大业，字灵胎，号洄溪道人，吴江人，以医名世。其生平境况，我们可以从《洄溪道情》第二十八首《六十自寿》中窥其大概：

> 倏忽光阴，花甲已齐。回念生平，约略重提。想当年，束发从师，志薄风雷，也曾穷经辨史，也曾谈玄讲理，也曾嗜僻探奇。原仔望少薄微名，幸叨半职，些微展布苍生计。谁料得严君见背，诸弟连摧，只剩得单亲独子，形影相依。朝持两桨辞娘出，暮倚柴门望子归。只得谱几调高宫细羽，聊代斑衣戏；卖几片陈皮甘草，权当负米回。待守到风木悲余，我的年华老矣。分明是黄粱一梦，只不曾显荣富贵，单受尽离别悲凄。如今是秋深露冷蝉将蜕，春老花残蝶倦飞。只愿得天公怜我，放我在闲田地，享用些闲滋味。直闲东溟水浅，西山石烂，南极星移。

作为封建文人，徐灵胎自然也渴望博取功名，兼济苍生，而且他在这方面也确实颇具才干。《洄溪道情》第三十九首《山庄耕读图》云："有时敦诗说礼，有时寻芨采药，有时徵宫考律，有时舞剑抡枪。"袁子才《徐灵胎先生传》中也说："先生生有异禀，聪明过人。凡星经地志、九宫音律，以至舞刀夺槊、勾卒嬴越之法，靡不宣究。而尤长于医……少时留心经济之学，于东南水利，尤所洞悉……"传中并记有徐灵胎在雍正年间纠正当时太湖流域水利工程之误的一件实例。然而由于"严君见背，诸弟连摧，只剩得单亲独子，形影相依"，他不得不弃仕从医，以谋生养亲。虽然终成一代名医，但对于胸有仕进抱负的徐氏而言，终究是颇为委屈的。因而在行医之余，他多参旁学，对宫商音律之道，尤多考研。《洄溪道情》"自叙"中说："癸亥之春，余作《乐府传声》将竣。凡诸音调，俱探本穷流，辨析深奥，犹慨古人声音之道，失传者尚多，而道情之绝，尤为可惜。"于是悉心于道情一体之精研，并作《洄溪道情》专集以传世。

二、道情一体，其本体规范不外有二

道情之本体规范，即内容上的颂道醒世与形式上的曲律成规。显然，前者易道而后者难明。自道情生成以来，其曲律便一直处于变动之中，如元杂剧《竹叶舟》中列御寇所唱道情，即用"村里迓鼓""元和令""上马娇""胜葫芦"四曲一套。《洄溪道情》"自叙"中说道情"迨今久失其传，仅存时俗所唱之'耍孩儿''情江引'数曲"。可见其体制之纷杂。徐灵胎自幼爱好声戏。《洄溪道情》第三十首《祭潘文虎先生》云："想当初，先祖筵中。我赤脚垂髫，向氍毹学个参军弄。先生说，此童定不是凡庸种……"徐氏"赤脚垂髫"便登台演戏，这无疑为他日后对音律的研究种下了因缘、夯筑了基础。其后徐氏对音声的爱好研究更加执着。在前引《六十自寿》中，徐氏自称其作声曲乃是"聊代斑衣戏"，借声娱亲，固然是他的一个出发点，这在《洄溪道情》第十五首《赠陈圣泉先生》中说得更清楚："我曾为娱我衰亲，谱得周乐唐诗入管弦。"自注云："先慈年高目瞽，无以为欢，因将《关雎》《鹿鸣》等篇及唐人名句，按宫定谱，令童吹唱，以娱晚境。"但这中间含有自谦之意。实际上，他对于音律的研究，常出于一种自觉且自负的事业心，尤其对被他推为"乃曲体之至高至上者"的道情，他很有一种正本清源的冲动。《洄溪道情》自叙中说："道情之唱，由来最古……乃曲体之至高至上者也……而道情之绝，尤为可惜，寻其声而不可得，即今所存'耍孩儿'诸曲，究其端倪，推其本初，沿其流脉，似北曲仙吕入双调之遗响。乃推广其音，令开合张弛，显微曲折，无所不畅，声境一开，愈转而愈不穷，实有移情易性之妙。"其怀抱心迹，于此已一吐为快了。徐氏对音律的审订考辨，还有一段父子参详的佳话，只可惜其子先期夭逝，故一段佳话反成一掬辛酸泪。《洄溪道情》第三十八首《哭亡三子爔》中悲叙："想前春，叹古乐沦亡，我与你相参订。推究黄钟大吕，谱出《关雎》《鹿鸣》，从今后，再不闻清晨飘笛韵，再不听半夜读书声。"尽管如此，徐氏苦心孤诣，最终还是找到了道情的本体音律——北曲仙吕入双调。按：仙吕入双调，现所知一为南曲套改，一为南北合套，并无北曲。因此，徐氏的研究成果，既有可怀疑之处，又有很高的曲律研究价值。徐氏对自己的成果十分自负，在《洄溪道情》自叙中，他毫不谦逊地说："悉一心之神理，遥接古人已坠之绪。若古人果如此，则此音自我续之;若古人不如此,则此音自我创之。无论其续与创,要之律吕顺、宫商协、丝竹和,可以动人,即成曲调之一派。后世有考音者出,亦不得舍此不问而别求所谓道情矣。"事实上,徐氏在道情体上的权威性也的确颇受时人推崇。任讷《曲谐》言:"今世但知郑板桥有其词,而不知徐灵胎实定其制。"

对于徐灵胎为道情定制一事,我们有必要从两个方面给予评价。从"究其端倪"的研究角度看,徐氏发微显隐,成一家之说,具有极高的学术价值;而从"推广其音"的发展角度看,徐氏难免有胶固守缺之嫌。实际上,道情发展到清代,其曲体演变已十分丰富,这正是俗曲发展的一般规律,但徐氏在"自叙"中一概斥之为"卑靡庸浊,全无超世出尘之响",而一定要推广他所拟定的、自己也不能完全确定的所谓"古制",比起冯梦龙刊行时调俗曲《挂枝儿》《山歌》,其识见便有所不逮。其间还是崇古思想在起作用。刘大杰《中国文学发展史》中称赞徐灵胎提高了道情的地位,但这种提高是欲通过崇古抑今、扬雅贬俗而达到,其中偏执之处,亦不可不审。

三、今天所见《洄溪道情》,全是文辞而非曲律

《洄溪道情》"自叙"中说:"但徒以工尺四上为之谱,则有声无辞可饷知音,难以劝尔,且不便于传远。因拈杂题数十首,半为警世之谈,半写闲游之乐,总不离于见道者之语。"可见徐氏初心,文辞不过为音律服务,其对道情音律的研究发明,才是徐氏最得意之处。尽管如此,《洄溪道情》毕竟是目前所知最早的抒情性道情专集,其文辞本身也很有价值。今存于《洄溪道情》中有"自叙"一篇并道情三十九首,而郑振铎《中国俗文学史》、刘大杰《中国文学发展史》皆言《洄溪道情》三十八首,未详其据,恐有误。按徐氏所言,"半是警世之谈,半写闲游之乐"。前者指第一至第九首,即《劝孝歌》《劝葬亲》《劝争产》《读书乐》《戒酒歌》《戒赌博》《时光叹》《时文叹》《行医叹》九首;后者当指第十至第十四首,即《丘园乐》《隐居乐》《泛舟乐》《游山乐》《田家乐》五首,但这两类总共十四首,不及全集之半,而从第十五首至第三十九首,全是题画、书赠、祭吊、祝寿等应酬之作。前二类乃道情本格,后一类则大大扩展了道情体的内容范围,真正体现了徐氏道情的文学史意义。但这种扩展同时伴有一定危险,很可能会失去道情的特色。对此,徐氏是有所觉悟的,《洄溪道情》第二十

四首《寿沈井南》自注道："自余广道情之体，一切诗文，悉以道情代之。然构此颇不易，必情境音词，处处动人，方有道气，故非知音不作。"这里，徐氏拈出"道气"二字为道情体之本，即"自叙"中所谓"总不离于见道者之语"。"警戒之谈"与"闲游之乐"中充溢"道气"，自不待说，便是半数以上的应酬之作，徐氏亦时常灌注道气，如第十八首《题席士俊小照》云："忽听得两个黄莺，宛转间关。便拖条竹杖，步到湖边，见风帆一幅，在柳烟桃浪之间。想是洄溪道者，又到东山。令童子高声呼唤，说与来船，教道人莫往他峰去，此地清闲。昨夜窗前，新开了几朵素心莲。"

在清代道情中，郑板桥的道情十首很著名，也很有"道气"，但它与洄溪的"道气"差别很大。板桥道情，其自跋曰："雍正三年(1725)，岁在乙巳，予落拓京师，不得志而归，因作《道情》十首以遣兴。"故其闲适与"道气"，实是想象中的自宽自慰。而徐氏的闲适与"道气"，多少是有亲身体验的。袁子才《徐灵胎先生传》说："先生隐于洄溪，矮屋百椽，有画眉泉，小桥流水，松竹铺纷，登楼则太湖奇峰，鳞罗布列，如儿孙拱侍状。先生啸傲其间，人望之，疑真人之在天际也。"试举实例证之：同是写舟钓之乐，板桥道情曰："老渔翁，一钓竿，靠山崖，傍水湾，扁舟来往无牵绊。沙鸥点点轻波远，荻港萧萧白昼寒。高歌一曲斜阳晚。一霎时波摇金影，蓦抬头月上东山。"

纯系旁观者的想象，是"无我"之笔。《洄溪道情》第十二首《泛舟乐》写道："更希奇，百里家乡，一望云迷。只半夜轻风，两幅征帆，一枕黄粱未已。朦胧地，听说到老子归来，似稚儿口气。推篷看，已到我草堂西。"

身在其中，乃"有我"之文，有彭泽遗风。顺便说一句，二者语言风格亦颇不同，板桥道情文字优雅，洄溪道情则雅俗相参。

需要注意的是，"道气"云云，因是道情体所不免，但绝非徐氏的最高追求。徐氏之于道情，最有心得的是以道情为诗文，若"道气"太盛，必难动人，他必须在"道气"与"情境音词，处处动人"之间维系巧妙的张力与平衡。真诗文乃真性情之表现，而真实的徐灵胎，绝不是一个真心道人或隐士。《随园诗话》卷十二录徐灵胎诗曰："一生哪真有闲日，百岁仍多未了缘。"所以袁子才《徐灵胎先生传》中"疑真人之在天际也"云云，实不过皮相之绘，非真知徐氏者。徐氏所谓"未了缘"，大要是其《六十自寿》中所述平生两件恨事：一是"只不曾显荣富贵"；二是"单受尽离别悲凄"。前者，徐氏因遭遇所困，胸才难张,故只能假于闲游之乐,聊以自安,但他毕竟难以忘却经济天下的儒士风范。《洄溪道情》以《劝孝歌》发其始,以"所期无逸,稼穑艰难"收其尾(第三十九首《山庄耕读图》),更以"不必有金丹辟谷,何须求玉液琼浆,只不忘慈仁恭敬,人人尽寿康"(第二十一首《寿韩开云先生九十》)撑其腹,可见徐灵胎的根本思想还是崇儒的,之所以求"闲游""道气",乃退而求其次之意罢了。后者,徐氏一生坎坷,亲朋故友,夭丧之事甚多,故其道情之中,悲哀之气亦复氤氲。如第三十五首《吊马秋玉》写道:"今日人琴俱亡,这流水高山向谁同奏?从今后,邗江渡口,多少公卿耆旧,骚人墨叟,一声声哭过扬州。"似这等文字,"道气"已渺茫,却真是"情境音词,处处动人"。刘大杰先生称赞徐灵胎在题材上扩大了道情的容量,固是。但像这种以世人之真情,织入离尘绝俗之道情体,整体上又不全悖于"道气",才真正体现了徐灵胎以道情为诗文的追求,也是《洄溪道情》的特色与价值所在。

(《苏州大学学报》,1998 年第 1 期)

徐灵胎的文学情怀

北京中医药大学　　钱超尘

　　丰富深厚的中华文化,造就了中华民族的风骨。这一文化精神,渗入到日常生活与人文的各个方面。清代名医徐灵胎(1693—1771)不仅医术高卓,著述等身,而且他的文化素养令人仰慕。粗计徐灵胎医学著作有《难经经解》《内经要略》《内经诠释》《医学源流论》《伤寒约编》《伤寒论类方》《六经病解》《脉诀启悟》《舌鉴总论》《洄溪脉学》《舌胎图说》《六经脉诊》《神农本草经百种录》《药性切用》《药性总义》《汤引总义》《古方集解》《洄溪秘方》《经络诊视图》《证治指南》《中风大法》《女科要旨》《女科医案》《种子要方》《杂病证治》《兰台轨范》《洄溪医案》《医贯砭》《洄溪论医札》《慎疾刍言》《杂病源》等。徐灵胎在深入研究古典医籍的同时,对中华文化的许多方面均下过很深功夫。据《皇清敕赠儒林郎徐徵君墓志铭》说："君性通敏，知时务，喜豪辩，跌宕自恣，若脱鞲之鹰，瞬息千里，众鸟避易。自少年时，已落落有奇志。初学时文，薄其道，因覃思《周易》《道德》《阴符》家言，久之有契。既乃旁搜天文、地志、音律、技击之术，精意练习，得其要领，而于医理尤邃，上下数千年，穷源达流，参稽得失。尝创新乐府，曰《洄溪道情》，警动恺切，士林诵之。"

《清史稿·术艺传》称"大椿学博而通"，"为诸生勿屑，去而穷经，探研易理，好读黄老与阴符家言。凡星经、地志、九宫、音律、技击、勾卒、嬴越之法，靡不通究，尤邃于医"。这里显示出，大椿的卓越医理修养和医术造诣，与他的深厚文化修养，相为表里，相辅相成。徐氏尚撰有《阴符经注》《道德经注》《乐府传声》《洄溪道情》等。

道情文体与乐府近而不同，道情文体，既须通俗，又须高雅，内容所述，有益世道人心，自在不言中。灵胎述自称写道情颇难，云："构此颇不易，必情、境、音、词处处动人，方有道气。"试看《洄溪道情》中的两首道情词：

丘园乐

做闲人，身最安，无辱无荣，无恼无烦。朝来不怕晨鸡唤，直睡到红日三杆。起来时篱边草要芟，花边土要翻，香蔬鲜果寻常馔。只听得流水潺潺，鸟语关关，顽儿痴女跟随惯，绿蓑青笠随时扮。也有几个好相知，常来看看。挂一幅轻帆，直到我堂湾，带几句没要紧的闲谈细细扳。买碎鱼一碗，挑野菜几般，暖出三壶白酒，吃到夜静更阑。

劝孝歌

五伦中，孝最先。两个爹娘，又是残年。便百顺千依，也容易周旋，为甚不好好地随他愿！譬如你诈人的财物，到来生也要做猪变犬。你想身从何来？即使捐生报答，也只当欠债还钱，哪里有动不动将他变面！你道他做事糊涂，说话倚偏，要晓得老年人的性情，倒像了个婴年，定然是颠颠倒倒，倒倒颠颠。想当初你也将哭作笑，将笑作哭，做爹娘的为甚不把你轻抛轻贱？也只为爱极生怜，到今朝换你个千埋百怨。想到其间，便铁石肝肠，怕你不心回意转！

娴雅情致，跃然纸上。灵胎厌弃八股文，喜欢撰写和吟诵道情词与俳歌。袁枚《小仓山房诗文集·徐灵胎先生传》中说："先生名大椿，字灵胎，晚自号洄溪老人。""先生隐于洄溪，矮屋百椽。有画眉泉，小桥流水，松竹铺纷。登楼则太湖奇峰鳞罗布列，如儿孙拱侍状，先生啸傲其间，望之疑真人之在天际也。"灵胎风采亦见于《苏州府志》："晚年，徐氏筑室七子山，隐于洞溪，矮屋百椽。山有画眉泉，小桥流水，松竹铺纷。登楼则太湖奇峰，鳞罗布列可见。时吟唱乐府道情于其间。卒年七十九岁。终前自题墓门曰：满山芳草仙人药，一径清风处士坟。"

徐灵胎与清代著名文学家袁枚(1716—1797)交厚，在袁枚的《随园诗话》中载有灵胎的文学作品。袁枚说："先生好古，不喜时文，与余平素意合，故采其嘲学究俳歌一曲，载《诗话》中以警世云。"所谓"时文"，是指当时盛行的八股文，灵胎厌弃之，而以俳歌体和道情体抒发性灵和情怀。

徐灵胎精于医，长于文，他的医学成就与他深厚的文学素养密不可分。

（《中医药文化》，2008 年第 2 期）

徐大椿研究文集

医学思想研究

徐灵胎的医学思想是多方面的，以下仅仅以徐氏之"元气存亡论"加以阐述。

徐灵胎关于元气的论述，系景岳命门学说的继承和发展。徐氏认为："命门为元气之根，真火之宅，一阳居二阴之间，熏育之主，而五脏之阴气非此不能滋，五脏之阳气非此不能发。""元气者，视之不见，求之不得，附于气血之内，宰乎气血之先。""元气虽自有所在，然实与脏腑相连属者也。"

元气与生命的关系，徐氏喻之为薪与火，认为元气"其成形之时，已有定数"。如："置薪于火，始燃尚微，渐久则烈，薪力既尽而火熄矣。"故人在四十岁前日生日长，元气渐盛；四十以后日消日减，元气渐尽而至于死。"终身无病者，待元气之自尽而死，此所谓终其天年者也。"

由于元气存亡盛衰关系到人体的生死强弱，所以，徐氏指出保护元气为"医家第一活人要义"。他分析患者的各种情况，以为"若元气不伤，虽病甚不死；元气或伤，虽病轻亦死。而其中又有辨焉，有先伤元气而病者，此不可治者也；有因病而伤元气者，此不可不预防者也；亦有因误治而伤及元气者；亦有元气虽伤未甚，而尚可保全者，其等不一。"

对于培固元气的方法，徐氏还有更具体的论述："衰者速培，犹恐弗及。然必细审孰者已亏，孰者能益生气，孰者能损生气；孰者宜先攻病气，以保生气；孰者宜先固生气，以御病气。"进一步指出用药培补生气必须有的放矢，并有所选择，切忌浪用克伐之剂。在"固生气"和"攻病气"之时，又当考虑其标本缓急，否则不顾生气而徒攻病气，则"病已愈而不久必死"，"邪气虽去，而其人之元气与病俱亡"。由此，固护元气与祛除病邪并重即成为徐灵胎的一贯治疗思想。

对徐灵胎学术思想的评价

上海第一医学院附属中山医院　　姜春华

　　徐灵胎氏的学术思想,主要反映于他的各种著作中,兹根据他的医学著作而加以评价其医学学术思想。坊本有《难经经释》《神农本草经百种录》《伤寒类方》《洄溪医案》《医贯砭》《医学源流论》《兰台轨范》《慎疾刍言》等书,这些肯定是他的著作;另有《内经诠释》《脉诀启悟》《伤寒约编》《杂病源》《脉学论》《六经病解》《舌鉴总论》《女科医案》等,或则无所见解,或则持论抵牾,显系坊间凑集,非徐氏手笔甚明。另有徐批《临证指南》《外科正宗》,亦可肯定为徐氏语言。故本文资料悉取上述可以肯定的著作为据。至于搜集资料不广,尚望谅鉴;评价不当之处,并乞指教。

一、尊重"汉学家"的治学方法注《难经》

　　徐氏生于清代雍、乾之际,正汉学发皇之时。徐氏出身士子,故亦得汉学的熏陶,既有汉学家之思想方法,故能以此方法注释《难经》。此种方法,重实证不尚空想,是一种科学的方法,可惜医家很少有人用这种方法来研读医籍,甚至徐氏的《难经经释》至今未曾得到医界的重视。徐氏的方法,在《难经经释》的《序言》和《凡例》中有说明,归结起来有如下几点。

　　1. 以经证经　《难经经释・序》说:"夫苟如他书之别有师承,则人自立说,源流莫考。即使与古圣之说大悖,亦无从而证其是非,若即本《内经》之文以释《内经》,则《内经》具在也,以经证经,而是非显然矣。"《难经》是解释《内经》的书,其说应不悖于《内经》,可《难经》中是有很多悖于《内经》之说的,徐氏一一加以指出,这种朴实工作是可敬的。徐氏主张以《内经》之文释《内经》,以《内经》之文证《内经》,这就符合《内经》原来的意旨。

　　2. 从源及流　同书同篇又说:"盖经学之不讲久矣,惟知溯流以寻源,源不得则中道而止,未常从源以及流也。"徐氏认为读经必须采取经学家路线,一般读《内经》《难经》,悉从后人之注,很少从源及流的。如果要整理中医学文献,研究某一个问题的源本,徐氏所提的方法是值得采取的。

3. 不以后人之说证前人　同书《凡例》说："是书总以经文为证，故不旁引他书，如经文无可证，则间引仲景《伤寒论》及《金匮要略》两书，此犹汉人遗法，去古未远。若《甲乙经》《脉经》，则偶一及之，然亦不过互相参考，并不据此以为驳辩，盖后人之书不可反以证前人也。"昔人常有用后世之书以证前人之说，或解释前人之说者，其不符原作者意旨明甚。徐氏此说亦是考据家法，吾人在论证古人学说时当注意及此。

4. 以经释经　同书同篇又说："今既以《内经》为诠释，则诸家臆说总属可去，故训诂诠释则依本文，论辩考证则本《内经》。"徐氏所谓诸家臆说者，即不本《内经》而自以己意作解之说也。此为历来注家之通病，徐氏此法实为治学的基本要求。

二、步金元医家的推测方法以解《神农本草经》

徐氏同时也有玄学思想，因为《难经》的注释可以采取汉学路线，在药物作用上欲求其所以然，他就毫无办法。他见到《神农本草经》的主治用之"应验如响"，不比后世本草不确切，他以为其中必有"精微妙义"，因而"择耳目所习见不疑，而理有可测者"，"发其所以然之义"。徐氏对《神农本草经》的理解方法，完全袭用金元时代的一套，《医学源流论·药石性同用异论》说："古人用药之法，并不专取其寒、热、温、凉、补、泻之性也。或取其气，或取其味，或取其色，或取其形，或取其所生之方。"《神农本草经百种录·序》又说："思救人必先知物，盖气不能违理，形不能违气，视色别味，察声辨奥，权衡轻重，度长短，审形之事也；测时令，详嗜好，分盛衰，别土宜，求气之术也；形气得而性以得；性者，物所生之理也，由是而立本草……"

他这番议论，是唯心观念的推测方法，用色、声、气、味、时、位等来推测药物的作用，完全是金元医家的一套。但他也知道药理是无法用常理来推测的，《神农本草经百种录·菟丝子条》说："凡药性有专长，此在可解不可解之间，虽圣人亦必试验而后知之。"又说："但显于形质气味者，可以推测而知，其深藏于性中者，不可以常理求也。"他这段话很对，可是对本草的解释，其穿凿更甚于金元人。略举其解释如下。

丹参："赤，入心；重，镇怯。"（用"色"与"重"来解释）

云母："色白属金,故为肺经之药;又肺主皮毛,云母薄叠如皮。"(用"色"和"形"来解释)

石钟乳："其象下垂而中空,故能入肺降逆。"(用"形象"解释)

菖蒲："能于水石中横行四达,辛烈芳香,则其气之盛可知。""凡物之生于天地间,气性如何,则入于人身,其奏效亦如之。"(用"气""性"作解释)

泽泻:《神农本草经》云"能行水上"。徐注:"水气尽则身轻而入水不没矣。"(此种可笑的解释,主要由于徐氏深信《神农本草经》是神农所著和笃守经学家"疏不破注、注不破经"的规则所致)

黄连："苦味属火,其性皆热,此固常理;黄连至苦而反至寒,则得火之味与水之性。"(苦属火,其味应热,但黄连性不热而寒;因为用"味"不能解释,则用"性"来解释)

决明子："决明生于秋,得金气之正;其色极黄,得金之色。"因金称色白,故又曲为之解曰:"金之正色白而非黄,但白为受色之地,乃无色之色耳;故凡物之属金者,往往借土之色以为色。"(真是随心所欲之论)

阿胶："阿井为济水之伏流。""尤为伏脉中之静而沉者。""人之血脉,宜伏而不宜见,宜沉而不宜浮,以之成胶,真止血调经之上药也。"(阿胶以驴皮为主,竟以济水伏流来解释)

芍药："居百花之殿,故能收拾肝气。"(以花开于春末为解)

水萍:《神农本草经》云"久服轻身"。徐注:"亦如萍之轻也。"(以质轻上浮来解释)

夏枯草："故凡盛阳留结之病,用此为治,亦即枯灭;此天地感应之妙理也。凡药之时候荣枯为治者,俱可类推。"(以荣枯时季来解释)

徐氏也知道"深藏于性中者,不可以常理求",既知如此,就不必妄求了。可是他偏要强解,因而这些解释也就无裨于实际。前人限于历史条件,无近代科学方法,如医药化学、药理学等科,故而只能从色、味、时、地、形态等方面来解释。我们读前人一切的本草注释,均应理解古人的历史条件,重视其实践部分,并重视其说理与实践有联系的部分。

三、过于尊经崇古

《医学源流论·考试医学论》说:"自然言必本于圣经,治必遵乎古法。"

《医学源流论·内伤外感论》说："能熟于《内经》及仲景诸书，细心体认，则虽其病万殊，其中条理井然，毫无疑似，出入变化，无有不效。"

《慎疾刍言·宗传》说："一切道术，必有本源，未有目不观汉唐以前之书，徒记时尚之药数种而可为医者。"

徐氏以为《内经》《伤寒论》等书，"犹之儒家的六经四子"（《医贯砭·伤寒论》），医者如果不读这些书，便是学无根柢，这个见解很对。《内经》《伤寒》等书是中医经典著作，其所以成为经典者，一则由于长期反复的证验，总结了远古以来的医学理论和实践；二则通过杰出人才的整理，正如剩余价值为天才马克斯所发现一样，所以历代医家都奉之为经典。可是他的"言必本于圣经，治必遵乎古法"，对于医学的发展必然有一定的限制，而且过分的轻视唐、宋以后的理论方药，也未认识到学术的发展性和进步性。

1. 尊《内经》 《医学源流论·医学渊源论》说："医家之最古者《内经》，则医之祖乃岐黄也。"又《医学源流论·知病必先知症论》说："当熟读《内经》，每症究其缘由。"

2. 尊《本草经》 《医学源流论·本草古今论》说："本草之始，昉于神农，药止三百六十品，此乃开天之圣人与天地为一体，实能采造化之精，穷万物之理，字字精确，非若后人推测而知之者。"

《医学源流论·医学渊源论》说："然本草起于神农，则又在黄帝之前矣，可知医之起，起于药也。"

《慎疾刍言·煎药服药法》说："昔神农遍尝诸药而成《本草》，故能深知其性。"

徐氏知《神农本草经》在于医经之前，这是很正确的，但相信《神农本草经》真出于神农，神农真是天生圣人，相信古人传说，而不知是劳动人民累积的经验。当然，我们不能用现代的见识来批评古人，但古人已有很多人不相信是神农所著，如宋代王应麟《困学纪闻》、寇宗奭《本草衍义》等。故徐氏的无识，仍应受到批评的。但《神农本草经》为经验的纪录，朴实无华，确是可贵的（轻身、不老、延年之说等，是方士所加入），故徐氏推崇《神农本草经》是不错的。

3. 尊古方 《医贯砭·伤寒论》说："仲景《伤寒论》中诸方，字字金科玉律，不可增减一字。"

《医学源流论·古方加减论》说："古人制方之义，微妙精详，不可思议……投之辄有神效，此汉以前之方也。"

《医学源流论·方剂古今论》说："后世之方，已不知几亿万矣，此皆不足以名方者也；圣人之智，真与天地同体，非人之心思所能及也；上古至今，千圣相传，无敢失坠，至张仲景先生，复申明用法，设为问难，注明主治之症，其《伤寒篇》《金匮要略》，集千圣之大成，以承先而启后，万世不能出其范围，此之谓古方。"

徐氏谬赞圣人，不知皆一般医生长年累积之经验，且成方有一定之适应，如不完全适应亦可加减，据制方之义，治疗法则，另行组合，不必一成不变也。特仲景为杰出人才，从辨证论治祖述整理耳。

4. 轻唐宋 《医学源流论·方剂古今论》说："唐时诸公，用药虽博，已乏化机。至于宋人，并不知药，其方亦板实肤浅。元时号称极盛，各立门庭，徒骋私见。迨乎有明，蹈袭元人余绪而已……其间亦有奇巧之法，用药之妙，未必不能补古人之所未及，可备参考者。然其大经大法，则万不能及，其中更有违经背法之方。"

四、泥于五行说

《医学源流论·脉症轻重论》说："又如肺病忌脉数，肺属金，数为火，火刑金也。余可类推，皆不外五行生克之理。"

《医学源流论·脏腑论》说："凡春得病者，死于秋；秋得病者，死于春。盖金木相克之时也。"

以上仅引一二，以见一斑。他著作中很多以五行学说作为指导，不离《内经》的范畴。

《医学源流论·病随国运论》说："如宋之末造，中原失陷，主弱臣弛，张洁古、李东垣辈立方皆以补中宫、健脾胃，用刚燥扶阳之药为主，《局方》亦然。至于明季，主暗臣专，膏泽不下于民，故丹溪以下诸医，替以补阴益下为主。至我本朝，运当极隆之会，圣圣相承，大权独揽，朝纲振肃，惠泽旁流，此阳盛于上之明征也；又冠饰朱缨，口燔烟草，五行惟火独旺，故其为病皆属阳盛上越之症。"

这种议论，与邹衍、董仲舒无殊，将医术牵引到天人政治服饰嗜好，实为荒谬。

五、认为运气学说不可拘

《医学源流论·司天运气论》说："盖司天运气之说，黄帝不过言天人相应之理如此。""当时圣人不过言天地之气运行旋转如此耳，至于人之得病，则岂能一一与之尽合，一岁之中，不许有一人生他病乎。""总之，见病治病，如风淫于内，则治以辛凉，六气皆有简便易守之法。""凡运气之道，言其深者，圣人有所不能知，及施之实用，则平正通达，人人易晓（指如治诸胜复，寒者热之，热者寒之），但不若今之医者所云，何气司天，则生何病，正与《内经》圆机活法相背耳。"

《叶案·中风》"今年天符岁会"云云，徐氏批曰"迂谈"。

徐氏对运气的见解很通透，他不强调运气。与一般运气呆板的看法不可同日而语。如果按照呆板的看法，也就谈不上辨证论治，真是与《内经》圆机活法相悖了。

六、批评药物归经说的不当

《医学源流论·治病不必分经络藏腑论》说："盖人之气血，无所不通，而药性之寒、热、温、凉，有毒无毒，其性亦一定不移，入于人身，其功能亦无所不到，岂有其药止入某经之理；即如参芪之类，无所不补，砒鸩之类，无所不毒。""至张洁古辈，则每药注定云独入某经，皆属附会之谈，不足征也。""如柴胡治寒热往来，能愈少阳之病；桂枝治畏寒发热，能愈太阳之病；葛根治肢体大热，能愈阳明之病；盖其止寒热、已畏寒、除大热，此乃柴胡、桂枝、葛根专长之事，因其能治何经之病，后人即指为何经之药，孰知其功能实不仅入少阳、太阳、阳明也。"

药物归经，起自金元，某些药物对某脏某腑独具作用。当时归经理论有它一定的事实根据，而且也便利于记忆和使用。它的缺点则限制了药物的作用，如果仅依归经用药，必然不能充分发挥其作用。徐氏见到这个缺点，所以特加反对。

七、主张识病求因、治有主方主药

《兰台轨范·序》说:"欲治病者,必先识病之名;能识病名,而后求其病之所由生,知其所由生,又当辨其生之因各不同、而病状所由异,然后考其治之之法,一病必有主方,一方必有主药。""自宋以还,无非阴、阳、气、血、寒、热、补、泻诸肤廓笼统之谈,其一病之主方主药,茫然不晓,亦间有分门立类,先述病原,后讲治法,其议论则杂乱无统,其方药则浮泛不经。""至于近世,则惟记诵通治方之数首,药名数十种,以治万病,全不知病之各有定名,方之各有法度,药之各有专能。"

徐氏鉴于当时医界的庸陋情况,不拘何病地用些肤廓笼统的病理名词,用药不着边际地信手拈来,因而提出治病识病名求病因。又恐泛泛处理,因此又提出一病有一病的主方。的确,古代一病是有一病主方、主药的,但也应就从一个病上分别阴阳、气血、寒热、虚实。徐氏强调了辨病施治,而忽略了辨证施治。同时,一病可以用多种方法,而一个方子也可治多种病,徐氏似未注意。

八、主张治病方法不应专主用汤药

《医学源流论·汤药不足尽病论》说:"《内经》治病之法,针灸为本,而佐之以砭石、熨浴、导引、按摩、酒醴等法,病各有宜,缺一不可。"

远古治病,不仅汤药,仲景之时,尚多各法并用,如针、灸、溻、熨、熏等法。后世治病,大率以汤药为主,治内科者不通外治之法。其实诸法各有其用,徐氏认识到汤药的应用有一定的范围,提出"病各有宜",与一般医生但凭一纸处方的识见大有不同。在今天看来,这种主张还是值得推广的。

九、认为病有自愈亦有医而不愈者

《医学源流论·病有不必服药论》说:"天下之病,竟有不宜服药者,如黄疸之类是也……盖疸之重者,其胁中有囊以裹黄水……若轻病则囊尚未成,服药有效，至囊成之后，则百无一效……痰饮之病亦有囊，常药亦不能愈；此外如吐血久痞等疾，得药之益者甚少，受药误者甚多……宁以不服药为中医矣。"

《医学源流论·轻药愈病论》说："而我以为病之在人，有不治自愈者，有不治难愈者，有不治竟不愈而死者。"

徐氏认为有些病不是服药所能治，知病有可愈，有不可愈，并不以医药为万能。但如果以为某些病不可治，必然会漏掉或许可治的病，徐氏这种说法缺乏与疾病作斗争的信心，是有害的。

十、反对赵、薛、张

《慎疾刍言·用药》说："今乃相率而入于魔道，其始起于赵养葵、张景岳辈，全不知古圣制方之义，私心自用，著书成家。"

同书又说："其医也，则袭几句阴、阳、虚、实，五行生克，笼统套语，以为温补之地。"

徐氏极恨赵献可之说，著有《医贯砭》，逐字痛驳。《医贯砭·吐血论》说："医贯者，明之妖书也。"

徐氏又极恨薛己之说，《医贯砭·口疮论》说："薛氏治病，每云某病余投某药，不应，又改某药，又不应，又曰然则非此病矣，又换某药数十剂而愈。如此极多，明明是以药试病矣。""医案俚鄙庸陋，游移恍惚，至薛而极，后人奉为模范，何愚之甚也。"

明代医家为后世所宗者有三大家，张景岳、薛己、赵献可是也。张景岳对《内经》之研究功力颇深，一般学术基础亦好，其所著新方，虽有毁之者，然其中亦有若干方有独到之处，为后世赞誉而赏用者。其缺点即在偏于温补，可能张氏服务对象多为官绅豪商，这一阶层多生活糜烂，故用药如此。

薛己身为医官，专为官僚服务，故治疗偏于平稳稠理，不求大功，但求无过。其所用方，不过六味、八味、逍遥、补中益气、四君、四物等出入，但薛氏颇能熟悉这类病情和方药，故治疗亦有一定效果。赵献可治病多用六味、八味，亦不免过偏。吕晚邨评得好："顾病机传变，辗转相因，治法逆从，浅深异用，赵氏所言，皆穷源反本之论，拨乱救弊，其功甚大。然以之治败证则神效，而以治初病则多疏,盖缘主张太过,立言不能无偏,遂欲执其一说而尽废诸法,亦不可行也。"我认为这段评语是比较平正的,不过三氏之书,至清大行,其弊极广,徐氏看到这种情况,发愤激之言。因之,徐氏也就不免有所偏。

十一、反对炫奇立异

《慎疾刍言·诡诞》说:"医药为人命所关,较他事尤宜敬慎,今乃炫奇立异,竟视为儿戏矣。"他举例说:人中黄今入煎药,是以粪汁灌人而倒其胃;河车、脐带,今入煎剂,腥秽不堪;白螺壳入煎剂,其味何在;燕窝、海参、淡菜等皆食品,不入药;醋炒半夏、醋煅赭石、麻油炒石膏,皆能伤肺;橘白、橘内筋、荷叶边、枇杷核、楂核、扁豆壳,皆方书所弃,今偏取之以示异。

徐氏对于诡诞的标新立异用药极为痛恨,因为医操生命之权,用药要求实效,不可儿戏,如果故意搞些稀奇不用的或难觅价贵的,再加上些特别的制法、服法以示不同于众,实是最可耻的。鲁迅有一篇文章,提到一位名医用难觅的药引,同道当引以为戒。

十二、用药主清淡,矫枉过正

《洄溪医案·吐血》劝张瑞五说:"惟存心救人,小心敬慎,择清淡切病之品,俾其病势稍减,即无大功,亦不贻害,若欺世徇人,止知求利,乱投重剂,一或有误,无从挽回。"

徐氏批叶天士案中尝云"此方平稳","方极清和可喜","清灵可喜","清淡可喜","诸方亦有太猛厉者,不可采用","方案中虽未必切中,然清淡和平,无苦寒温补等弊","虽属血积,亦不宜用虫类,总以石膏、大黄等恶毒之药"。批《外科正宗·序》云:"将恶毒之药以为常用之品。"

《慎疾刍言·怪诞》视:"蜈蚣、蟛蛦、蝎子、胡蜂,苦极毒之物,用者多死,间有不死者,幸耳!"

徐氏主张用清淡平稳之药,这是因为见到当时某些医生蛮补蛮攻,滥用剧毒药以取利,所以主张和平,是矫枉之论,因积重难返,故不得不然。如果不理解当时的情况,还以为徐氏是清淡平稳派。我们看他《兰台轨范》所选的方剂，主要的不是清淡平稳，若在清淡平稳派看起来，真是猛厉之剂，不能应用的；至于徐氏批评用虫类药物，认为用之多死，这是他的偏见。

十三、治疗原则，主张祛邪为先，反对滥用补药

《医学源流论·中风论》说："盖服纯补之药，断无专补正不补邪之理。"

《医学源流论·病情传变论》说："大病之后，邪未全退，又不察病气所伤何处，即用附子、肉桂、熟地、麦冬、人参、白术、五味、萸肉之类，将邪火尽行补涩。"

《医学源流论·医道通治道论》说："故邪气未尽而轻用补者，使邪气内入而亡。"

《医学源流论·补药可通融论》说："古人病愈之后，即令食五谷以养之，则元气自复，无所谓补药也，黄、农、仲景之书，岂有补益之方哉。"

《慎疾刍言·补剂》说："况病去则虚者亦生，病留则实者亦死。若果元气欲脱，虽浸其身于参附之中，亦何所用。"又说："医者先以虚脱吓人，而后以补药媚人。浙江则六味、八味汤加人参、麦冬等药，江南则理中汤加附、桂、熟地、鹿茸等药。"

《叶案》卷九有："去病身安，自为不补之补，古人先治其实，实者邪也。"徐氏批曰："句句真诠。"

《慎疾刍言·诡诞》说："又有疑我为专用寒凉攻伐者，不知此乃改用温补者戒，非谓温补概不可用也。"

徐氏《医学源流·人参论》中，痛论用人参之杀人破家，为邀功避罪之圣气，其恶甚于盗贼云云。按理"补"亦是治法之一，徐氏何以如此痛恨？盖当时风气，"病人不怕病死，独怕虚死"，医生以补药媚人，治病不敢攻邪，惟务温补，故为愤激之言。古人是有于祛邪之中佐以扶正之法，徐氏以为祛邪补正者，须分别对待。徐氏解释小柴胡汤说："人参以健中宫之气，必不入肝胆，则少阳之邪自去，而中土之气自旺。"又举人参、大黄同用说："人参自能充益正气，决不反补邪气。"可见徐氏亦不否定祛邪之中可兼补正（《医学源流论·攻补寒热同用论》）。

十四、不信单凭诊脉,便可断病

《医学源流论·诊脉决死生论》说:"况病之名有方,而脉之象不过数十种,且一病而数十种之脉无不可见,何能诊脉而即知其何病,此皆偶中,以此欺人也。"徐氏很坦率,直揭欺人之谈。

十五、迷信有鬼神,但不信人能长生

《神农本草经百种录》"石硫黄久服神仙不死"句注:"丹家炉鼎之术,以水银与铅为龙虎,合炼成丹,服之则能长生久视,飞升羽化……高明之士为所误者,不一而足……借物之气,以攻六邪,理之所有,借物之质,以永性命,理之所无。"

《医学源流论·病有鬼神论》说:"夫鬼神犹风寒暑湿之邪耳……神气虚则受鬼。""若神气有亏,则鬼神得而凭之,犹风寒之能伤人也。""其外更有触犯鬼神之病,则祈祷可愈,至于冤谴之鬼,则有数端,有自作之孽,深仇不可解者;有祖宗贻累者;有过误害人者;其事皆凿凿可征。"因为他尊信经史,故以为"公子彭生伯有之类",皆为实有其事。他的《洄溪医案》中,则更有游魂、失魂、祟病等,皆迷信之谈。他又迷信乩方,不知是扶乩者玩弄手法骗人之术。

《医学源流论·乩方论》说:"夫乩者,机也,人心之感召,无所不通,既诚心于求治,则必又能治病之鬼神应之,虽非真纯阳、仲景,必先世之明于医理、不遇时而死者。"

十六、主张严格考试审核医生的学术

《医学源流论·考试医学论》说:"令其严考诸医,许其挂牌行道,既行之后,亦复每月严课,或有学问荒疏,治法谬误者,小则撤牌读书,大者饬使改业,教授以上,亦如《周礼》医师之有等。"

徐氏鉴于当时医学的荒芜,不讲求学术,但凭记忆的几首通治套方,误人不浅,因而主张考试审核。《周礼》"岁终稽其医事",视其疗效高低而评定等级，盖徐氏亦见到当时坐拥皋比者之滥竽其间也。

（《上海中医药杂志》，1964 年第 3 期）

针砭时弊，发皇古义
——徐灵胎医学思想剖析

南京中医学院　　黄　煌

徐灵胎，名大椿，晚号洄溪老人，清代江苏吴江人，生卒于 1693—1771 年（康熙三十二年至乾隆三十六年）。生平著述甚富，有《医学源流论》《兰台轨范》《伤寒类方》《医贯砭》《慎疾刍言》《神农本草百种录》《难经经释》《内经诠释》等。徐氏博览群书，深研医理，更擅医学评论，是一位杰出的医学思想家。

中医为何后继乏人、后继乏术？有人总把原因推向客观，能不能从中医自身中去寻找呢？最近，因工作的需要，我翻阅了徐灵胎的一些著作。从他犀利的文笔里，我感受到此老深邃的洞察力；从他对昔日医坛时弊的针砭中，感到当今中医界存在问题的严重性。我想，有必要让更多的同道了解徐灵胎的医学思想，并从中获取对今天发展中医事业的有益借鉴。

一、哲理岂可代医理，传统理论两重视

宋元明医学由于受理学的影响，比较偏重思辨性的研究，阴阳水火、五行生克、太极命门、先天后天等是当时热门的论题。这些理论的研究，对于正确认识哲学在医学上的指导意义，对于探索人体生命的本源，对于医学的由博返约，无疑是有积极意义的。然而，由于一些医家过分强调哲理，反而酿成一大时弊。徐灵胎指出："自宋以还，无非阴阳气血、寒热补泻诸肤廓笼统之谈。"（《兰台轨范·序》）"袭几句阴阳虚实、五行生克笼统套语，以为用温补之地。"（《慎疾刍言·用药》）如明代赵献可的《医贯》一书，是以论命门学说著称

的,但在理论上也存在着空泛性和不严肃性。"即使与此病毫无干涉,必先将此病牵到肾经,然后用此二方(指金匮肾气丸与六味地黄丸——笔者注);其或断断不可牵者,则以真阴真阳、太极概之。夫阴阳太极则处处可假借者,于是二方不可须臾离矣。"(《医贯砭》)长期以来,人们总认为中医在解释病机时善于自圆其说,这实是误解。《内经》就并非如此,它论理朴实,以实践为依据,因而能历千百年而不衰,至今仍是中医论病之准绳。中医笼统玄虚之风,实肇于宋明。徐灵胎清楚地意识到,若纠缠于太极命门、真阴真阳等说,千古圣人的妙诀,济世的良方就有失传的危险。所以,他一方面批评《医贯》以针砭时弊,一方面呼吁医学界重视经典著作的学习,认为"一切道术必有本源,未有目不睹汉唐以前之书,徒记时尚之药数种而可为医者"(《慎疾刍言·宗传》),强调学医应读《素问》《灵枢》《伤寒论》《金匮要略》《神农本草经》,以及唐代方书《千金方》《外台秘要》等。这种强调传统理论的用心,是十分可贵的。

二、数方难治天下病,辨病专治最相宜

徐灵胎认为,治病先要识病,一病必有主方,一方又必有主药,这是古人治病的心法,惜仲景以降,逐渐失传了。特别是宋代以后,"惟记通治之方数首,药名数十种,以治万病。全不知病之各有定名,方之各有法度,药之各有专能,中无定见,随心所忆,姑且一试,动辄误人。"(《兰台轨范·序》)为此,他作《兰台轨范》,以病名为目,分风、痹、历节、痿、厥、虚劳、消证、伤寒等三十六类。首列《内经》论述,复载《金匮要略》《伤寒论》的治法方药,其有未备者,则取六朝及唐人之方,对宋以后诸家名方及诸单方要诀,择其义可推试,且多获效验者,亦附于后。该本著作论病悉依传统理论,附经验之方,较之宋明一些医书,显得浑朴可珍。

从病入手,可摆脱过多的哲学思辨,扎扎实实地研究临床问题,有利于医学健康地发展。有人认为中医只辨证而不辨病,这也是很大的误解。辨证论治是中医学的特点,但并不是说中医只会辨证。实践证明,只有首先辨病,才能抓住疾病的传变规律,才能发挥辨证论治的优势。众所周知的六经辨证,正是张仲景深入研究伤寒病的基础上提出的;卫气营血辨证,则是叶天士

研究外感温热病的成果。当然，中西医所说的病，在概念上是不尽相同的。可以说，中医讲的病，是指由一连串按特定方式组合而成的证的概念，这个特定的方式，也即此病的传变规律。因而，中医治病既有总的治疗大法，更有一批适合于各证的专方专药，如张仲景的《伤寒论》《金匮要略》，就是极好的范例。徐灵胎强调辨病专治，是符合中医治病特点的，应当发扬。

三、性味归经不可拘，药物专能当深明

药物的气味厚薄、升降浮沉、引经报使等理论，在宋以后有很大的发展，张元素、李东垣辈均谙熟于此，并循此遣药制方。应当肯定，这些学说在解释前人用药经验的大致规律方面有一定的成绩，对于临床制方确也很方便，但也存在笼统与牵强的不足之处。徐灵胎没有直接抨击此说，只是从主张深明药物专能这一角度上，提醒人们注意那些药物理论所不能解释和概括的药物作用。他认为："药之治病，有可解者，有不可解者。如性热能治寒，性燥能治湿，芳香能通气，滋润能生津，此可解者也。如同一发散也，而桂枝则散太阳之邪，柴胡则散少阳之邪；同一滋阴也，而麦冬则滋肺之阴，生地则滋肾之阴；同一解毒也，而雄黄则解蛇虫之毒，甘草则能解饮食之毒，也有不可尽解者。至如鳖甲之消痞块，使君子之杀蛔虫，赤小豆之消肤肿，薏仁生服不眠、熟服多睡，白鹤花之不腐肉而腐骨，则尤不可解者，此乃药性之专长。"（《医学源流论·药性专长论》）他又举菟丝子汁能"去面䵟"（《神农本草经》）为例，说："以其辛散耶？则辛散之药甚多；以其滑泽耶？则滑泽之药亦甚多，何以他药皆不能去，而独菟丝能之？"所以，"但显于形质气味者可以推测而知，其深藏于性中者，不可以常理求也"，"虽圣人亦必试验而后知之"（《神农本草经百种录》）。这里，徐氏揭示了中药理论与实践经验之间的矛盾，唤起人们要重视实践，重视前人的用药经验，而不能拘泥于药物的性味、归经、形质等说。

徐灵胎生平对《神农本草经》很有研究，曾选择其中百种药品，以"辨明药性，阐发义蕴，使读者深识其所然"，书名《神农本草经百种录》。对于明代李时珍的《本草纲目》，徐氏给予了很高的评价，认为"其书以《本经》为主，而以诸家之说附之，读者字字考验，则能知古人制方之妙义，而用之不穷矣"（《慎

疾刍言·宗传》)。徐氏还主张广为搜罗那些反映药物专能的单方秘方,"参考以广识见,且为急救之备,或为专攻之法"(《医学源流论·单方论》)。对于"用药之义与《本经》吻合无间"的《伤寒论》《金匮要略》诸方,他也强调要悉心体会,深入研究。这些,都反映了徐氏重视药物专能的思想。

如何正确处理好药物理论与实践经验之间的关系?徐灵胎这样认为:"终当深知其药专治某病,各有功能,然后再于其中择气味之合者而用之,方得《内经》《本草》之旨,徒知其气味则终无主见也。"(《临证指南医案·幼科要略徐批》)

四、只以煎方难取效,针灸失传更痛心

徐灵胎认为,《内经》治病以针灸为主,又佐以砭石、导引、洗浴、按摩、汤液、酒醴等,治疗手段较多,是"病各有宜,缺一不可"。而时医"只以一煎方为治,惟病后调理则用滋补丸散,尽废圣人之良法,即使用药不误,而与病不相入则终难取效"(《医学源流论·汤药不足尽病论》)。所以,徐氏不免发出"近日病变愈多,而医家之道愈少,此痼疾之所以日多"(同上)的感叹。他对当时医界不重针灸,针灸之术濒于失传的境况更为焦虑。他指出了当时针灸界不依据经络的走向与浅深而盲目取穴,不讲井荥输经合,不讲《内经》用针手法,不用古人刺络放血之法,只治经脉肢体痿痹等病,而使针灸治疗范围大大缩小等十大过失。他认为《内经》针法关键在于"神志专一,手法精严",而时医"随手下针,漫不经意,即使针法如古,志不凝而机不达,犹恐无效,况乎全与古法相背乎"(《医学源流论·针灸失传论》)? 针灸之所以失传,原因就在于医家"畏难就易,尽违古法"。所以,徐灵胎谆谆告诫针灸家必须详考"明经络脏腑之所以生成,疾病之所由侵犯"的《灵枢》,以及"明受病之源及治病之法"的《素问》,以提高临床疗效,而复兴针灸技术。

徐灵胎的看法是正确的。中医学宝库中有丰富的治疗方法,除汤液、丸、散、膏、丹等内服、外用药外,尚有针灸、气功、导引、按摩、放血、刮痧、火罐、敷贴、熏洗以及饮食、心理、环境等疗法。正是这些众多的疗法,使中医学在人民群众中享有很高的声誉。特别是针灸,已成为中医学的一颗明珠而举世瞩目。因而,继承和发扬中医学综合治疗的传统,改变目前"只以一煎方为治"

的不良倾向,是一项迫切而重要的任务。为提高针灸的疗效,阐明针灸治病的实质,深入研究《内经》的针灸理论也是刻不容缓的。

以上四点,是徐灵胎医学思想中较为突出者。这虽然是对 200 多年前清初医坛的偏弊而言,然而,也值得今天的中医工作者深思。

（《上海中医药杂志》,1984 年第 4 期）

徐灵胎学术思想渊源初探

广州中医药大学　　莫　伟　肖　莹

一、治学特点

徐灵胎先生一生著注医书 10 余部,理论造诣精深,临证不同凡响,是时名重一方,今日亦声名不辍。灵胎先生之治医,既无家学渊源,又无师道传授,纯粹自学成才,无师自通,古今杏林中当属凤毛麟角。探讨其治学之路,对后世学者有莫大的意义。刘洋等认为灵胎先生成才的关键在于从难治学及广博的社会人文知识结构基础。笔者认为此说毕竟有流于泛泛表面之嫌。灵胎先生于《医学源流论·医非人人可学论》中说有五种人不可学医,岂可仅归咎于外在环境乎？况且先生所指的渊博通达非指基础知识,而是指对医学的渊博通达也。又如果仅渊博而已,则金元四子、明之薛立斋、张景岳未尝不聪明敏哲、渊博通达、虚怀灵变、勤读善记,而灵胎先生尤讥之(见《医学源流论·医学渊源论》)。何也？皆因未能探及医之本源,医道反隐于小成矣。灵胎先生于《难经经释·序》中道："惟知溯流以寻源,源不得则中道而止,未尝从源以及流也。"在《医学源流论·脉经论》中告诫后学曰："学者必当先参于《内经》《难经》及仲景之说而贯通之,则胸中先有定见,后人之论,皆足以广我之见闻,而识力愈真。"先生犹恐未畅悉,在《慎疾刍言·宗传》中又重申之："一切道术,必有本源,未有目不睹汉唐以前之书,徒记时尚之药数种而可为医者。今将学医必读之书并读法开列于下，果能专心体察，则胸有定见。然后将后世之书遍观博览，自能辨其是非，取其长而去其短矣。"

盖学问之道，有两途径而达：一为由流而溯源，一为由源而及流。由流而溯源者，源不得则中道而止，且歧路多，若稍有不慎，则易陷于歧路而不能自返。若由源而及流，则胸有定见，自有提纲挈领之功，虽支流纷繁，却终能不为其所惑而不至于不知所从也。灵胎先生多次提到"胸有定见"之语，可知对文献的鉴别力，先生是相当重视的。盖因先生是无师自学，不比传有师承，有明师为之指点。若胸无定见，则医书充栋，流派众多，不知取舍，则穷其生而不得医之宗传矣。即能获宗传，所耗时日、所需精神，亦是难以想象也。而考先生当年学医之由，"严君见背，诸弟连摧，只剩得单亲独子，形影相依"，不得已而改为业医，"卖几片陈皮甘草，权当负米回"。从实际情况来说，是不允许其将光阴耗至七老八十方悬壶济世的。先生所走之路，表面上看是工程浩大，而从功效比上说却是学医的捷径也。当然，灵胎先生对这条道路的选择，还有其他渊源。笔者将在后文试加评述。

二、儒道渊源

灵胎先生是以儒者自称的，如其《洄溪道情·六十自寿》自诉生平时曾说："想当年，束发从师，志薄风雷，也曾穷经辨史，也曾谈玄讲理，也曾嗜僻探奇。原望少薄微名，幸叨半职，些微展布苍生计。"故先生在县庠入泮时，更名大业。而在《医学源流论·自序》中则曰"医，小道也"，而称"古者大人之学，将以治天下国家，使无一夫不被其泽，甚者天地位而万物育，斯学者之极功也"，亦即《大学》中所称的"治国、平天下"的儒者抱负，因两者同能济世而救人也。而"一事不知，儒之耻也"，观先生所学，"凡星经地志，九宫音律，以至舞刀夺槊，勾卒嬴越之法，靡不宣究，而尤长于医"，正是以大儒的要求来规范自己的。而在《兰台轨范·凡例》中，灵胎先生亦用"通天地人之谓儒"来要求儒者。其崇古、尊古之思想，亦与孔子之意颇同。

然而，道家老庄思想对灵胎先生的影响更是根深蒂固。先生名大椿，大椿者，出自《庄子·逍遥游》："上古有大椿者，以八千岁为春，八千岁为秋。"后虽更名大业，但在他的著作和为他人著作评注或作序中，从不用大业之名，而分别署徐大椿、徐灵胎，以及晚号洄溪道人、洄溪老人、洄溪主人等，就连晚年居画眉泉摩崖石刻中的两处徐灵胎题刻亦不例外，可见先生对大椿之名的喜欢。徐氏在其《洄溪道情·六十自寿》中写道："如今是秋深露冷蝉将蜕，春老花残蝶倦飞。只愿得天公怜我，放我在闲田地，享用些闲滋味。直闲东溟水浅，西山石烂，南极星移。"则是一派无欲无为、归真返璞的道家思想。而在"上嘉其朴诚，欲留在京师效力"时，先生"乞归陶里"，更是老子"功成身退"的思想体现。在《洄溪道情·寿韩开云先生九十》中先生有"不必有金丹辟谷，何须求玉液琼浆，只不忘慈仁恭敬，人人尽寿康"之句，而"慈"为老子三宝之首，"仁"为孔子终身所提倡而为之奋斗的纲领。可见先生是集道儒二家于一身，从其将"慈"排于"仁"之前，可见道家在先生心目中的地位。根据《洄溪道情·寿韩开云先生九十》及先生一贯以来的治学、为人特点，可知先生所学的道家，非后世那些"炼金丹、服气辟谷求长生"的道家，而是老庄的朴素道学，亦为道学之源，且灵胎先生有《道德经注释》二卷、《阴符经注释》一卷。《道德经》又名《老子》《道德真经》《老子五千文》，为道家经典著作。在老子的认识论里，"执一可以为天下式"，因为世界的演化过程是道生一、一生二、二生三，而万物皆由同一根源而产生。故他认为，认识世界，首先要"知归根"。如《道德经》里说："夫物芸芸，各复归其根。归根曰静，静曰复命，复命曰常，知常曰明。"且又曰："反者，道之动。"反，可通返。因为万变不离其宗也。故曰："执古之道，以御今之有。"结合上面对徐灵胎治学特点的分析，我们可以看出其中的渊源。

《阴符经》全称《黄帝阴符经》，旧题黄帝撰，李筌集伊尹、吕望（太公）、范蠡、鬼谷子、张良、诸葛亮六家注。《阴符经》为道家的重要经典。自唐至清，注者近五十家。《神仙感遇传》等书记载，骊山老母为李筌讲解云："此符凡三百言，一百言演道，一百言演术，一百言演法。上有神仙抱一之道，中有富国安民之法，下有强兵战胜之术。皆内出心机，外合人事。观其精微，黄庭内景不足以为玄；鉴其至要，经传子史不足以为文，孙吴韩白不足以为奇。"而观其文，以"观天之象，执天之行，尽矣"开篇，而又以"阴阳进退之道，昭昭乎见乎象矣"结束。由此，《阴符经》揭示了古人认识世界的方法，即根源于广义的天人合一的取类比象的方法，从天地所现的种种"象"或天地事物演变的模式来认识世界，并以之指导自己实践。这与《易》的思想是一致的（灵胎先生早年对《易经》亦有深入的研究）。如《易经》的来源传说就是圣人"远取诸物,近取诸身",而"设卦观象"产生的。徐灵胎受此思想的影响可在《神农本草经百种录》中寻出。在自序中,先生曰:"天地亦物也耳……其生人也得其纯,其生动物也得其杂,其生植物也得其偏。"又曰:"盖气不能违理,形不能违气,视色别味,察声辨臭,权轻重,度长短,审形之事也;测时令,详嗜好,分盛衰,别土宜,求气之术也。形气得而性以得。性者,物所生之理也,由是而立本草、制汤剂以之治人。"而在丹砂一药注释中说:"凡药之用,或取其气,或取其味,或取其色,或取其形,或取其质,或取其性情,或取其所生之时,或取其所成之地,各以其所偏胜而即资之疗疾,故能补偏救弊,调和脏腑。深求其理,可自得之。"在《医学源流论·药石性同用异论》中又说:"盖古人用药之法,并不专取其寒热温凉补泻之性也。或取其气,或取其味,或取其色,或取其形,或取其所生之方,或取其嗜好之偏,其药似与病情之寒热温凉补泻若不相关,而投之反有神效。"后来中药学上称这种取类比象的研究中药的方法为"法象学"。

三、崇古之因

凡读灵胎先生著作的人都会发现先生厚古的情结特别重,后世学者对此褒贬不一。下面笔者试就此点作一分析。要搞清楚这一点,首先要弄明白几个问题:古代(在徐灵胎的概念里,古代是指汉唐以前)的东西是否已经过时,还有没有存在的价值,古方究竟能否治今病? 灵胎先生崇古的意义何在?

张元素言:"运气不齐,古今异轨,古方今病不相能也。"而朱丹溪也认为"操古方以治今病,其势不能尽合"。果真如是? 灵胎先生以其几十年丰富的临床经验和博学的才识回答道:"古人制方之义,微妙精详,不可思议。盖其审察病情,辨别经络,参考药性,斟酌轻重,其于所治之病,不爽毫发。故不必有奇品异术,而沉痼艰险之疾,投之辄有神效,此汉以前之方也。"故古人治病覆杯而愈,不必尽剂,如《外台》有沃雪汤之名,喻其效若以汤(沸水)泼雪中立融也。而"古法之严如此,后之医者,不识此义,而又欲托名用古,取古方中一二味,则即以某方目之","去其要药,杂以他药,而仍以某方目之,用而不效,不知自咎,或则归咎于病,或则归咎于药,以为古方不可治今病。嗟乎! 即使果识其病而用古方,支离零乱,岂有效乎? 遂相戒以为古方难用,不知全失古方之精义，故与病毫无益而反有害也。"（至于未识病者，则更勿须论也）然则当何如？曰："能识病情与古方合者，则全用之。有别症者，则据古法加减之。如不尽合，则依古方之法，将古方所用之药，而去取损益之，必使无一药之不对症，自然不背于古人之法，而所投必有神效矣。"（《医学源流论·古方加减论》）

在其《医学源流论·本草古今论》中，亦可见灵胎先生崇古之因。其曰："此（《神农本草》）乃开天之圣人，与天地为一体，实能探造化之精，穷万物之理，字字精确，非若后人推测而知之者。故对症施治，其应若响。仲景诸方之药，悉本此书。"又引宋人所云："用神农之品无不效，而弘景所增已不甚效，若后世所增之药则尤有不足凭者。"然而灵胎先生并不是一味尊古，从其对《本草纲目》的评价与陈修园比较则可知。陈修园于《神农本草经读》曰："自时珍之《纲目》盛行，而神农之《本草经》遂废。"又曰："李时珍《本草纲目》尤为杂沓，学者必于此等书焚去，方可与言医道也。"这是否定的。灵胎先生则曰："至明李时珍，增益唐慎微《证类本草》为《纲目》，考其异同，辨其真伪，原其生产，集诸家之说，而本草更大备。"又曰："其书以《本经》为主，而以诸家之说附之。读者字字考验，则能知古人制方之妙义，而用之不穷矣。"这则是肯定的。又曰："博物君子，亦宜识之，以广见闻。"对于医者则要求"当广集奇方，深明药理，然后奇症当前，皆有治法，变化不穷"（《医学源流论·药性专长论》），则是扁鹊所云的"医之所患，患道少"。又曰："故治大症，必学问深博，心思精敏，又专心久治，乃能奏效。"

由此可见，灵胎先生所批者乃是不探本源，"各是其私，反致古人圆机活法泯没不可闻矣"，而乱医学规矩之人，故在《医学源流论·四大家论》中说："吾非故欲轻三子也，盖此说行，则天下惟知窃三子之绪余，而不深求仲景之学，则仲景延续先圣之法，从此日衰，而天下万世，夭扎载途。"

先生不忍古来圣人相传之医道衰落，故奋起而针砭之、力挽之。在其《洄溪道情》自叙中，先生说："悉一心之神理，遥接古人已坠之绪。"这才是灵胎先生崇古、尊古的真正原因所在。

徐灵胎治医成就及其启示

中国中医研究院基础理论研究所　　刘　洋
安徽省太和县长春医院　　高传印

最近笔者在编注《徐灵胎医学全书》时，梳理其治学经历，深感极不平常。现以 1771 年夏日，灵胎于逝世之前数月自记生平《徵士洄溪府君自序》为主线，窥先生成才之一迹，以为后学模范。文中引文未注明者均为《徵士洄溪府君自序》内容。

一、从难治学

灵胎出身望族，"代有科第"。他的治学过程是封建社会知识分子的典型经历，7 岁入塾启蒙，14 岁学八股文。"在同学中稍优，师诱奖之"，说明灵胎对四书的理解和把握已经具备一定水平，并且掌握了学习的方法，为做人和治学都奠定了很好的基础。

作为自学来说，常见以简易入门的书籍开始，待有了一定基础之后，再向难处登攀，此为一般规律。灵胎自学反其道，从难从严，抵本致源。在学习八股文的同年开始立志经学，因为经学是"终身不可尽之学"，问其师"经学何经为最难"？当得知《易经》最难学后，便毅然自学攻《易》，"取家藏注《易》者数种汇参之，有不能通者，尽心推测，久乃得之"。此为灵胎治学之最长处，也是其成功的最主要原因，其一生治学都是按照这种路子走的。从最难处开始，从本原开始，既汇参诸家，又独立思考，知难而上，持之以恒，不半途而废，不轻易放弃，扎扎实实做学问。在通《易》之后，灵胎"又复旁及诸子百家"，另外灵胎在 18 岁时检阅水利书籍，讲求东南水利。20 岁时历时半年对照天星图夜坐广庭观星，参照汉晋天文志及鬼料窍，考稽天星经度行次，同年还开始练身习武。其授举业之师周意庭为名家高徒，身秉绝学，又精音韵乐理，灵胎处处得益匪浅。以上便是灵胎先生未治医之前的主要学习内容和掌握的知识，这些学问集富一身，为灵胎自学医业、成为一代大医奠定了极为有利的基础。

"凡欲为大医，必须谙《素问》《甲乙》《黄帝针经》《明堂流注》，十二经脉、三部九候、五脏六腑、表里孔穴、本草药对，张仲景、王叔和、阮河南、范东阳、张苗、靳邵等诸部经方。又须妙解阴阳禄命、诸家相法，及灼龟五兆、《周易》六壬，并须精熟，如此乃得为大医。若不尔者，如无目夜游，动致颠损。次须熟读此方(指《千金方》)，寻思妙理，留意钻研，始可与言于医道矣。又须涉猎群书，何者？若不读五经，不知有仁义之道；不读三史，不知有古今之事；不读诸子，睹事则不能默而识之；不读《内经》，则不知有慈悲喜舍之德；不读《庄》《老》，不能任真体运，则吉凶拘忌，触涂而生。至于五行休王，七曜天文，并须探赜。若能具而学之，则与医道无所滞碍，尽善尽美矣。"此为孙思邈《千金要方》第一章《大医习业》的全部内容。按照孙思邈的大医标准，此时的徐灵胎除了医学外，其他都达到了一定的层次，接近或满足了孙思邈大医的基础知识结构。因此日后灵胎专恃自学，成为一朝国医，名垂青史，这是根本原因。

二、治医成就

灵胎自述颇详："余之习医也，因第三弟患痞，先君(父亲)为遍请名医。余因日与讲论，又药皆亲制，医理稍通。既而四、五两弟又连年病卒，先君以悲悼得疾，医药之事无虚岁。家藏有医书数十种，朝夕披览，久而通其大义，质之时医茫如也。乃更穷源及流，自《内经》以至元明诸书，广求博采，几(将近)万余卷，而后胸有实获，不能已于言矣。"开始的出发点很朴素实际，上疗君亲之疾，下拯骨肉之厄。但是灵胎的学习是有个人特色的，就是一旦学起来不会满足于通其大义，一定要穷源及流，于是上溯《内经》，下及前朝，广求博采，排比梳理。推测灵胎可能研读过清以前医学著作的大部分，这个工作量是相当巨大的。

灵胎接着写道："谓学医必先明经脉脏腑也，故作《难经经释》。谓药性必当知其真也，故作《神农本草经百种录》。谓治病必有其所以然之理，而后世失其传也，故作《医学源流论》。谓《伤寒论》颠倒错乱，注家各私其说，而无定论也，故作《伤寒类方》。谓时医不考病源，不辨病名，不知经方，不明法度也，故作《兰台轨范》。谓医道之坏，坏于明之薛立斋，而吕氏刻赵氏《医贯》，专以六味、八味两方治天下之病，贻害无穷也，故作《医贯砭》。谓医学绝传，邪说互出,杀人之祸烈也,故作《慎疾刍言》。"这七部传世医著,再一次充分体现了灵胎的治学风格。《内经》《难经》《神农本草经》《伤寒杂病论》是中医学的主要经典著作和理论渊溯,灵胎于斯均有建树,古今医林实属罕见。

(1)《难经》本为《内经》释义,问难以发《内经》奥旨,故称《难经》。但《内经》广宏而《难经》偏狭,故灵胎反其道,以《经》释《难》,两经排比对参,源流互证,间有发明,再现《内》《难》经义,故称《难经经释》。研经始于《易》,百子始于《老》,治医始于《内》《难》。灵胎治学从不以入门之书开始,浅薄之处肇端,从源头从难处着手,实为治学大家。本书足证灵胎考据根源,非经学深厚不可为也,比照现今的中医治学,不啻一鉴。

(2)《神农本草经》乃中药源溯,正确理解《本经》药性,建立研究本草的有效方法,对于胪列药物、组方治病等意义重大。灵胎专以形、质、色、气、味辨药,结合脏腑经络,联系生理病理,辨析药性,阐述功效,以求其所以然。娓娓道来,真似又一重天。《神农本草经》充分展现了灵胎辨思飘逸,长于格物,为历代本草中阐发物理颇具清灵之一家。品味周咂,中国古代博物方法跃然纸上,栩栩如飞矣。

(3)《医贯砭》为灵胎评议明代医家赵献可(养葵)《医贯》一书而作。赵氏《医贯》上援薛己命火之说,强调命门真火真水的重要性,执意以六味地黄丸、八味地黄丸二方统治外感内伤,立论未免有偏。为了使中医界不再盲目相信一种以偏概全、包治百病的医学理论,灵胎引经据典,间以己见,议如医疾,痛下针砭。力纠赵氏偏执温补之弊,剥露书中文理混乱之谬。尽管语言有时过激,甚至尖刻,但不避流俗、不怕责难、直抒胸臆的豪爽气魄令人赞叹。统观全书,确是灵胎学验坚实、仗义执言的又一种展现。

(4)《医学源流论》是灵胎医学论文的专集,是作者数十年治学、实践和思考的结晶。有关元气学说的论述,辨病与辨证、病与主症、病与主方、方与主药的关系,亡阴亡阳之分辨,重视药性专能,提倡溯源治学,反对滥用温补等观点,对后世颇有影响。立言平正通达,道理阐述深刻,思路清晰明澈,见解卓尔不凡,极具辩证法思想,为历代医论中颇有影响的专著。

(5)《伤寒论》注家惟众,编排各出新意。灵胎于此煞费苦心,揣度三十有年,稿成七载,五易而竣,著成《伤寒类方》。其于每类之中先论主方条文,次论类方条文,阐述条理清晰,易于剖别掌握,利于医者学用,以方类证,方统条文。方药虽简但所治之证杂驳，病出数经可以一方统治，集以方类证、方统条文之大成，为后世治《伤寒论》又一津梁，向为研究者所重视。

（6）《兰台轨范》是灵胎上溯《内》《难》《伤寒》根源，下沿唐宋支脉，把学思所至的病证和经历有效的方剂联缀一起，以期规范各科临床。做《兰台轨范》者非大家不可为也，充分体现了灵胎对自己学识能力的自信。

（7）《慎疾刍言》为灵胎晚年以一生治医行医之学识经验，就补剂利弊、误治原因、择医标准等方面的认识误区，和一些病症的辨治处理、不同性别年龄患者的治疗特点等问题，直抒己意，力图纠偏匡弊，以期医家患者都能够谨慎治疾。书中还有宣传基本医学知识的内容，可以反映出灵胎宅心仁厚，乐为仁术，是一位极具社会责任感的医学大家。

（8）《洄溪医案》于灵胎身后80余年面世，书中收载病案80多例，病症55种，涉及内外妇诸科。因其文理清晰，史实有征，辨证明晰，治法灵活，用药平实，不尚奇方，与灵胎其人其学其术均相吻合，为研究灵胎临床经验提供了不可或缺的资料。本书晓畅明白，纪实说理，堪为大家事迹，足可为临证参考。

三、启　示

灵胎通过对中医经典《内经》《难经》《神农本草经》《伤寒论》等研习注疏、辨析梳理，使其对中医学源流根柢悉聚于心，挥洒都是有源之水；重视实践，反复历验，悉心揣摩，成竹于胸，引发皆为中的之矢。故可以溯《源流》，说《慎疾》，贬《医贯》，制《轨范》，终成一代国医大家。追溯灵胎无师自通、治学成家的过程，其中能够启发我们的东西还少吗？笔者之所以在灵胎治医之前的学业上如此着墨，确实是有感而发。尽管孙思邈的大医习业内容和徐灵胎的基础知识结构具有一定的历史局限性，但是却揭示了中医学的特殊性。

（1）中医学是在中国传统文化土壤中孕育成长起来的具有独特结构和内容的知识体系，吸吮着传统文化的精髓，2 000多年的中国医学史证明，中医学有着合乎自身发展的内动力和道路。

（2）自古医易相通、儒医相兼之论已经把中医学的本质洞彻晓然，如果不相兼通，则难有所成。《中医必读·自序》说："夫学医之士，首重通儒，先明其理,再以薪传师授为根本,加以博览群书,日求精进,由博返约,虚心应物,临证日多,自然得心应手,一旦豁然贯通,未有不名实并优者也。"(北京科学技术出版社,北京:1996年出版。作者李岛三,闽粤名医,民国间享誉沪上和东南亚)由此可见,徐灵胎自学治医之成功便也顺理成章了。

(3)联想到我们目前的中医教育体系和教学内容,缺乏的东西实在太多,其结果是使受教育者没有真正接触到中医的真谛,大医日稀,后继乏人,术业不精,阵地日萎,还有什么可奇怪的呢!据说现在韩国的韩医学院把《孟子》作为学生必修课,是深知中医之根的。

(4)目前的现代科技水平,作为研究中医学的手段在很多方面尚不到位,至于给中医学提供营养,促进其合乎自身规律的正常发展的能力和作用还没有显现出来。

(5)让中医的受教育者能够在根本(体系内部文化结构)上理解和掌握中医,中医才有可能发展,几千年来中医就是这样发展的。

(《江苏中医》,2001年第22卷第3期)

论徐大椿的元气学说

湖南省中医药研究院   杨运高

清代著名医家徐大椿,一生著述颇多,临证治病救人无数。其于元气学说最有发展创新,在《医学源流论》中,列"元气存亡论"于卷首,对中医理论的阐发从元气入手,系统地讨论了元气的生存、衰亡及保全元气的方法。这些均对中医理论的发展产生过较大的影响。下面就笔者学习中的体会作一初步探讨。

一、元气的基本概念

徐氏对元气的认识,源于《内经》和景岳的命门学说及孙一奎的命门动气说,并有发展。

1. 元气禀受于先天,是人体生长发育的原始动力,是生命活动的基本物质　徐氏认为元气禀受于先天,"其成形之时,已有定数"。在这一点上,与孙一奎指出的"男女未判,而先生两肾,如豆子果实,出土时两瓣分开,而中间所生之根蒂,内含一点真气,以为生生不息之机,命曰动气,又曰原气。禀于有生之初,从无而有,此原气者,即太极之本体也"(《医旨绪余》)基本上同出一辙。值得注意的是,元气的作用在这里由徐氏进一步强调。元气者,"阴阳阖辟存乎此,呼吸出入系乎此",五脏之精气亦由此化生。元气盛衰的规律是:"四十岁之前,'日生日长',逐渐旺盛;四十岁之后,'日消日减',逐渐消亡,待到元气的耗竭,也就是生命的终止,即使终生无病者,待元气之自尽而死,此所谓终其天年者也。"

2. 气血阴精既是元气所化生,又是元气的载体,其依附所在　徐氏指出,气血阴阳、五脏精气等皆为元气所化生,"乃元气之分体",也就是说,因元气充养于不同的脏腑而有胃气、脾气、宗气等之别。这与《类经》"真气即元气……气在阳分者即阳气,气在阴分者即阴气;气在表曰卫气,气在里曰营气,在脾曰充气,在胃曰胃气;在上焦曰宗气,在中焦曰中气,在下焦曰元阴、元阳之气"有明显的渊源关系。不同的是,徐氏不仅认为元气是脏腑、阴阳之气的源泉,脏腑之气、阴阳之气均是"元气之分体",元气的盛衰决定着它们的荣败;还认为气血阴精是元气的载体,是其依附所在,指出:"元气者,视之不见,求之不得,附于气血之内,宰乎气血之先。"这种脏腑之气、阴阳之气亦决定着元气存亡的观点很有指导意义,如"邪入于中,而精不能续,则元气无所附而伤矣",就是从元气与气血阴精关系这个角度来揭示治疗上当祛邪续精以安抚元气的道理的。再如发汗耗散卫气,易引动元阳上越,元气离散,温燥之品伤及津液,易使元阴衰竭,元气枯涸,咳嗽不止,肺肾元气上逆,易使元气震动不宁,有元气衰脱之虞。这些均是脏腑之气损伤后影响到元气的例子,从病理学角度证实了元气与气血阴精之间相辅相成的道理。

3. 正气之蓄,即为元气　正气是人体各种抗病能力的总和,这种抗病能力又从何产生呢? 徐氏认为,"正气之蓄,即为元气"。换句话就是,元气是正气的基础,它们之间的关系是元气旺则正气强。因此,"预防之道,惟上工能虑在病前,不使其势已横而莫救,使元气克全,则自能托邪于外"。这种把元气与正气紧密联系的观点,在徐氏医著中比比皆是,颇给人以启发。

二、元气盛衰与疾病的发生发展

早在《内经》就指出:"正气存内,邪不可干。""邪之所凑,其气必虚。"因为元气与正气的关系极为密切,"正气之蓄,即为元气",所以在一定程度上讲,元气的盛衰决定着疾病的发生和发展。大致有如下几种情况。

元气不足,机体的防卫功能低下,病邪入侵,使人发病。"惟其所以御之之具有亏,则侮之者斯集。"

元气衰弱,但尚不至脱,导致"一脏一腑先绝",此时病多危重。

元气耗竭,五脏六腑之气充养无源,而多个脏腑气绝,"元气脱,五脏六腑皆无气矣"。这种情况多见于病入膏肓、危在旦夕的患者。在这时,还有可能出现一种病愈的假象,看上去病情转愈,实际上"其人之元气与病俱亡","不久必死"。

邪气驱于内"与元气相并","如油入面",搅成一团,"大攻,则恐伤其正,小攻,则病不为动"。这种情况往往是疾病缠绵难愈,治疗起来也较为棘手。

病邪虽已入侵,但元气尚未扰乱;或通过治疗,紊乱的元气又基本恢复平衡,"则自能托邪于外"。这也是临床上"扶正即所以祛邪"的道理所在。

三、诊察元气的方法

1. 察神气　徐氏认为,在诊视元气的过程中,最重要者莫过于神气。所谓神气,又叫生气,是生命活动的主要象征,乃元气功能活动的外在表现。"至人之生气,则无所不在,如脏腑有生气,颜色有生气,脉息有生气,七窍有生气,四肢有生气,二便有生气。生气即神气,神自形生,何可不辨。"还指出:"故诊病决无生者,不视病之轻重,而视元气之存亡,则百不失一矣。"从《洄溪医案》来看,主要是从脉和形证来体现的。如脉微,或浮大中空,皆为脉中已无生气,元气欲竭之象。目暗睛迷,形羸色败,汗冷如膏,手足厥逆,喘促不已,言语谵妄,昏不知人等皆为元气已脱,无以为继,危在旦夕的征象。

2. 察五脏之气　五脏之精气乃元气之分体,故因病损脏腑的不同,可出现某一脏腑的精气乃至元气先行衰竭。如"心绝则昏昧，不知世事，肝绝则喜乐无节，肾绝则阳道萎缩，脾绝则食入不化，肺绝则气促声哑。六腑之绝，而失其所司亦然"。此外，像"咳嗽不止，则肾中元气震荡不宁"，"病深之人，发喘呃逆，即有阳越之虞"等均具体地指出了诊视五脏元气盛衰的具体方法，可供临床参考。

3. 察亡阴亡阳　徐氏认为，阳气（邪气）方炽，灼伤元阴则亡阴，元气散脱，即为亡阳。两者的关系是：亡阳之时，阳损及阴，亦可亡阴；而"亡阴不止，阳从汗出，元气散脱，即为亡阳"。由于亡阴、亡阳与元气息息相关，因此察亡阴、亡阳也即察元气的存亡。具体辨证之法，徐氏指出："亡阳之证，脉微或浮数而空，汗冷而味淡，身恶寒，手足厥逆而舌润，气微；亡阴之证，脉洪，汗出而味咸，身畏热，手足温而舌干，气粗。"

四、护养元气的原则和方法

徐氏在治疗中处处注意护养元气，在这方面积累了丰富的经验。

1. 养护元气的方法有多种，不拘限于药物　许多人一提起养元气，总认为必用人参、鹿茸等补药养之，其实不然。徐氏多次告诫"药不可轻试"，指出："若夫有疾病而保全之法如何？盖元气虽自有所在，然实与脏腑相连属也。寒热攻补，不得其道，则实其实而虚其虚，必有一脏大受其害。邪入于中，而精不能续，则元气无所附而伤矣。故人之一身，无处不宜谨护，而药不可轻试也。"这段话提示了两个问题，其一是保全元气，不仅在补益一法，更重要的是辨证施治，寒热攻补，各得其道，使虚者不虚，实者勿实，脏气不损，精气不衰，元气自能保全。这对唐宋以降，滥施补药，"人参杀人无过"的医中流弊确有醒目作用。其次是药有寒热阴阳之偏性，乃不得已而后用，故护养元气，药不可轻试。从《徐大椿医书全集》来看，提到"绝嗜欲、戒劳动、减思虑"，"宣意导气"等多种办法，其在《医学源流论》中还提到"任其自然，而无所勉强，则保精之法也"的护养元精的原则。这些至今在临床上仍有一定指导意义。

对病愈之后元气的调护，徐氏亦深有体会。他认为在黄帝、神农、仲景之书中是没有补益之方的，病愈之后，调养元气重在食养。他借古人之口强调曰："病愈之后，即令食五谷以养之，则元气自复，无所谓补药也。"徐氏的这种观点，对清代及清以后食物养生广泛兴起，无疑是起了促进作用的。

2. 平补平攻，渐消渐耗，以不伤元气为度　徐氏指出："邪之中人，不能使之一时即出，必渐消渐耗而后尽焉。今欲一日见效，势必用猛厉之药与邪相争，或用峻补之药遏抑邪气。药猛厉则邪气暂伏而正亦伤；药峻补则正气聚发而邪内陷，一时似乎有效，及至药力尽而邪复来，元气已大坏矣。"在这里，补是平补，攻是缓攻，不求近效，只求远功，确为经验之谈。为什么要强调平补平攻呢？因为峻补峻攻"即使对病，元气不胜药力，亦必有害；况更与病相反，害不尤速乎"。对平补的问题，在《医学源流论》中还作了进一步的论述。首先批评了唐代以来，一些医生"百计取媚，以顺其意"的滥施补药以取悦病家的不良倾向。这些人"其药专取贵重辛热为主，无非参、术、地黄、桂附、鹿茸之类，托名秘方异传，使气体合宜者，一时取效，久之必得风痹阴痼等疾"，而病家则"隐受其害，虽死不悔"。因此用补药补养元气当"因人而施，视脏腑之所偏而损益之，其药不亦外阴阳气血，择平和之药数十种，相为出入"。

3. 元阳宜固不宜散越，元阴宜润不宜耗竭　徐氏认为，元阳固守于中，元阳之外是阳气，又谓浮阳。由于"发汗之药，皆鼓动其浮阳，出入营卫之中，以泻其气"，以致伤及元阳，而"元阳一动，则元气离矣"。在此等危急时刻，急当固守元气，"必用参附及重镇之药，以坠安之"。这种观点是对前面平补原则的进一步补充，前者是元气虚，此乃元气脱。徐氏还从元气宜固守的观点出发，强调"治元气虚弱之人，用升提发散之药，最防阳虚散越，此第一类也"，值得我们在临床中注意。此外，徐氏在《用药如用兵论》中还提出了一种"病方进，则不治其太甚，固守元气，所以老其师"的方法。这种方法，看似消极，其实还是有一定道理，它也是以"使元气克全，则自能托邪于外"为出发点的。

至于元阴，藏于下而溉于上，五脏之阴气因此而滋养，所以元阴"不患其升，而患其竭，竭则精不布，干枯燥烈，廉泉玉英，毫无滋润，舌燥唇焦，皮肤粗槁，所谓天气不降，地气不升，孤阳无附，害不旋踵"。故在临证中对元阴不足患者，慎用辛热香燥灼阴竭液之品，总以滋阴养阴为治。徐氏曾治一阳痿病人，前医屡用温补而乏效，徐氏最后以滋肾强阴之味，镇其元气而收功。这是考虑到患者元阴不足，阴阳不济，阳升于上而不下达的缘故。再如治一例久病患者，因服参附而暂效，遂长期服用引起阴竭，"舌红而不润，目不交睫者旬余，面赤有油光，脉洪大时伏，四肢发凉"，重用一味白茅根，生津养阴，清火凉血，使阴精溉于上，阳气达于下，3 剂而手足温，起卧如常。

以上可见徐氏于元气学说，自成一家，多有发挥，尤为可贵的是理论联系实际，颇为实用。《清史稿·列传》评价其"发明治疗之法，归于平实"，确是切中肯綮，其元气学说值得我们进一步研究。

（《陕西中医学院学报》，1990 年第 13 卷第 4 期）

徐大椿慎用温补思想浅析

天津中医药大学　　张文平
山西中医学院　　　秦玉龙

徐大椿（1693—1771），清代著名医学理论大家和临床大师，字灵胎，晚号洄溪老人，江苏吴江人。其著有《难经经释》《神农本草经百种录》《医贯砭》《医学源流论》《伤寒类方》《兰台轨范》《慎疾刍言》《洄溪医案》《徐批临证指南医案》《徐评外科正宗》等。徐大椿反复提到当时滥用温补的风气盛行，并且带来了巨大的危害。他坚决反对此种不良风气，并主张治病必与辨证相结合。本文根据徐大椿医著分析清代温补成习的原因及其慎用温补思想对现今治病的借鉴意义。

一、滥用温补之成因

徐大椿所著《医学源流论》《慎疾刍言》和《医贯砭》等医著作中，将当时温补之风盛行的原因主要归结为三个方面。

1. 前代医家的影响　金元河间学派崛起，此后医家不善于学习刘完素、朱震亨论病之说,治病专用寒凉,沿袭成习,形成滥用苦寒之势,薛己、赵献可、张景岳等起而批判这股歪风,主张治以温补固本,后世学者拘执其法,造成温补流弊。诚如徐大椿所说:"今乃相率而入于魔道,其始起于赵养葵、张景岳辈,全不知古圣制方之义,私心自用,著书成家,彼亦不知流弊至于此极也。"他认为赵献可力执六味地黄丸、八味地黄丸以治百病之说,荒谬不经,贻害无穷,并著《医贯砭》二卷,针对赵献可的《医贯》进行了分析和批判。其明言:"余悲民命之所关甚大,因择其反经背道之尤者,力为辨析,名之曰《医贯砭》。"同时倡言:"各病有各病之本源,各病有各病之偏弊,若一概用八味一方,则正大乱之道矣。"此书著刻后对当时医界滥用温补的风气起到了一定的纠正作用。

2. 医者乏术或无德 医者在温补成习流弊中起到了决定性作用。归结起来主要有三点:① 学术不精。有些医生面对危险疑难之证,失于辨证,论治全无章法,却"以古圣之法为卑鄙不足道,又不能指出病名,惟以阳虚阴虚、肝气肾弱等套语概之,专用温补,以致外邪入里,驯至不救";"不论何病,总以几味温补投之,愈则以为己功,死则以为病本不治,毫无转计,此则误尽天下而终身不自知也"。还有些医生学问稍好,但胸无定见,治病时最初虽能用切近之药一二剂,但没有看到明显效果后,就转为温补。"不思病之中人,愈必有渐,不可因无速效而即换方也。况所服之方,或未尽善,不思即于前方损益万妥,而遽求变法,又不肯先用轻淡之剂探测病情,专取性雄力厚之品,大反前辙,必至害不旋踵。总由胸无定见之故。"② 迎合患者。一些医生迫于患者及家属的压力,更是为了减轻自己的责任,给患者开出不对病症的补药。如徐大椿所言:"或有稍识病之医,即欲对症拟方,迫于此等危言,亦战战兢兢,择至补之药,以顺其意,既可取容,更可免谤,势使然也。"③ 医德缺失。一些医生品质低下,欺人图利,治病时"先以虚脱吓人,而后以补药媚人。浙江则六味、八味汤加人参、麦冬等药,江南则理中汤加附、桂、熟地、鹿茸、脐带等药",趋利忘义,罪不容诛。

3. 患者喜补而恶攻 当时社会上,患者及其家属、亲朋好友对温补治法普遍有错误认识,认为温补药是药物中的好药,而补法是最好的治病方法,这种错误认识对当时温补成习之风起到了推波助澜的作用。徐大椿对其曾有入木三分的描述,"于是人人习闻,以为我等不怕病死,只怕虚死。加以服补而死,犹恨补之不早、补之不重,并自恨服人参无力,以致不救。医者虚脱之言,真有先见之明,毫无疑悔。若服他药而死,则亲戚朋友,群诟病家之重财不重命,死者亦目不能瞑。医者之罪,竟不胜诛矣!所以病人向医者述病,必自谓极虚,而旁人代为述病,亦共指为极虚,唯恐医者稍用攻削之剂,以致不起。"因此,当时的患者和家属及亲朋好友都以医生用温补药治病为高,若医生诊治疾病用补药,即使是补死也死而无憾。他们却不知道,药物之用不在补泻,能对证治病的药才是好药。社会上的这种误解给医生治病带来了很大的压力。

二、辨证论治而慎补

基于以上三个方面的原因,当时医学界滥用温补的现象非常严重。许多医生,不论病种,不管性别,不问老幼,不加辨证,见病则专用温补,因此而枉死之人数不胜数。

1. 遵古治风当拒补　《洄溪医案·中风》中记载:葑门金姓,早立门首,卒遇恶风,口眼㖞斜,噤不能言。时医用人参、桂、附诸品。徐大椿诊察患者,其形如尸,面赤气粗,目瞪脉大,诊为实证。处以祛风消痰清火之剂,并曰:与其误药以死,莫若服此三剂,醒而能食,不服药可也。果服三剂而起,唯腿膝未健,手臂犹麻,为立膏方而痊愈。徐大椿指出:风入经络、痰火充实之中风,"正《内经》所谓虚邪贼风也,以辛热刚燥治之固非,以补阴滋腻治之亦谬,治以辛凉,佐以甘温,《内经》有明训也"。

徐大椿认为,中风一病实证多而虚证少,临证当首辨虚实,用药最忌一味呆补。他治疗中风病,首当祛风消痰。北方人多属寒,宜辅以散寒;南方人多属火,宜辅以清火。而后再调气血,使经脉渐通,并以续命汤为主方随症加减治疗中风,同时提出古方中仲景侯氏黑散、风引汤、防己地黄汤等可酌情使用。徐氏特别强调:"治病之法,凡久病属虚,骤病属实。所谓虚者,谓正虚也。所谓实者,谓邪实也。中风乃急暴之症,其为实邪无疑,天下未有行动如常,忽然大虚而昏仆者,岂可不以实邪治之哉?其中或有属阴虚、阳虚,感热、感寒之别,则于治风方中,随所现之症加减之。"

时医治中风无不用人参、熟地、肉桂、附子等温热滋补之品,以为此是治风证不桃之方,从而将风火痰气全部补住,导致重病必死,轻病则不死不生,唯日服人参以破其家而恋其命。《慎疾刍言》曰:"余每年见中风之症,不下数十人,遵古治法,十愈八九,服温补药者,百无一愈,未甚服补药者,尚可挽回;其不能全愈,或真不治者,不过十之一二耳!奈何一患此症,遂甘心永为废人,旁人亦视为必不起之症,医者亦惟令多服重价之药,使之直得一死而可无遗憾,岂不怪哉。"

2. 痧暑夹食不可补 《洄溪医案·暑》中记载:郡中友人蒋奕兰,气体壮健,暑月于亲戚家祝寿,吃汤饼过多,回至阊门,又触臭秽,痧暑夹食,身热闷乱。延医治之,告以故,勉用轻药一剂,亦未能中病也。明日复诊曰:服清理而不愈,则必虚矣,即用参附。是夕烦躁发昏,四肢厥冷。复延名医治之,曰:此虚极矣。更重用参附,明日热冒昏厥而毙。

徐大椿指出,中暑若见脉微少气,烦渴燥热,甚则手足反冷,汗出不止者,乃气分热盛、气阴两伤之证,人参白虎汤主之;若见身热、腹痛、胀满、呕吐、泻痢、厥冷者,为热霍乱,人参断不可用,当用香薷饮、藿香正气散主之;若属寒邪入阴之寒霍乱,理中汤、大顺散主之。但有昏昧之人,以大顺散治暑热之霍乱,以示奇异,导致患者死亡,而医者仍不自知。如其所言:"其死也,宛转呼号,唇焦舌裂,七窍见血。热归于内,则手足反冷,而脉微欲绝,所谓热深厥亦深也。乃病者医者,不知此理,以为服热药而更冷,其为阴症无疑。故目睹其惨死而无所悔,以后复治他人,热药更加重矣。与治暑热痢者之用四逆汤,其害正同。举世尽以为必当如此,虽言不信也。"徐氏特别强调:"理中丸是治寒霍乱之方,百不得一者也。误用者,害不旋踵。"

徐大椿面对好友蒋奕兰患"痧暑夹食"之实证,一再为庸医滥用温补所害,目击神伤,痛心疾首地感慨:"因念如此死者,遍地皆然,此风何时得息?又伤亲故多遭此祸,归而作《慎疾刍言》,刻印万册,广送诸人,冀世人之或悟也。"可见当时的滥用温补之风是何等盛行,又有多少患者死于此等庸医之手。

3. 暑毒痢疾应忌补 《洄溪医案·痢》记载:崇明施姓之子患暑毒血痢,昼夜百余行,痛苦欲绝。徐大椿诊为热毒蕴结,治以黄连、阿胶等药,一服而去十之七八。患者次日即神清气爽,面有喜色。徐大椿有事归家,因风潮三日后乃得往诊,病者怒目视之。问以安否?厉声而对曰:用得好药,病益重矣。徐大椿心疑之，问其父曾服他人药否？隐而不言。徐大椿甚疑之，辞出。有二医者入门，因托雨亭访其故，其父因大椿不至，延郡中名医，仍进以人参、干姜等药，给病者曰：视汝脉者此地名医，而药则用徐先生方也。服药之后痛愈剧，痢益增，口干如出火，欲啖西瓜。医者云：痢疾吃西瓜必死。欲求凉水，尤禁不与。因给其童取井水漱口，夺盆中水饮其半，呼号两日而死。诚如徐大椿所言："近日治暑痢者，皆用《伤寒论》中治阴寒入脏之寒痢法，以理中汤加减，无不腐脏惨死，甚至有七窍流血者，而医家病家视为一定治法，死者接踵，全不知悔，最可哀也。"

徐大椿强调辨治痢疾，首要分明阴寒、暑毒。若伤寒传入阴经，见下利清谷、脉微厥冷，则为阴寒痢，非人参、附子、干姜不治，但患此者绝少；若夏秋之月，暑邪入腑、脓血无度，为暑毒痢，宜用仲景之黄芩汤为主加减治疗。当下庸医常用温补之药以治暑毒痢，致使患者饱受折磨而死，如徐氏所云："今乃以暑毒热痢，俱用附、桂、姜、茸，始则目赤舌焦，号痛欲绝，其色或变如豆汁，或如败肝，热深厥深，手足逆冷，不知其为热厥，反信为真寒，益加桂、附，以至胃烂肠裂，哀号宛转，如受炮烙之刑而死。我见甚多，唯有对之流涕。"

4. 治嗽宜降不宜补　徐大椿认为治疗咳嗽宜降不宜补。他告诫后人："咳嗽由于风寒入肺，肺为娇脏，一味误投，即能受害。若用熟地、麦冬、萸肉、五味等滋腻酸敛之品，补住外邪，必至咯血、失音、喉癣、肛痛、喘急、寒热，近者半年，远者三年，无有不死……故今之吐血而成痨者，大半皆由咳嗽而误服补药所致也。"徐氏治咳嗽多用清降之法，同时指出五味子合干姜用于治风寒咳嗽，对风火咳嗽不宜；桔梗升提，服用后往往导致气逆痰升，故治嗽不宜。他反复强调："凡用药当深知其性而屡试屡验，方可对病施治，无容冒昧也。"

此外，当时医界对老年病、妇科病、外科病的诊治同样存在不辨病辨证而妄治之流弊，将温补作为常规治疗方法。徐大椿在《慎疾刍言》中对此一一提出了尖锐的批评，此不赘述。

三、小　结

徐大椿慎用温补的学术思想反映了他对一个大医的基本要求：除具有高尚医德外，临证时还要辨病辨证，据证施治，灵活机变，不能拘于温补一法。

达此境界,必须博览群书,精心临证,时时自考,以求学问日进,所谓"一切道术,必有本源,未有目不睹汉唐以前之书,徒记时尚之药数种,而可为医者。今将学医必读之书并读法开列于下,果能专心体察,则胸有定见。然后将后世之书,遍观博览,自能辨其是非,取其长而去其短矣"。徐大椿治病,洞察入微,辨证精细,立法严谨,用方中肯,治法多样,值得学习和借鉴。

（《江西中医学院学报》，2013 年第 25 卷第 3 期）

徐灵胎重阴精学术思想初探

湖南省中医药研究院　　杨运高

清代医家徐灵胎,是一位著名的理论家和临床家。其在临证中颇重元气和阴精,给人耳目一新之感。兹根据学习体会,对其重阴精的学术观点作一初步探讨。

一、针砭温补之流弊

清初受明末温补学派的影响,医者滥用温补已成风气,每病都以"邪之所凑,其气必虚"而施以六味、八味等,形成了执一二温补方剂而通治百病的流弊。针对这种严重阻碍医学发展的错误倾向,徐氏据理力争。他在《医学源流论·中风论》中从理论角度阐明了攻与补的辩证关系,指出纯用温补以治病是"助盗矣",所谓"邪之所凑,其气必虚,故补正即所以驱邪,此大谬也。惟其正虚而邪凑,尤当急驱其邪以卫其正。若更补其邪气,则正气益不能支矣。即使正气全虚,不能托邪于外,亦宜于驱风药中,少加扶正之品,以助驱邪之力,从未有纯用温补者"。其次,徐氏以参附为例,指出滥用温补的弊端。如里实证服用清里药后,效尚未显,误以为虚寒,进参附则热冒昏厥;邪留于上焦,呃逆不止,用参附则呃益甚;崩漏证而非虚寒者,服参附则病益剧;痰火上逆，不思饮食者，久服参附助火以腐食，初则食欲增加，看似病情向愈，终至吐血而亡。因此徐氏多次告诫：参附一类温补药，可助火助痰留邪，即使使用得当，亦只可短暂使用而不可久用。若误用久用，则孤阳独旺而阴愈耗，阴阳离决而死。此外，徐氏还对温补派的代表人物李东垣、赵养葵等人的观点进行了激烈批评，尤其是对赵养葵的《医贯》抨击尤力。徐氏的言行尽管过激，有的地方甚至矫枉过正，但客观地说来，对给这场温补风降温、促进温病学的形成起了不可磨灭的作用。从医学史角度来看，对明以来温补风盛行深感不满、呼声最大者，非徐灵胎莫属。

二、强调脾胃分治，重视滋养胃阴

自李东垣温补脾胃法问世以来，医界治脾胃病多宗之，补中益气汤、调中益气汤、升阳益胃汤等方剂临床常常用到。然李氏治脾胃，在当时多为饮食劳倦而起，所用之法亦以补脾燥湿、升清降浊为主。名为补脾胃，实际只是补脾为主。稍前于徐灵胎的清代名医叶天士对这种情况已经大为不满，他说："仲景有急下存阴之法，其治在胃。东垣有补气升阳之法，其治在脾。""太阴湿土得阳始运，阳明阳土得阴自安。以脾喜刚燥，胃喜柔润。"于是用香燥以治脾阳虚，用清补以治胃阴虚，进一步形成了脾胃分治学说。徐氏对此十分赞赏，他在《徐批临证指南医案·脾胃门》中说注："此篇治法，独得真传。"又说："名言至论，深得《内经》之旨。此老必有传授其学，不尔，未能如此深造也。"叶天士的脾胃分治——重养胃阴学术思想的流传与徐氏的进一步强调和发展是分不开的。雍正十年（1732），昆山瘟疫大流行，死亡者数千人，时医皆以香燥升提之药治之，枉死者颇多。徐氏用鲜菖蒲、泽兰叶、薄荷、青蒿、芦根、茅根等药，兼用辟邪解毒丸散进之，治疗27人竟愈24人，可见疗效之高。其中值得注意的是，清热生津益胃阴药与解毒辟秽之品联用，给瘟疫的治疗开辟了一条新路。王孟英批注曰："一经化热，即宜清解。温升之药，咸在禁例。"再如徐氏对暑热的治疗往往是标证过后，用滋养胃阴药治本善后。芦墟连耕石暑热坏证案，脉微欲绝，遗尿谵语，寻衣摸床，此阳越之证，急予参附加童便饮之，以回阳固脱。醒后，徐氏谓之曰："阳已回，火复炽，阴欲竭矣。附子入咽即危，命以西瓜啖之。"日啖西瓜数枚，更饮以清暑养胃而愈。洞庭后山席姓患者，暑邪内结，厥逆如尸，先以紫金锭磨服，后用西瓜、芦根、萝卜、甘蔗打汁，时时灌之，一日二夜纳二大碗而渐苏。东山席士俊暑邪热呃，医者以为坏证不治，进以参附等药，呃益甚。徐氏力排众议，令食西瓜，呃渐止，进以清降之药，二剂而诸病渐愈。徐氏的这种养胃阴思想，无疑给了编辑《洄溪医案》的王孟英以莫大的启发，其治疗暑热的名方清暑益气汤中就配伍了西瓜翠衣、石斛、麦冬等养阴生津之品，这也是王氏清暑益气汤问世后逐渐取代了东垣清暑益气汤的原因。

三、慎用温燥，以防伤阴

徐氏对朱丹溪"阴常不足，阳常有余"的观点基本是赞同的。他在《慎疾刍言·老人》中论述老年人的生理、病理及治法时指出："能长年者，必有独盛之处。阳独盛者，当补其阴；阴独盛者，当益其阳。然阴盛者十之一二，阳盛者十之八九……故治老者，断勿用辛热之药，竭其阴气，助其阳亢。"其实徐氏不仅在治老年患者中慎用温燥之品，就是在一般的疾病治疗中也是如此，如前面提到的参附滥用的弊端也说明了这个问题。徐氏一生喜用祛邪之法，认为"驱邪之法，惟发表攻里二端而已"。但于发表一法，"后世不知，凡用发汗之方，每专用厚朴、葛根、羌活、白芷、苍术、豆蔻等温燥之药"，所以又在《医学源流论》中专作《发汗不可燥药论》一篇来强调这个问题。徐氏认为外感病中使用温燥之品，"即使其人津液不亏，内既为风火所熬，又复为燥药而燥，则汗从何生？汗不能生，则邪无所附而出，不但不出邪气，反为燥药鼓动，益复横肆，与正气相乱，邪火四布，津液益伤"。另外，徐氏还非常注意对使用温燥之药不当所致变证的治疗，在《洄溪医案》中颇多此类记载。如洞庭卜夫人患寒疾，有名医进以参附，日以为常，服附子数十斤，而寒愈剧。徐氏用芦根数两，煎清凉疏散之药饮之，三剂而去火，十剂而减衣，常服养阴之品而身温。再如嘉兴朱宗周，本为阳盛阴亏之体，又兼痰凝气逆，医者治以温补，遂致胸膈痞塞、阳痿不举。徐氏谓此为肝肾双实证，先用清润之品加石膏以降其逆气；再以消痰开胃之药，涤其中宫，更以滋肾强阴之味镇其元气。于是阳事得通，年余后得子。自此一切尚好，惟觉周身火太旺，以养阴清火膏丸常服之而善后。王孟英学习其治法，亦治一例类似患者，收到良效，并将此案附于徐氏医案之下。可见徐氏对滋阴法的运用确有独到之处，行之有效，能给人以深刻的启迪。

（《四川中医》，1991 年第 4 期）

徐灵胎"主病主方主药"医学思想探究

安徽中医药大学　　丁　晶　袁　静

　　徐大椿始习举子业，后改治医，为清雍乾年间医学家，集有《徐氏医书八种》传世。徐灵胎临床灵活运用理法方药，提出"主病主方主药"，认为医者当审证求因，勤求古训，"必博考群方，深明经络，实指此病何名，古人以何方主治，而随症加减"。笔者现从医学背景、基本内容以及临床意义对徐灵胎"主病主方主药"医学思想进行探究。

一、"主病主方主药"医学思想的提出背景

　　乾隆年间江浙地区俗医辨证不明，不切病机组方，风尚温补。《慎疾刍言·补剂》记载："今则以古圣之法为卑鄙不足道，又不能指出病名，惟以阳虚阴虚、肝肾气弱等套语概之，专用温补，以致外邪入里，驯至不救。"结果多致延误、加重患者病情。在徐灵胎看来，滥用温补的根本原因是俗医功底鄙薄，不思进学，临证不辨病因病机，不论何病，总以几味温补药物治疗，"愈则以为己功，死则以为病本不治，毫无转计"。为纠正时弊，徐灵胎撰《医贯砭》批驳赵献可"专恃一八味丸治五脏六腑之病"，并且基于临床提出"主病主方主药"的医学思想，认为"病之各有定名，方之各有法度，药之各有专能"，医者当辨病名，审病因，遵古方，明加减。

二、"主病主方主药"医学思想的基本内容

　　1. "主病"含义　在当时风尚温补医学背景下，徐氏强调"主病"，认为医

者诊断疾病当根据客观的特征性症状或是症状组,同时适当考虑患者自身的主观感受。

徐灵胎在诊断过程中强调依据具体症状进行"主病"的判断。"症者,病之发现者也。"人体受病各有部位,可以根据特征性症状诊断疾病。"其病之情状,必有凿凿可征者。如怔忡、惊悸为心之病,泄泻、膜胀为肠胃之病,此易知者。"如若病家病症多样,纷繁杂乱,则可以根据症状组进行判断。"凡病之总者谓之病,而一病必有数症。"这样有利于医者明确主病及兼有症状。"如太阳伤风,是病也;其恶风身热,自汗头痛,是症也。合之而成其为太阳病,此乃太阳病之症也。若太阳病,而又兼泄泻、不寐、心烦、痞闷,则又为太阳病之兼症矣。"

徐灵胎临床诊断在强调客观病症表现的同时,也同样重视患者的主观感觉。徐灵胎根据中医学传统的疾病命名方法提出"凡人之所苦谓之病",应当根据病家所苦、所便,区别病情性质,明确疾病诊断。患者痛苦的感觉往往先于器质性病变出现。患者自我痛苦体会最深,病情资料最真实、准确。临床真假寒热尤当重视病家自我感觉。"如身大热而反欲热饮,则假热而真寒也;身寒战而反欲寒饮,是假寒而真热也。"

2. "主方"含义 徐灵胎提出"一病必有一方,专治者名曰主方"。"主方"非是执一成方以治百病,而是明一治法随证加减。"审其经络藏府受病之处,及七情六气相感之因。与夫内外分合气血聚散之形,必有凿凿可征者,而后立为治法。或先或后,或并或分,或上或下,或前或后,取药极当,立方极正。"故而徐氏在其遗作《洄溪医案》中,多数医案不列具体方药,只讲治法。其中深意,我辈自当考求。主方是随主病而确立,立方之法必切中病源而后定,以求一剂病安。若仅一二病症,则以单方治疗,药专力厚,自有奇效。若病兼数症,当合数药成方,纠草木偏性,养生祛病。

在临床方剂的选择上,徐灵胎深崇仲景,认为《金匮要略》所载方剂是上古圣人汤液治病之法,"真乃医方之经也",用之得当,验效如神。"其思远,其义精,味不过三四,而其用变化不穷。"《洄溪医案》记载徐灵胎治苏州倪某伤寒失下,症见"昏不知人,气喘舌焦",徐灵胎用大承气汤原方救治,效果显著。

3. "主药"的含义 "一病必有主方,一方必有主药。"一药有一药之性情功效。徐灵胎认识到药有专能，性同用异。"如柴胡治寒热往来，能愈少阳之病；桂枝治畏寒发热，能愈太阳之病；葛根治肢体大热，能愈阳明之病。盖其止寒热，已畏寒，除大热，此乃柴胡、桂枝、葛根专长之事。"临证施治过程中，在不同的组方条件下，选择适宜的药物，对疾病治疗有着重要的参考意义。如徐灵胎用白茅根治淮安程春谷肠红，程某因肠红下血晕倒不知人，急用人参、附子，后则人参、附子不断，偶尔间断则手足如冰，语言无力。徐灵胎用白茅根四两作汤，兼数品清凉平淡之药。程某服一剂得寝，二剂手足温，三剂起坐不眩。徐灵胎分析该案，认为"白茅根交春透发，能引阳气达于四肢，又能养血清火，用之，使平日所服参附之力皆达于外，自能手足温而卧矣"。

药性固是选择药物的重要参考因素，但徐灵胎也强调药物的特殊用法。"盖古人用药之法，并不专取其寒热温凉补泻之性也。或取其气，或取其味，或取其色，或取其形，或取其所生之方，或取其嗜好之偏。其药似与病情之寒热温凉补泻若不相关，而投之反有神效。"如在《临证指南医案》徐灵胎评本中，徐灵胎于疫病一节明确强调"若疠疫则一时传染恶毒，非用通灵金石之品，虔制数种，随症施用，不能奏效也"。

4. "主病主方主药"的综合含义 "主病主方主药"实质上是医者具体施治时的临床思维过程。医者当识别病名，审证求因，确立治法，选择方药。病、方、症、药相对，以求一剂病愈。医者不应用阳虚阴虚、肝肾气弱等套语概括病情，不切病机组方，专用温补。"故治病者，必先分经络脏腑之所在，而又知其七情六淫所受何因，然后择何经何脏对病之药，本于古圣何方之法分毫不爽，而后治之，自然一剂而即见效矣。"

三、"主病主方主药"思想的临床意义

1. 审证求因，明了转归 人身患病，不外内伤外感，七情六淫。医者应该诊察病家具体病症，推断致病原因，明确疾病转归，做到心中明了病情，可以指出疾病因何而始，病在何脏何腑、何经何络，在何种情况下疾病会加重、减轻，疾病因何而始，用何种治法可以治疗。在对疾病有充分了解的基础上，医者当判断病情轻重缓急，推断疾病传变，保全元气，托邪于外。若疾病深痼，应"必当遍考此病之种类，与夫致病之根源，及变迁之情状，并询其

历来服药之误否,然后广求古今以来治此症之方,选择其内外种种治法,次第施之"。

2. 有方有药,精当周详 在识别病症、确立治法之后,医者当思求精当,有方有药,于病源立方治疗,于兼症选药缓解,在主方确立前提下酌量加减,不可一味对症治疗,遇一症即增一药。"内外上下无一不病,则当求其因何而起,先于诸症中择最甚者为主。而其余症,每症加专治之药一二味以成方,则一剂而诸症皆备。"医者当对方药有充分的理解、认知,调剂药物偏性,以免药性偏而不醇,专而无制。配伍是否得当直接影响疗效。医生绝对不可以临证胸无定见,袭用成方。"闻某方可以治某病,不论其因之异同,症之出入,而冒昧施治。"

3. 用药无忌,慎用温补 有病则病当之,立方用药当惟病是求。在明确诊断的基础上,医者不应因药物峻猛踌躇束手,不敢用药。若病情迁延日久,累及全身,反致不治。"若夫一人之身,无处不病,则以何者为驱病之本,而复其元气乎?"《洄溪医案》记载松江王孝贤夫人体弱而素有血证,因感冒变成痰喘,不能着枕。徐灵胎认为不应因素体虚弱避用麻黄、桂枝,当用小青龙汤"急则治标,若更喘数日,则立毙矣。且治其新病,愈后再治其本病可也"。然后以消痰润肺养阴开胃之方调治。

当时江浙风行温补,"若趋时之辈,竟以人参、附子、干姜、苍术、鹿茸、熟地等峻补辛热之品,不论伤寒暑湿,惟此数种轮流转换,以成一方,种种与病相反,每试必杀人"。徐灵胎痛心疾首,针对性提出:"人参、桂、附,何尝不用,必实见其有寒象而后可加。然尤宜于西北人,若东南人则当详审,勿轻试。"徐灵胎主张"要知一病有一病之方,岂无对病平和之药",认为临证当尽可能选择平和纯粹的方药。

四、结 语

针对风尚温补的时弊,徐灵胎基于临床提出了"主病、主方、主药"的医学思想,明确医者具体施治时的临床思维过程。医者当充分考虑患者感受,根据特征性症状或是症状组明确诊断疾病,明了疾病转归、愈后,根据患者病情确立治法,依照治法选择经典方剂,在明确诊断的基础上不应因药物峻猛踌踬束手，不敢用药，宜精当加减药物，同时也应考虑到药物的特殊作用。"主病、主方、主药"医学思想在当今中医的诊法、治则、方药等多方面仍有重要的指导意义。

徐大椿论疾病的发生和传变

安徽中医学院　　　吴华强

清代名医徐大椿继承前贤，治学谨严，在临症和学习中善于思考，亲自验证，不断总结心得体会。其代表著作《医学源流论》遵古谈今，阐微探渊，在疾病的发生和发展变化方面颇多地发挥了自己的见解。笔者就此问题作一试析。

一、元气的衰少是疾病发生的根源

1. 精气是生命活动的物质基础　徐氏认为人体最宝贵的是元气，即精气。在生命过程中，元气由初生到壮盛，直至衰弱，正常者终身无病而尽其天年。若元气不足，则易招致病邪伤袭人身，所以固护元气则能防病。"予防之道，惟上工能虑在病前，不使其势已横而莫救，使元气克全，则自能托邪于外。"（《医学源流论》，下同）倘若邪势较甚，"则乘元气未动与之背城而一决"，说明鼓动元气，加强生命活力，不仅能御邪防病，而且能抗病胜邪。这种抗病能力是由作为生命活动基础的精气产生的，它来源于先天与后天。因此，分而言之，"人之病，有由乎先天者，有由乎后天者"。合而言之，先后天精气作为物质基础而构成了人体，但由于物质基础的量和质的差异，导致了不同的个体素质。徐氏认识到这一点，指出人群当中"气体有强弱，质性有阴阳，生长有南北，性情有刚柔，筋骨有坚脆，肢体有劳逸，年力有老少，奉养有膏粱藜霪之殊,心境有忧劳和乐之别"。通过罗列,从而进一步说明即使在同一病邪作用下,由于人的"气体迥乎相反",所发病也表现不一。

2. 内环境稳定的重要性 徐氏分析真元之气时说:"五脏有五脏之真精,此元气之分体也。而其根本所在,即《道经》所谓丹田,《难经》所谓命门,《内经》所谓七节之旁中有小心。"因此在人体的内环境中,真元气是个整体,在其统一支配、统帅和调节之下,各个部分发挥各自功能。整体与局部的协调是保障内环境稳定的重要方面。例如以心与肾的关系来说,"心火为火中之火,肾火为水中之火,肾火守于下,心火守于上,而三焦为火之道路,能引二火相交。心火动而肾中之浮火亦随之,肾火动而心中之浮火亦随之"。可见整体与局部、局部与局部的失调,即能导致人体内环境的紊乱,易于发病。显然这种时候是十分容易遭受外界致病因素侵袭的。譬如痘疹一病,"痘疹之源藏于脏腑骨脉,而发于天时",即是指出其本在于"渣滓未融之处伏于脏腑骨脉之中",而当"天地寒暑阴阳之气渗戾日积,与人身之脏腑气血相应,则其毒随之而越"。徐氏在强调内环境稳定的同时,也启示了外来致病因子在发病中所起的作用。

二、致病因子是发病的重要因素

1. 病因繁多 气候的异常变化是产生各种致病因子的重要条件。对于带有普遍指导意义的"司天运气之说",徐氏认为"当时圣人不过言天地之气运行旋转如此"。又说:"司天运气之说,黄帝不过言天人相应之理。"因而他重点强调不能拘于"何气司天,则生何病",反与《内经》之旨意相背悖,必察是年岁气胜与不胜,灵活掌握,"不可划一"。这正说明他在实践过程中已充分认识到产生疾病的原因是复杂的,不仅多样,而且多变。六淫、七情、劳伤、食虫痰瘀等均能致病,属性各异的致病因子使临床表现显示出多种多样的特点。如最常见的身热一症,就"有风,有寒,有痰,有食,有阴虚火升,有郁怒忧思、劳怯虫疰"等的不同。

2. 病位广泛 各种病因作用于人体的不同部位则会发生不同的疾病。大而言之,人体有上下表里等不同部位。但从生理及解剖来看,"邪之伤人,或在皮肉,或在筋骨,或在脏腑,或在经络"。根据临床反应的不一,他批评那种认识病位仅囿于经络的偏见，因为只有认识到病位的广泛存在和病因的复杂多变，才有利于剖析临床中错综繁杂的病理表现。

总结上述两个方面，徐氏认识到疾病的发生是致病因子作用于人体的病理反应和结果，因而绝不能只孤立地看到元气或病邪的某一个方面。对于这一点，他在临床的复杂病变诊治过程中体会更深，作了反复的论述。总括起来，有三个方面：

（1）分主次：一身有数病必有主病，一病有数症必有主症，抓住疾病发生的主要矛盾是很重要的。他在《病症不同论》中列举太阳病的兼证和疟病的兼证等以示不可胜数的临床见证。

（2）知常变：在统一的机体中，邪气中人，某部所产生的病理反应常常有与邪气特性不相一致的特殊情况出现，甚至一反常态。"如冒寒之病反身热而恶热，伤暑之病反身寒而恶寒，本伤食也而反易饥能食，本伤饮也而反大渴口干"等，这都得从机体素质及感邪的性质与轻重来详加分析，"非一端所能尽"。

（3）测真假：《寒热虚实真假论》中指出在复杂的病情中常常可以出现真假混淆的现象，判断孰真孰假，更需要我们从多方面进行综合分析才是。

三、由浅入深是疾病传变的基本形式

1. 肺卫居表　外感邪气以风为首领，侵犯人体首先由皮毛入肺，继而不断传变。"伤风之疾由皮毛以入于肺，肺为娇脏，寒热皆所不宜。太寒则邪气凝而不出，太热则火烁金而动血，太润则生痰饮，太燥则耗精液，太泄则汗出而阳虚，太涩则气闭而郁结。"因而这种"微疾"常常导致各种血证、肺痿、喘哮、怯弱、痨病等。由此可见，在外邪侵犯，病变由浅入深的发展过程中，肺卫皮毛是人体的第一道防线。

2. 经络为通路　因为"经络贯乎脏腑之内，运乎躯壳之中，为之道路以传变周流者也"，所以疾病以"中于经络者易传"，入里则损伤脏腑。不过徐氏提出"惟皮肉筋骨之病不归经络者则不传，所谓躯壳之病也"。这种说法只能理解为轻浅之邪客于体表，未能内传深入而已。因为皮肉筋骨也是有络脉广为连贯的，只是中于此处络脉的邪气不从经络"归"入于里罢了。

3. 传变方式和原因　"病有一定之传变，有无定之传变。"一定者指按五行生克和六经循序而进，如肝传脾、太阳传阳明之类，这是一般病理情况下的常见传变。但在许多情况下，传变是不定的，临床中大量的复杂病变均属此类。引起传变的原因有正虚、调理不当、重感外邪等，如《病情传变论》中指出："或其人本体先有受伤之处，或天时不和又感时行之气，或调理失宜，更生他病。"此外，又指出因药误所引起的传变也是屡见不鲜的。总之是由于"病势之盛而必传"。

四、脏气的盛衰决定病变的预后

1. 正气存亡为预后的纲领　徐灵胎明确指出："故诊病决死生者，不视病之轻重，而视元气存亡，则百不失一矣。"在这一纲领指导下，他又进一步解释："若元气不伤，虽病甚不死，元气或防，虽病轻亦死。而其中又有辨焉，有先伤元气而病者，此不可治者也；有因病而伤元气者，此不可不予防者也。"所以从整个病变发展趋势来看，病之初，病位浅，未传变者预后良好。因为元气受损不重，故"在经络者易治，在脏腑者难治，且多死"。因而判断复杂病变的预后必须准确衡量元气盛衰的情况，不要为假象所惑，至于"病象甚轻而能决其必死，病势甚重而能断其必生"，以及"更有病已愈而不久必死者"，俱是从真元气能否复得安谧而鉴别的。

2. 部分脏绝的预后意义　在疾病趋向恶化时，常常是部分脏腑首先受到戕伤，表现为本脏精气亡绝的现象。如："心绝则昏昧不知世事，肝绝则喜怒无节，肾绝则阳道萎缩，脾绝则食入不化，肺绝则气促声哑。"这种脏腑生理功能的极度衰退，提示了预后的凶恶。其中尤以肺绝"死期尤促"，因为其他脏腑均赖以肺气的布化温养。所以徐氏提出一旦病变到最后关头，必须细察诸脏之危绝的程度是否严重，牵连受损的脏腑范围是否广泛，并参合后天饮食能否摄纳来判断吉凶。即使对卒者亦同以此理，如因外邪或痰涎卒闭气道者，经良医诊治得当，尚可救危；如在脏绝的基础上，加上其他诱因而卒死者，却是不可救药了。

疾病的发生与变化是致病因子作用于特定机体后所反映出的病理现象，所以徐大椿立足于机体特性和致病因素两个方面来分析和认识疾病是正确的。但由于受到封建思想的影响,他在崇古的基础上毫不批判地认为鬼神所凭是疾病发生的原因之一,心神不足亦是"暴遇神鬼,适逢冤谴"所致。同时,徐氏又提出"病随国运"之说,大赞清朝运当极隆,故五行中惟火独盛,病变皆属阳盛上越,尤为荒诞晦涩。这些,使其学术思想受到很大的历史局限,逊色不少。

（《中医药学报》,1984 年第 2 期）

"病随国运论"的思想内涵及现代意义探讨

山西中医学院　　　张永红　郭彩云　陶功定
湖北中医药大学　　　王　平

"病随国运论"由清代医家徐灵胎在其著作《医学源流论》中提出,意指随着社会的变迁,疾病的发生发展及诊疗也发生着相应的变动。这一思想并非源自徐灵胎,而是在早于其 2 000 多年前的《内经》中就有较详细的记载,如"从容人事,以明经道","圣人之为道也,上合于天,下合于地,中合于人事",以及医生临证时应"入国问俗,入家问讳,上堂问礼,临病人问所便"等。可惜这一思想却一直未被医家所重视,医生在治疗疾病时仍然没有避免"见病不见人"的弊端。伴随着人类生活越来越社会化的进程,以及疾病谱和死亡谱的改变,这一观点才逐步被大家所接受,并受到越来越多的关注。近年来随着社会的发展变迁,一些烈性传染病得到了有效控制,取而代之的则是心脏病、脑血管病、恶性肿瘤和意外伤害等疾病占据了主要位置。引发这些慢性非传染性疾病的病因复杂,但都与遗传、生活方式、环境及卫生服务等多种因素密切相关,与社会、经济和文化等多种因素存在紧密联系。社会环境不断地优化,疾病谱也随之改变。故本人认为,将"病随国运论"思想与现代疾病谱和死亡谱的变化相结合,对今后医学的发展具有现实的指导意义。

一、"病随国运论"的思想内涵

"病随国运论"思想的理论源自中医学经典著作《内经》,如在《素问·疏五过论》中说:"圣人之治病也,必知天地阴阳,四时经纪……从容人事,以明经道,贵富贫贱,各异品理。"以及《灵枢·顺逆肥瘦》篇云"圣人之为道也,上合于天,下合于地,中合于人事,必有明法,以起法度,法式检押,乃可后传焉"等。正是在这一思想的影响下,在历代医家主要学术思想的形成过程中,大都蕴涵着"病随国运论"的观点。但直至清代,徐灵胎在其著述的《医学源流论》中才明确地提出了"病随国运"四个字。

宋金时期《太平惠民和剂局方》(以下简称《局方》)盛行,但由于《局方》用药多偏温燥,故对于温热病人或阳盛阴虚的患者,不但于事无补,反因滥用而成弊,造成热病丛生。此种现象在北方更加明显,因为北方气候干燥,其人"禀赋多强,兼以饮食醇酿,久而蕴热",即使外感风寒往往也易化热生燥,运用《局方》只会贻误病情。另外,这一时期的医学界,因循守旧之风仍劲,一些人墨守《伤寒论》陈规,不问伤寒与温病,治辄投以辛温,每每贻误患者。除此之外,宋金之际,战乱频繁,社会动荡,生活不安定,加之天气炎热,致使瘟疫病不断流行,众医束手无策,亦非局方、经方所能奏效。面对这样的形势,刘完素在当时社会思想的冲击下,首先探讨解决这些疾病的新方法和新理论,形成了以火热为核心的学术观点,并以善于阐述火热病机、善治火热病证而著称于世。金元时期,中国北方战火连年,人民饱受饥饿、劳役、惊恐之苦,内伤病发生较多,并且魏晋以来至宋代,医家偏重于经方的收集与应用。在此背景下,张元素有感于当时医生执古方以疗今病的习俗,针对性提出"运气不济,古今异轨,古方今病不相随也",主张从实际出发,强调脏腑、寒热、虚实、辨证用药。李东垣所处年代也正值金元混战时期,人民疲于奔命,恐惧忧伤,饥困劳役,致损伤脾胃,所以他继承了张元素"古方今病不相能也"的革新思想和扶养脾胃的学术观点,从临床实践出发,提出了"内伤脾胃,百病由生"的观点。元代浙江地区,土地肥沃,气候适宜,暂时富足的人们酒肉炙煿、贪恋女色等,造成阴虚的疾病比比皆是。然而当时《局方》仍然盛行,医者滥用辛热燥烈药物造成伤阴劫液之弊相当普遍。丹溪目睹其状,潜心研究,著《局方发挥》，列举诸阴虚之证，误用辛热之害，所以在养生和治疗方面都体现了补阴的思想，对纠正时弊发挥了重要作用。不难看出，以上几位医家都是将当时的社会情况与疾病相联系才形成了自己的学术观点。

时至清代，医家徐大椿为了纠正当时某些医家滥用温补的时弊，在其著作《医学源流论》中通过分析张洁古、李东垣、朱丹溪等医家的主要学术思想与其各自所处的社会环境之间的关系，而提出"病随国运论"。其中写道："天地之气运，数百年一更易，而国家之气运亦应之。上古无论即以近代言，如宋之末造中原失陷，主弱臣弛。张洁古、李东垣辈立方，皆以补中宫、健脾胃，用刚燥扶阳之药为主。局方亦然。至于明季，主暗臣专，膏泽不下于民。故丹溪以下诸医，皆以补阴益下为主。至我本朝，运当极隆之会，圣圣相承，大权独揽，朝纲整肃，惠泽旁流，引阳盛于上之明征也。又冠饰朱缨，口燔烟草，五行惟火独旺。故其为病，属盛阳上越之症。数十年前，云间老医知此义者，往往专以芩、连、知、柏，挽回误投温补之人，应手奇效。此实与运气相符。近人不知此理，非惟不能随症施治，并执宁过温热、毋过寒冷之说。偏于温热，又多矫枉过正之论。如中暑一症，有伏阴在内者，当用大顺散、理中汤，此乃千中之一。今则不论何人，凡属中暑，皆用理中等汤。我目睹七窍皆裂而死者，不可胜数。至于托言祖述东垣，用苍术等燥药者，举国皆然。此等恶习，皆由不知天时国运之理误引旧说以害人也。故古人云，不知天地人者，不可以为医。"此文重在强调国运不同，病亦不同，即社会生态变迁与疾病发生发展有密切的联系；指出良医用药亦当随时而动，即医家在临证时应审证求因，制方遣药应谨守法度，切合实际。这样"病随国运"四个字不难解释为："病"指疾病、病因和诊疗；"国运"这里不仅是指国家的命运，更重要的是要表达某一特定时期、特定地域的社会环境；"随"指随着……而变动。疾病的发生发展和诊疗随着社会的变迁而变动，同时也影响着社会的发展变化，这本身就是一个动态的过程。

二、"病随国运论"思想与生态医学思想不谋而合

"生态"一词源于古希腊语，意思是指家或者我们的环境。简单地说，生态就是指一切生物的生存状态，以及它们之间和它们与环境之间环环相扣的

关系。也有学者认为生态一词本来的含义,是指一切生物在其生存竞争中达到某种相对平衡的自然存在状态。生态学是研究生物与环境相互关系的学科。笔者导师在其"大生态医学模式论"中认为人类生存环境包括自然环境和社会环境两方面。由此,生态也可分为自然生态和社会生态两方面。自然生态是我们大家所熟知的,而社会生态我们可以理解为文化传统、价值观念、生活方式、社会政治经济制度等非自然因素对人类生存状态所产生的影响。早在2 000多年前的《内经》中,虽然没有对生态医学问题进行专门的论述,但其理论体系中浸透着许多生态医学的思想理念,并贯穿于全书。其内容包括自然生态观和社会生态观两个方面。其中社会生态观体现于《灵枢·顺逆肥瘦》篇:"圣人之为道也,上合于天,下合于地,中合于人事,必有明法,以起法度,法式检押,乃可后传焉。""人事"即与人际关系相关的社会领域,"合于人事"说明《内经》也主张人们必须与社会和谐,并贯穿于医学理论与实践之中。《内经》社会生态观同时从政治与经济、意识与风俗、职业与劳动等方面阐述对疾病发生发展及诊疗的影响。

《内经》是中医学基本理论的重要奠基经典著作。从某种意义上讲,《内经》理论就是中医学理论。所以说在此理论上形成的中医各个学术流派及学术思想,都能在《内经》中找到其源头。徐灵胎所提出的"病随国运论"也并不例外。"病随国运论"通篇都在讲国运不同,即不同的社会环境下,由于社会政治经济制度不同,人们的生活方式、文化传统、思想、价值观念不同,易发生的疾病也不尽相同。所以医生在临证时应审症求因,治疗时也不应盲目崇古而运用古方,即如张元素所言"运气不济,古今异轨,古方今病不相也",这与《内经》中的社会生态观不谋而合。

三、"病随国运论"思想为今后医学发展提供新的思路

"病随国运论"思想为今后医学发展所提供的新思路,主要可以从以下三方面进行阐述。

1. 医学临床 著名医学家西格里斯(H. Sigerist,1892—1957)曾经说过:"与其说医学是一门自然科学,不如说它是一门社会科学……医学的目的

是社会的，它的目的不仅是治疗疾病，使某个有机体康复，它的目的是使人调整以适应他的环境。"在现代社会中，传染病、寄生虫病、营养缺乏症已不再是威胁生命和健康的主要疾病，而非传染性疾病如心血管病、脑血管病、恶性肿瘤、高血压等疾病越来越成为人们健康的主要威胁。有学者认为，引发疾病的最主要原因也由细菌、病毒等生物因素转变为人们不健康的生活方式，诸如心理紧张、精神颓废、吸毒、抽烟、酗酒、环境污染、交通事故、家庭纠纷、人口迁移等一系列社会因素。还有学者认为，经济的发展和工业化的进程使社会因素构成不断变化，某些危险因素增加了慢性病发生的相对危险度，如环境污染、高节奏的紧张生活和竞争机制所带来的心理负担，以及不良生活方式比例越来越高等，都增加了慢性非传染性疾病发生的相对危险度。所以，医生在治疗疾病时应充分考虑社会因素在疾病发生发展中的作用，将疾病放入人的生存环境（这里主要指社会环境）中考察，通过调节机体，使其与社会环境相适应，达到平衡、和谐的状态。

2. 医学教育　"病随国运论"对当前的高等医学教育改革必将产生有益的启示和推动作用。目前，医学教育只侧重于生物学方面的知识和技能的传授，而必要的社会人文科学知识仍然没有摆在适当的位置。因此医学教育界最现实的任务，就是要在医学思想和观念上有一个彻底的转变，采取切实措施，调整医学教育的结构和内容，纠正和补救实践医学中的偏差和弊端。

3. 医疗改革　我国医疗卫生体制改革，简称"医改"，始于 20 世纪 80 年代，但其现状却不尽如人意：一方面政府投入持续增加，医院趋于综合化，规模越来越大，昂贵的大型医疗仪器层出不穷，医务人员医疗水平不断提高，新的诊疗技术被不断运用；而另一方面个人负担的医疗费用持续增长，医患之间的矛盾日益尖锐，过度医疗愈演愈烈，"看病难、看病贵"的问题依然存在。我们在反思以往过错时，更应该做的是寻找一条新的出路。

徐灵胎在他所著"病随国运论"中指出，社会、国家、自然、疾病……都有着共同的规律，将医生看病类比于国家、社会的治理，并将医生的职责放大到国家、社会及人类生存环境中系统地考虑，即所谓"上医医国，医相同工。相之运筹帷幄，医之辨证论治""政法同治法"等。将这种思想与今后医疗改革相结合，不失为一种新的启示。

疾病谱和死亡谱的改变，使人们逐步认识到社会因素在疾病发生发展中的作用。这些社会因素涉及人们的生活水平和习惯、饮食结构和习惯、健康意识、社会机构设置、文化传统、自然环境等状况,仅凭医学的能力很难消除它们对健康的不良影响,只有依靠以非卫生部门的努力即政府行为为主,发挥各个非卫生部门的积极性和群众参与度(社会大卫生),才能从根本上加以解决。医学是社会化事业,承担着社会保健的功能。只有动员全社会参与,通过改善人们的道德、思想、价值观念、生活方式等社会因素,使人们与周围的社会环境相适应,才能最终使医学与社会都得以进步和发展。

综上,笔者认为"病随国运论"思想内涵丰富,是中医学生态思想中的一个重要分支,值得我们进一步探讨和研究。

(《光明中医》,2012 年第 27 卷第 5 期)

谈徐灵胎"用药如用兵论"兵法思想特色

广州中医药大学　　　李知行

自《孙子兵法》《三十六计》等军事作品相继问世后,兵法思想对医学领域也产生了广泛的影响。不少医家在研读《内经》《伤寒论》的基础上,结合兵法思想,在临床治病过程中取得一定的疗效,清代医家徐灵胎就是其中一人。徐氏注疏《伤寒论》,最为推崇柯琴,说:"注释者不下百家,唯《来苏集》为最。"而《伤寒来苏集》中也运用了不少兵法思想诠释《伤寒论》。徐氏继承前人思想,在《医学源流论》中列出"用药如用兵论"一篇,阐述自己在临床中的兵法思想特色,具体有以下几点。

一、良医良将,用药用兵

孙子曰:"兵者,国之大事,死生之地,存亡之道,不可不察也。"徐氏有鉴于此,把中药比喻成兵士,认为中药在治病过程中,如果运用得当,往往能屡起沉疴。正如兵士在打仗过程中，指挥合理，定能捷报连连。所以文中说到"故病之为患，小则耗精，大能伤命，隐然一敌国也"，而"选材必当，器械必良，克期不衍，布阵有方"。明白这样的道理，遣方用药之时，自能得心应手，运筹帷幄之中，决胜于千里之外。

治病用药犹如打仗用兵，然正如《孙子兵法·作战第二》云"故不尽知用兵之害者，则不能尽知用兵之利也"，故徐氏认为"兵之设也以除暴，不得已而后兴。药之设也以攻疾，亦不得已而后用，其道同也"。因此，他在《医学源流论》中提出"病有不必服药论"，他认为即使是甘草、人参之类的补益之药，误食也会得病。他还认为古人好服补益之药，一定会得到奇怪的疾病，就好像打仗好胜，攻伐无度，一定会劳民伤财。因此，用药得当，自能拯危救难，用不得法，则会助纣为虐，害人性命。

《孙子兵法·作战第二》云："故兵之将，民之司命。国家安危之主也。"医者遣方用药如将军调兵遣将，深谙用兵之法者，则能灵活运用，收事半功倍之功，临阵对敌，方能克敌制胜，化险为夷；不谙，则强敌当前，束手无策，一筹莫展，甚至坐以待毙。因此，徐氏认为"孙武子十三篇，治病之法尽矣"。可见，兵法思想在治病过程中的重要性。

二、知己知彼，治病如神

孙子曰："知己知彼，百战不殆；不知彼而知己，一胜一负；不知彼不知己，每战必败。"打仗如此，治病也如此。所以"用药如用兵论"中说到"以草木偏性，攻脏腑之偏胜，必能知彼知己，多方以制之，而后无丧身殒命之忧"。

知己就是要熟悉自己的特性，在治病过程中就是要熟悉中药的性味。《医学源流论·方药离合论》曰："得天地之气，成一物之性，各有功能，可以变易血气，以除疾病，此药之力也。""故方之既成，能使药各全其性，亦能使药各失其性。操纵之法，有大权焉。此方之妙也。"徐氏对"草木偏性"的理解可见一斑。此外，《医学源流论》中还列举了多篇关于药的文章，如"药石性同用异论""制药论""药性变迁论""药性专长论""煎药法论""服药法论"等。药石性同用异，"真知其功效之实，自能曲中病情，而得其力"；制药为了"欲其取利，而去其害，则用法以制之，则药性之偏者醇矣"；药性变迁在于"一则地气之殊,一则种类之异,一则天生与人力之异,一则名实之讹";深明药性专长,"然后奇症当前,皆有治法,变化无穷","煎药之法,最宜深讲,药之效不效,全在乎此","方虽中病,而服之不得其法,则非特无功,而反有害"。此番理论告诉人们,临证须了解方药性能,进退有度,用药须慎重考虑,不可孟浪,不然动辄得咎,贻害无穷。

知彼就是要了解对方的情况,在治病过程中就是要辨证论治。疾病变幻莫测,错综复杂,徐氏在《医学源流论》中就列出了"躯壳经络脏腑论""表里上下论""寒热虚实真假论""内伤外感论"等篇章来说明疾病的辨证有分经络脏腑,寒热虚实,内外真假,就像现代中医所说的八纲辨证、脏腑辨证和经络辨证。医者临证之时,除了掌握用药之理,还必须对患者明察秋毫,洞察先机,辨明症状,心中有数,方可药到病除。

医者做到知己知彼,方能在百病中每战皆胜。所以徐氏提醒后世之人,"学者必将《神农本草》字字求其精义之所在,而参以仲景诸方,则圣人之精理自能洞晓。而己之立方,亦必有奇思妙想,深入病机,而天下无难治之症也"(《医学源流论·药石性同用异论》)。

三、出奇制胜,综合治疗

《孙子兵法·九变第八》云:"故将通于九变之利者,知用兵矣;将不通九变之利,虽知地形,不能得地之利矣;治兵不知九变之术,虽知五利,不能得人之用矣。"行军打仗,除了熟读兵法,还要懂得灵活多变,所谓"兵不厌诈",贵在变化。徐氏在《医学源流论·出奇制胜论》提到:"天下之病,千绪万端,而我之设法亦千变万化。"具体体现在《医学源流论·用药如用兵论》中:"是故传经之邪,而先夺其未至,则所以断敌之要道也。横暴之疾,而急保其未病,则所以守我之岩疆也。挟宿食而病者,先除其食,则敌之资粮已焚。合旧疾而发者,必防其并,则敌之内应既绝……若夫虚邪之体攻不可过,本和平之药而以峻药补之,衰敝之日不可穷民力也。实邪之伤攻不可缓,用峻厉之药而以常药和之,富强之国可以振威武也。"由此可见病虽千般,治有千法,因势利导,三因制宜,定能左右逢源,立于不败之地。故清代著名文学家袁枚为之立传曰:"每视人疾,穿穴膏肓,能呼脏腑与之作语。其用药也,神施鬼设,斩关夺隘，如周亚夫之军从天而降，诸岐黄家，目瞠心骇，帖帖慑服，而卒莫测其所以然。"

徐氏不但对用药之变了如指掌，对于治疗方法的变化也是殊途同归的。因此，他在《医学源流论·汤药不足尽病论》中提到："《内经》治病之法，针灸为本，而佐以砭、熨浴、导引、按摩、酒醴等法。病各有宜，缺一不可。"医者懂得多种治疗方法，方能"以待一时之急用，视其病之所在，而委曲施治，则病无遁形"。假如墨守成规，死守药方，则"尽废圣人之良法，即使用药不误，而与病不相入，则终难取效"。故临床治病，重在变通，应因需要，择取良法，自能获得宏效，又何须感叹"医之所患，患道少"！

综上所述，徐灵胎作为医者，耕耘杏林，博览群书，又能于医理和兵法中，融会贯通，故艺精技绝。他论治疾病，不苟同流俗，在辨证施治基础上，糅合兵法思想，运用于临床，屡获奇效，既体现了中医治病的特色，也为中医临床思路另辟新径。在医学领域，他的理论和实践都充分体现出中国古代文化对中医学的影响，这一思想值得我们在当前的中医文化和中医发展战略的研究中加以借鉴。

（《吉林中医药》，2010 年第 30 卷第 6 期）

论徐灵胎"治病必分经络脏腑"思想及其在《洄溪医案》中的运用

浙江中医药大学　　　徐亚兰　鲍晓东

徐灵胎，即徐大椿，晚号洄溪老人，是清代著名医学家，治医五十余年，六十五岁著刻《医学源流论》。是书充分反映了灵胎的医学建树和学术思想，集中其毕生治医心得，为灵胎之力作，深为后世称道。其中有"治病必分经络脏腑论"篇，论述理明词确，详细阐明了"治病必分经络脏腑"思想。本文以《洄溪医案》中数病案为例阐述这一思想在其中的运用。

一、徐灵胎"治病必分经络脏腑"思想

灵胎曰："凡致病必有因,而受病之处各有部位。"而"欲知病之难易,先知病之深浅。欲知病之深浅,先知病之部位"。即治病必先审明病变部位之在何经何络、孰脏孰腑,然后用药施治。医者切不可不究病之所在,惟辨阴阳虚实而漫然治之。若漫然投以攻补寒热,则"此之寒热非彼之寒热,此之痛痒非彼之痛痒,病之所在全不关着,无病之处反以药攻之"。最终会导致"故病未已,新病复起,医者以其反增他病,又复治其所增之病,复不知病之所从来,杂药乱投,愈治而病愈深矣"。临床上疾病千变万化,人体受病之部位不尽相同,"邪之伤人,或在皮肉,或在筋骨,或在脏腑,或在经络"。病位浅表者,则在皮肉与筋骨;病位深中者,则在脏腑;病位贯通浅深之间者,则在经络。至若如何分辨疾病之所在经络脏腑,灵胎谓:"病之从内出者,必由于脏腑。病之从外入者,必由于经络。"即凡内伤之病,其病变部位皆在里,脏腑、气血、骨髓均可受病;凡外感之病,其病变部位皆在表,外邪经皮毛、口鼻而侵犯人体,与正气相抗于肤表浅层。灵胎提出"治病必分经络脏腑"的治疗原则,指出"辨经络而无泛用之药,此之谓向导之师",充分体现了临床上确定病位的重要性。在此基础上,灵胎进而阐述其治病法则:"治病者,必先分经络脏腑之所在,而又知其七情六淫所受何因,然后择何经何脏对病之药,本于古圣何方之法,分毫不爽,而后治之,自然一剂而即见效矣。"此实为治病之纲纪,对临床实践具有重要指导意义。灵胎谓"识病之人,当直指其病在何脏何腑,何筋何骨,何经何络……其言历历可验,则医之明者矣"。

灵胎提出"治病必分经络脏腑"治疗原则后,旋即著《治病不必分经络脏腑论》篇,"盖治病之法多端,有必求经络脏腑者,有不必求经络脏腑者"。这一观点实际上是针对药物性能尤其是药物归经而进行的辩论。"盖人之气血,无所不通,药性之寒热温凉,有毒无毒,其性亦一定不移,入于人身,其功能亦无所不到。岂有某药止入某经之理?即如参芪之类,无所不补,砒鸩之类,无所不毒,并不专于一处也。所以古人有现成通治之方,如紫金锭、至宝丹之类,所治之病甚多,皆有奇效。盖通气者,无气不通。解毒者,无毒不解。消痰者,无痰不消。其中不过略有专宜耳。至张洁古辈,则每药注定云入某经,皆属附会之谈,不足征也。""以某药为能治某经之病则可,以某药为独治某经则不可。谓某经之病当用某药则可,谓某药不复入他经则不可。故不知经络而用药,其失也泛,必无捷效。执经络而用药,其失也泥,反能致害。"张元素、李东垣等医家擅于以药物归经理论遣药制方,对后世用药组方影响颇深。应当肯定药物归经理论对临床制方有一定的帮助,但过分强调归经,以某药专派入某经,则更穿凿矣。归经理论既不能将药效备述周全,也存在比附牵强之处,若拘泥于此则有碍药物的正确使用。对此,灵胎结合自己的学用心得,著述《治病不必分经络脏腑》篇,意在指出"天下遂有因经络脏腑之说,而拘泥附会,又或误认穿凿,并有借此神其说以欺人者"。先生心怀仁爱,叹乃世之医全废古书,随心制造,以致人多枉死。其言论理凿凿,机智辨证,与《治病必分经络脏腑论》篇看似相悖,实则不然。学者医者应深入探究,不可浅尝辄止,而至妄论,错与临床则悔之晚矣。

二、"治病必分经络脏腑"思想在 《洄溪医案》中的运用

《洄溪医案》系徐灵胎晚年所著,由其弟子金复村珍藏,并由王士雄梓以传世。所列56种病症,共89案例,文理清晰,史实有征,内容涉及内外妇儿诸科,堪为后人临证参考。今以书中10余案为例,探讨"治病必分经络脏腑"思想在其中的运用。灵胎《躯壳经络脏腑论》将人体受病之部位归纳为皮肉筋骨、经络及脏腑三处,故下文将从这三个方面分别论述。

1. 病位在皮肉筋骨者 乌程王姓患周痹证案,"遍身疼痛,四肢瘫痪,旦夕号叫,饮食大减"。灵胎诊之,认为"此历节也。病在筋节,非煎丸所能愈,须用外治。乃遵古法,敷之、渫之、蒸之、熏之,旬日而疼痛稍减,手足可动……月余而病愈"。灵胎谓病在筋节者,"煎丸之力,如太轻则不能攻邪,太重则恐伤其正,必用气厚力重之药,敷、渫、熏、蒸之法,深入病所,提邪外出"。嘉善黄姓患厔足伤寒案,"两胫红肿大痛,气逆冲心,呼号不寐"。灵胎诊为厔足伤寒,认为"大凡风寒留于经络,无从发泄,往往变为痈肿……注于足胫则为厔足矣",用外治之法"熏之蒸之,以提毒散瘀……三日而安"。苏州府治东首杨姓患痰证案,"体虚而兼郁怒,先似伤寒,后渐神昏身重"。时医以为是纯

虚之证，"每日用人参三钱，痰火愈结，身强如尸"。灵胎诊之，"按其体，遍身皆生痰核，大小以千记，不觉大笑，泣者尽骇"。灵胎谓"其周身结核，皆补住痰邪所凝成者……幸而结在肤膜"，"立清火安神极平淡之方，佐以末药（萝卜子）一服，三日而能言，五日而能坐，一月而行动如常"。诸如此类案例，症虽危笃，然皆为病在皮肉筋骨者，灵胎多施以外治、轻治，如敷、熏、蒸之法及平淡之方，救危急于平常。

2. 病位在经络者 乌镇莫秀东案，"患奇病，始痛于背，达于胸胁，昼则饮食如常，暮乃痛发，呼号彻夜，邻里惨闻"。他医治五年，"家资荡尽，秀东欲自缢"。灵胎诊为瘀血留经络，用"针灸熨拓煎丸之法，无所不备，其痛渐轻亦渐短，一月而愈"。张由巷刘松岑中风案，灵胎"诊其脉弦滑洪大，半身不遂，口强流涎，乃湿痰注经传腑之证，用豁痰驱湿之品调之，月余而起。一手一足，不能如旧，言语始终艰涩。初无子，病愈后，连举子女皆成立，至七十三岁而卒"。灵胎谓"凡病在经络筋骨，此为形体之病，能延岁月，不能除根"，强调了本案病位在经络，并道出了此类疾病的预后，并不能除根，"若求全愈，过用重剂，必至伤生"。苏州小儿甫九龄案，"患流注，肩背腰胁十余处，百端医治无效"。灵胎谓"流注一证，由风寒入膜所致……此真脉络之病"，"惟大活络丹能愈"。服至三十余丸，未破者消，已破者收口。更服补气血之药而愈"。此外嘉善张卓舟，"患流注五年，自胁及腰腿，连生七八孔，寒热不食，仅存人形，历年共服人参二三千金，万无生理"。他医"不能治其经络之痰，徒费重资而无一中病"，灵胎谓"流注之痰，全在于络，故非活络丹不效"，"用大活络丹为主，而外敷拔管生肌之药……不二年而肌肉丰肥，强健反逾于常"。对于流注一证，灵胎认为"此真脉络之病"，其病位在经络，"非大活络丹不效"。

3. 病位在脏腑者 新郭沈又高患痱证案，"气喘厥逆，语涩神昏，手足不举"。他医"以中风法治之，病益甚"。灵胎诊为痱证，用刘河间地黄饮子，"一剂而喘逆定，神气清，声音出，四肢展动……调以养精益气之品而愈"。灵胎谓"《内经》所谓痱证，少阴虚而精气不续，与大概偏中风、中风、痰厥、风厥等病，绝不相类"，说明该证受病之处实在少阴肾，乃肾中真阴真阳虚衰，或挟痰火，与中风之痰湿闭阻经络病位不同，故曰"绝不相类"。西塘倪福征患时证案，"神昏脉数，不食不寝"，他医"谓其虚，投以六味等药"，"遂粒米不得下咽，而烦热益甚，诸人束手"。灵胎诊为热邪留于胃，"乃以泻心汤加减，及消痰开胃之药，两剂而安"。时证初为外感，然"外感之邪，久必归阳明"，邪之所受在阳明胃，则应视其轻重以三泻心汤或三承气汤加减服之，医者切不可不辨病之所在，而仅辨其症之虚实，随心投以攻补，以致病进危笃。

三、小　结

徐灵胎一生颇多建树，著书十余部，理论造诣精深，临证不同凡响。徐氏在疾病诊疗过程中十分重视施治先确定病位的原则，即他在《医学源流论》中所阐述的"治病必分经络脏腑"思想。该书对此做了详尽的论述，《洄溪医案》中亦多有体现。灵胎每于患者垂危之际，准确定位，一剂中病，人多谓其能起死回生。其"治病必分经络脏腑"思想在临床上具有宝贵价值，对于中医学的继承与发扬光大具有非常深远的意义。

（《山西中医学院学报》，2015 年第 16 卷第 1 期）

 # 从《慎疾刍言》看徐大椿的医学思想

天津市中医医院　　　张燕平

《慎疾刍言》是清代医学家徐大椿（1693—1771）晚年的一部医论性著作，全书十九章，仅有万言，但对完整了解徐大椿的医学思想具有重要意义。

《慎疾刍言》一书的核心是"慎疾"，作者在序言中讲述了著书的缘由："数年前曾作《刍言》一册，欲以醒世，而鲜克听从。""因复抠心挖骨，即《刍言》原文更加痛快剖悉。实因悲悯填胸，不能自已。""以之治人，则敬慎可以寡过；以之治己，则明哲可以保身。"徐氏认为，慎疾首先是医生必须做到的。《慎疾刍言·补剂》中说："医法一误，必至伤生害命，尤不可不慎也。"所以医生慎疾，必须要精研医术。徐氏重视医学的系统性，在《慎疾刍言·宗传》一章为学医者列出了必读之书和读书之法。

针对一些医生单纯依靠汤剂，徐氏提出医生应掌握多种医疗手段，因病施治。在《慎疾刍言·治法》中说："其余诸证，则必用丸、散、膏、丹、针灸、砭镰、浸洗、熨溻、蒸提、按摩等法，因病施治。"徐氏学识广博，精通各科，因病施治，故能屡收奇效。

固护元气与祛除病邪并重是徐大椿的一贯治疗思想。徐氏在《医学源流论·元气存亡论》中说："至于疾病之人，若元气不伤，虽病甚不死；元气或伤，虽病轻亦死。其中又有辨焉。有先伤元气而病者，此不可治者也；有因病而伤元气者，此不可不预防者也；亦有因误治而伤及元气者，亦有元气虽伤未甚，尚可保全之者，其等不一。故诊病决死生者，不视病之轻重，而视元气之存亡，则百不失一矣。"在《医学源流论·病有不愈不死、虽愈必死论》中说："邪气虽去，而其人之元气与病俱亡，一时虽若粗安，真气不可复续……虽良工亦不能救也。又有病必不愈，而人亦不死者，盖邪气盛而元气坚固。"在《慎疾刍言》中论述小儿痘疹时说"若大寒大暑，其元气虚而稠密者，间有不治"，庸医"遏其生发之机而败其元气"，致小儿多有不治。

针对补益药物的错误认识，徐大椿提出"药气入胃，不过借此调和气血，非药入口，即变为气血"（《慎疾刍言·制剂》）。他在《神农本草经百种录·人参》中用一个比喻来说明补益药物对人体发挥的调节作用："盖人参乃升提元气之药，元气下陷，不能与精血流贯，人参能提之使起，如火药藏于炮内不能升发，则以火发之。若炮中本无火药，虽以炮投火中不发也，此补之义也。"徐氏深明医理，这一观点正体现了中医思想的精髓。徐氏认为煎药方法要"细细推究，而各当其宜，则取效尤捷，其服药亦有益"（《慎疾刍言·煎药服药法》）。同样的思想在《医学源流论》"煎药法论"和"服药法论"两篇中曾详细述及。

徐大椿认为，慎疾同时也是对患者和家属而言的。由于当时崇尚补药成风，"不怕病死，只怕虚死。加以服补而死，犹恨补之不早，补之不重，并自恨服人参无力，以致不救"，"若服他药而死，则亲戚朋友群诟病家之重财不重命，死者亦目不能瞑，医者之罪，竟不胜诛矣"。面对患者、家属和社会风气的压力，医生也只能"战战兢兢，择至补之药，以顺其意，既可取容，更可免谤，势使然也"（《慎疾刍言·补剂》）。更可笑的是，医生用药不看是否符合病情需要，而是想"不过如此门第之家，于理不该服价贱之药耳"（《慎疾刍言·用药》）。滥用补药，未必能祛病，适足以伤身。这种流弊极广，徐氏对此深恶痛绝，在《洄溪医案》中屡见述及，如"外感停食""畏寒""翻胃""呃""肠红"等章节。

患者无法判断医生所开方药是否对证，徐大椿介绍了一个简单的方法："药果中病，即不能速愈，必无不见效之理。不但服后奏功，当服时已有可征者，如热病服凉药，寒病服热药之类，闻其气已馨香可爱，入于口即和顺安适。如不中病之药，则闻其气必厌恶，入于肠必懊侬。"（《慎疾刍言·延医》）

《慎疾刍言》对医生和病家都有重要参考价值，甚至对患者怎样选择医生都提出了建议。读这本书感受最深的不单是徐氏的学识见解，还有医生对患者的责任。

（《中医杂志》，2006 年第 47 卷第 7 期）

徐灵胎《慎疾刍言》急难重症学术思想剖析

南京军区南京总医院　　　沈思钰　张永文　董晓蕾
　　　　　　　　　　　　　赵凌杰　蔡　辉

《慎疾刍言》一卷，清徐灵胎著。灵胎，初名大椿，更名大业，晚号洄溪老人，江苏吴江人。徐氏是清代雍正、乾隆时著名医家，"喜舞枪夺槊，有不可一世之概，晚益放达，自题墓门云：满山芳草仙人药，一径清风处士坟"。其临证尤精内科急难重症，生平著作颇丰，此外尚有《难经经释》《医学源流论》《神农本草经百种录》《医贯砭》《伤寒论类方》《兰台轨范》等书，还评注了陈实功《外科正宗》、叶天士《临证指南医案》等书。其在所著及评注诸书中，有不少精辟之论，对后学者均有启迪和参考价值。本文在简介该书的基础上，剖析其有关中风等内伤杂病、因人制宜及治法方药等学术思想。

一、《慎疾刍言》简介及述评

本书系徐氏晚年所著,计有论文 19 篇,包括补剂、用药、中风、咳嗽、吐血、中暑、痢疾、阴证、老人、妇人、小儿、外科、制剂、煎药服药法、延医、秘方、诡诞和宗传等。鉴于当时某些医师学技不精而多偏见,流毒颇广,致病家深受其害,徐氏在该书中对此痛下针砭,并苦口婆心,告诫后人。诚如陆九芝对该书所评:着重剖析医界流弊,以期医家谨慎治疗。

本书虽为短篇小作,但饱蘸徐氏多年心血,也闪烁着中医理论和临床经验的光辉。其中,有对误用补剂之危害以及中风等某些内科杂病误治的论述;有对老人、妇人、小儿以及外科疾病症治的介绍;还有对求医者提出了简明切实的要求。本书首刊于清道光十八年(1838),为蔡氏涵虚阁刊本,但流传不广。嗣后于道光二十八年(1848),"彭咏莪侍郎视学闽中……邮寄京师",复有吴县潘曾玮"重付剞劂,以广其传"。本文即以此为底本,以同年长洲谢嘉学刊本和民国三十一年(1942)上海广益书局铅印本为校勘本,阐述徐氏关于内科急难重症等学术思想。

二、内伤杂病

徐氏论中风,认为"北人多属寒,宜散寒;南人多属火,宜清火;而祛风、消痰则南北尽同"。因此,自古"从未有纯用温热滋补,不放风寒痰火一毫外出",否则重病必死,轻病则使人不死不生。而古方地黄饮子,"乃治少阴气厥不至,舌喑足痿,名曰痱症,乃纯虚无邪,有似中风,与风寒痰火之中风正相反"。

徐氏论咳嗽,认为肺为娇脏,若风寒入肺,一味误投,即可受害。他提出若用"熟地、麦冬、萸肉、五味等滋腻酸敛之品补住外邪,必致咯血、失音、喉癣、肛痈、喘急、寒热,近者半年,远者三年,无有不死"。而古方用五味必合干姜,一散一收,以治寒嗽之证,非治风火之嗽也。又嗽药中多用桔梗,桔梗升提,甘桔汤中用之以载甘草上行,治少阴之喉痛,与治嗽宜清降之法非宜,服者往往令人气逆痰升,不得着枕。故凡用药当深知其性而屡试屡验,方可对病施治。

徐氏论吐血，认为"因伤风咳嗽而起者，十之七八；因虚劳伤损而起者，十之一二"，而"医者概以熟地、人参、麦冬、五味等滋补酸敛之药，将风火痰瘀俱收拾肺管，令其咳嗽不止，元气震动，津液化痰……凡风寒补住，必成痨病"。因此，提出吐血而嗽者，当清肺降气，略进补阴之品；其不嗽者，乃喉中之络破，故血从络出，临证当只取补络之药以填损处，自可除根，即不服药，亦能自愈。

徐氏论痢疾，认为"痢疾数种，误治则生死立判"，提出若伤寒传入阴经，下痢清谷，脉微厥冷，此为纯阴之危症，非参、附、干姜不治。若夏秋之月，暑邪入腑，脓血无度，此名滞下，乃"全属暑热之毒，蒸肠烂胃，与阴寒之痢判若水火……当以黄芩汤为主而因症加减，此千古不易之法"。如为"暑毒热痢，俱用附、桂、姜、茸，始则目赤，舌焦，号痛欲绝，其色或变如豆汁，或如败肝，热深厥深，手足逆冷，不知其为热厥，反信为真寒，益加桂、附，以致胃烂肠裂"。

三、因人制宜

徐氏认为诊病当根据患者的年龄、性别、体质和生活习惯等不同特点来考虑治疗用药的原则，这与中医学因人制宜的方针十分吻合。其提出："能长年者，必有独盛之处。"阳独盛者，当补其阴；阴独盛者，当益其阳。然而，临证"阴盛者十之一二，阳盛者十之八九"，并且，老人虽常见头热、耳聋、面赤及便燥等阳证，也不当独补阴，而宜清火以保其阴。因此，医者为老人立方，不论有病无病，若总以补阳为主，热盛生风，必生类中等病，"是召疾也"。临证见老人有外感者，"总与壮年一例，或实见其有虚弱之处，则用清淡之品而量为补托"，若无病而调养，则当"审其阴阳之偏胜而损益使乎……断勿用辛热之药，竭其阴气，助其亢阳"。

徐氏提出"胎产乃天地生育之机，绝少死症，其死皆药误也"，妇人"半产滑胎，皆火盛阴衰，不能全其形体也"，而产后"阴血尽脱，孤阳独立，脏腑如焚……仲景专以养血消瘀为主，而石膏、竹茹亦不禁用"。若临证独守"产后宜温之邪说"，极易造成血干火燥或阴阳俱脱的复杂局面。若产后恶露未净，症见身热、气塞、烦躁、不寐、心烦、腹痛，皆由败血为患，再用姜桂，助其火而坚其瘀，则"重者即死，轻者变成褥劳"。

同时，徐氏还提出"小儿之疾，热与痰二端而已"，纯阳之体，内外俱热，若非用刚燥之药，即用参芪滋补，导致痰结气凝，则无可救治。至于痘疹，切忌"一切大寒大热之品……遏其生发之机而败其元气"。

四、治法方药

徐氏认为："凡病只服煎药而愈者，惟外感之症为然，其余诸症，则必然丸、散、膏、丹、针、灸、砭、镰、浸洗、熨、溻、提、按摩等法，因病施治。"故为医者，必广求治法，以应病者之求；至于常用之药，一时不能即合者，当预为修制，以待急用。此外，徐氏以为中医不传之秘在于药量，而"古时权量甚轻"。至于煎药服药法，当根据药物的性能特点，结合患者的具体情况，"细细推究，各当其宜，则取效尤捷"。

综上所述，《慎疾刍言》充分体现了徐灵胎渊博的中医理论知识与丰富的临床经验。其剖析有关中风等急难重症、因人制宜及治法方药等学术思想，发古人之未究，启后者之先蒙，行文短小精悍，丝丝入扣，实为中医学史上少有的佳作。

（《中国中医急症》，2008 年第 17 卷第 11 期）

 # 徐大椿《医贯砭》学术价值管窥

南京中医学院　　吴云波

徐大椿，字灵胎，清代早期著名医家，医学造诣深厚，临证经验丰富，堪称一代宗师。他在医学上的突出贡献，一在于引进明清时期经学上的考据方法，精研《内》《难》《伤寒》《本经》等古典医籍，追本溯源，纵论古今医学，评判百家；二在于详论古今补法，纠正临床上滥施温补之弊。现以其医著《医贯砭》为例，略作剖析。

明代医家赵献可著《医贯》，强调命门温补学说，并积累了一些以补益命门水火治疗若干内科杂证的临证经验，在医学发展中有一定贡献。然也有其不足，一是论述章法不严，在引录和阐发古医籍的经义上瑕疵甚多。二是以偏概全，造成后世滥施温补之弊。徐氏认为，此等弊端，如不及时纠正，将造成中医学术之混乱和临床上误治之害，故特著《医贯砭》以正之。对于《医贯砭》，历来医家评价不一。笔者认为，其书在用词上虽不无偏激之嫌，然观其主旨，在纯正中医学术和纠正温补之弊上，确有其独特之贡献。

一、严谨缜密述经义

徐氏认为，赵献可在引录和阐发古典医籍的经文和义理上，不当之处甚多。他逐一作了评注，笔者将其归纳为以下数种。

1. 凭空臆说　如在"消渴论"（指《医贯》中篇名，下同）中说："昔汉武帝病渴，张仲景为处此方。"汉武帝是西汉人，张仲景是东汉末年人，贻笑于后人。在"阴阳论"中又说："神农尝药，按阴阳而分寒热温凉……甘温者用之，辛热者用之，使其跻乎春风生长之域，一应苦寒者俱不用，与《神农本草经》原意大相径庭。"

2. 片面强调温补命门和肾的学说，曲解经文　在"咽喉论"中赵氏断论："凡咽喉痛者，皆少阴之病。"徐大椿正确地指出："此又乱道，《灵》《素》于足太阳、足厥阴、少阳、足阳明、手少阳、少阴诸经，皆有咽喉之证，今皆抹杀，专指为肾经之疾，然后可独用六味（丸）、八味（丸），真苦心也。"在"眼目论"中赵氏曰："五脏六腑之精，皆上注于目而为之精。肾藏精，故治目者，以肾为主。"徐大椿指出：明明是"五脏六腑之精"，怎能任意改换为肾之精呢？在"阴虚发热论"中，赵氏在解释王冰之"益火之源，以消阴翳，无水者，宜壮水之主，以制阳光"时又任意改换了概念，说："无火者，宜益火之源，以消阴翳；无水者，宜壮水之主，以镇阳光。必须六味、八味二丸，出入加减，以补真阴，屡用屡效。"徐大椿指出：王冰原意，心为阳，肾为阴，不能改换为肾中阴阳。

3. 引录不实　徐氏指出，赵献可在引录张仲景原方时，多以己意加减药味，甚为不当。如他在引录桂枝汤中，不载姜、枣，葛根汤中多加葱白，大柴胡汤中加人参,而仍以原方称之,极不严肃。徐大椿在评注中说了下面这段话:"仲景《寒伤论》中诸方,字字金科玉律,不可增减一字,犹录六经四子语,岂可擅自删改,将杜撰之语乱入耶!唯临证增减,来尝不可因证出入。若抄录古文,先为变易,仍指为某方,则大乱之道矣。"这段话无论从治学态度和临床证治言,均无可非议。然中华人民共和国成立以来,不少医史著作和论文中断章取义,单引"仲景《伤寒论》中诸方,字字金科玉律,不可增减一字"之语,作为指责他"尊经复古"的例证,这既不严肃又不公正。

4. 应用不当 如赵献可在"中风论"中论"小续命汤"时说:"此仲景《金匮要略》(中),治冬月直中风寒之的方。"徐氏正确指出:此方载《金匮》第五篇中风历节条下,"乃治风痹、风痱之风……与治伤寒伤风者何涉"?

"学务穷经,志尚师古"是徐大椿的一个学术主张。他认为作为一个临床医家,首先应将《内经》《伤寒论》《神农本草经》作为自己的根柢之学,然后从源到流,观察后世的变化和发展,明确医学的源、流和医家个人见解之间的区分。赵氏论述之不当,在于他混淆了医经原旨和个人见解之间的区分,偏执一端,任意发挥,造成中医学术之混乱。从现代科学的思维和研究特点言,徐氏的观点应当说是正确的。从这个意义上讲,徐氏的著作,如《难经经释》《医学源流论》《医贯砭》等,在阐述古典医籍的经义上,可以作为后学者之津梁。

二、纵古谈今论补法

徐大椿在《医贯砭》等著作中,还重点论述了古今中医应用补法之概要,这对一般医家正确理解补法之应用,纠正临床滥施温补之弊,也颇有裨益。徐氏认为,扶正祛邪虽是中医证治中的一个重要原则,但古人应用补法,是在几种界限分明的情况下使用的。这些具体情况如下。

1. 病后虚弱 他说:"古人病愈之后,即令食五谷以养之,则正气自复,无所谓补药也,黄(帝)、神(农)、仲景之书,岂有补益之方哉……自唐《千金翼》等出,始以养性补益等,各立一门,遂开后世补养服食之法。以后医家,凡属体虚病后之人,必立补方,以为调理善后之计。"这种补法自然是必要的,但也要"因人而施,视脏腑之所偏而损益之"。

2. 补为泻之法　他说："或曰仲景伤寒方中,病未去而用参者不少,如小柴胡新加汤之类,何也？此则以补为泻之法也。古人曲审病情,至精至密,知病有分有合,合者邪正并居,当专于攻散；分者邪正分离,有虚有实,实处宜泻,虚处宜补,一方之中,兼用无碍,且能相济,则用人参以建中生津,托出邪气,更为有力。"从病势进退言,"病人如果邪去正衰,用之固宜,或邪微而正亦惫,或邪深而正气怯弱,不能逐之于外,则于除邪药中投之,以为驱邪之助,然又必审其轻重而后用之"。

3. 急救,用之于亡阳亡阴证　"亡阳之汗,身反恶寒,手足冷,肌凉汗冷,而味淡微黏,口不渴,而喜热饮,气微脉浮数而空"者,急投大剂参附,佐以咸降之品。亡阴证,患者大出血之后,"血脱气也脱,因急固其气,不使脱尽,乃可用大补之剂"。

4. 用于外科提脓拔毒之后或小儿痘疹形显后,当以养血解毒之品,以善其后　徐大椿认为,除上述几种界限分明的情况外,不问寒热虚实、外感内伤,单纯以参、术、地黄、桂、附、鹿茸等补药投剂,前古未有,其后果十分严重。"盖邪气补住,则永不复出,重则即死,轻则迁延变病。"对此,他从病因病机上作了剖析,说："当思人之有病,不外风、寒、暑、湿、燥、火为外因,喜、怒、忧、思、悲、惊、恐为内因,此十三因,试问何因当补者？大凡人非老死即病死,其无病而虚死者,千不得一。况病去则虚者亦生,病留则实者亦死。"对外感病,他认为："六淫之邪,不但暑燥火属热,即风寒湿亦变为热。《经》云：热病者,皆伤寒之类。又云：人之伤于寒也,则为病热。故外感总以散热为治,惟直中阴经之伤寒……当用温散,此千不得一也。"对内伤病,当视脏腑实情,辨阴阳实虚而斟酌之,其用法当以上述几种界限为准。

徐氏慎用补法思想的积极意义,首先在于抨击了当时滥施温补药之弊端,对医家临证有所启迪；其次,比较深刻地分析了唐以前《内经》《伤寒杂病论》《千金方》等运用补法之蕴义,对医家领会医经原旨有所裨益；再次,除医学角度外,他还深刻地指出了温补之风盛行的社会因素,诸如封建伦理、病家心理和医德不纯等,限于篇幅,此处就不一一列举。

（《南京中医学院学报》,1988 年第 2 期）

徐大椿《杂病源》主要学术思想剖析

南京军区南京总医院　　沈思钰　张永文　董晓蕾
赵凌杰　蔡　辉

徐大椿,清代雍正、乾隆年间著名医家,精通内、外科,生平著作甚丰,《杂病源》乃其代表作之一。本书首刊于清光绪十九年(1893),虽为短篇小作,但其中饱蘸徐氏多年心血,也闪烁着中医理论和临床经验的光辉。本文在概述全书的基础上,主要剖析其关于命门、寒热真假及甘温除大热的学术思想。

一、《杂病源》简介及述评

本书共收载论文包括阴阳、命门、君火相火、六要、表证、里证、寒热、寒热真假、虚实、治法、气味十一篇。其中除治法、气味两篇不涉及病因病机和辨证外,其余九篇在对有关杂病病源的认识、病机的分析、辨证的关键等方面,都有详细的论述,对后世很有启发和借鉴作用。

徐氏对人体生理功能方面颇有阐发,如论命门,指出命门为元气之根。又曰:"命门有生气,即阳和不息之机也,无生则无命矣!"于此可悟赵献可治慢性杂病常以六味、八味加减调治的机制所在。如论君火相火一文,指出情欲之火,邪气也;君相之火,正气也。正气之蓄,即为元气;邪火之动,则伤正气,是为元气之贼。此论较之李东垣所谓"相火,下焦包络之火,元气之贼也"的论说,在概念上要清楚得多。又如在辨证方面,其论真寒假热与真热假寒证,均能从四诊所获得的症状与体征等来辨别其真假,可谓剖析毫微,使假象无可遁形,并提出"虚实之要,莫逃乎脉"的论点。

二、徐氏"命门"说

中医"命门"一词,最早见于《灵枢·根结》,指出"命门者,目也"。其后《难经·三十六难》提出"肾两者,非皆肾也,其左者为肾,右者为命门",遂为后世医家所推崇。但随着对命门学说研究的日趋深入，又提出了种种不同的见解，如滑寿之"两肾俱称命门说"、赵献可之"两肾之间为命门说"、孙一奎之"命门为肾间动气说"等。统而言之，以形态言，命门有有形与无形之论；以部位言，命门有肾与两肾之间之辨；以功能言，命门有主火与非火之争。徐氏秉承《难经》，又发挥为："以诊法言……右尺诊相火，左尺诊肾水；以生气言，肾皆属水，其真火实居两肾之间。"

此外，徐氏谓命门为精血之海，脾胃为水谷之海，俱为五脏六腑之本，"然命门为元气之根，真火之宅……五脏之阴气，非此不能滋，五脏之阳气，非此不能发"。徐氏又谓命门有火候，"此火生气，则无气不至；此火化神，则无神不灵"。命门有生气，"即阳和不息之机也，无生则无命矣"。生气即神气，生气即少阳之气，"无非来自根本，其得其失，总在生息之间"。命门有门户，为一身巩固之关，"命门为北门之枢，有阴阳之柄"，阴阳和则蓄泄有常，阴阳病则启闭无序。命门有阴虚，以火热之偏胜也，"或为烦渴，或为骨蒸，或为咳血吐血，或为淋浊遗泄"，治疗当以甘平微凉之品，专补真阴，或渐加温润。若仅知知、柏为滋阴，则未得滋而火焉得清，"势必败胃而泄泻食减者多矣"。

三、徐氏"寒热真假"辨

寒热有真假者，阴证如阳，阳证如阴也。惟阴极反能发热，是内寒外热，即真寒假热；阳极反能厥冷，乃内热外寒，则真热假寒也。假热者最忌寒凉，假寒者切忌温热，徐氏谓"辨此之法，当以脉之虚实强弱为主"。

徐氏进一步阐发："假热者，水极似火也。"凡病伤寒，或杂病，其有素禀虚寒，偶感邪气而反热者；有劳倦受邪而反热者；有酒色过度受邪而反热者；有七情过度受邪而反热者；更有原非火证，误服寒凉而反热者。症虽见面赤烦躁、大便不通、小便赤涩，或有气促、咽喉肿痛、身热及脉势躁疾，但妄投寒凉，"下咽必毙"。此时口虽干渴，但不喜热饮或热饮亦不能多，或大便不实，或先硬后溏，或小便短少，或水枯黄赤，或气短懒言，或神倦色黯，或起倒如狂，或斑如蚁迹，淡红细碎，脉沉细疾，或豁大无神。急当以桂附八味丸、四逆汤倍附子或加猪胆汁、姜附汤等。而"假寒者，火极似水也"，如伤寒热甚，失于汗下，致阳邪亢极，热伏于内，其初虽身热，渐至发厥，神志昏沉，或时畏寒，但此必声壮气粗，形强有力，唇焦色黑，烦渴饮冷，小便赤涩，大便秘结，或热结旁流，脉滑数有力，可予承气汤、大柴胡汤、如神白虎汤及凉膈散等。

四、徐氏"甘温除大热"论

金元时期，李东垣提出"内伤脾胃，百病由生"的论点，并逐渐形成了一种具有独创性的系统理论，即脾胃论学说。其所著《脾胃论》中指出内伤热中证的临床表现：脾证始得，则"气高而喘，身热而烦，其脉洪大而头痛，或渴不止，其皮肤不任风寒，而生寒热"，与外感六淫之邪的发热、烦渴、头痛、恶风寒等症状，在表面上有些相似，而实质上是不相同的。治疗当予甘温除热或升阳散火，即便也有间用苦降的方法，但这仅仅是配合与权宜之计。长久以来，后世医家多遵循之，即所谓"补肾不若补脾"。

然而，徐氏所论与东垣所论"甘温除大热"之病机与治法，大不相同。徐氏指出"水中之火，乃先天真一之气也"，自下而上，与后天胃气相接，而化为生生之本。若命门阴盛，"则元阳畏避，而龙火无藏身之地，故游散不归"。而为烦热格阳，当从其性以导之，使"阳和之气直入坎中，据其巢穴而招之诱之"，则相求同气，而虚阳无不归原矣。故曰甘温能除大热也，"此医家第一活人大义"。同时，徐氏还指出：医者，当"逆者从治，从者反治"，当以桂、附、参、熟益火之源，以消阴翳；当以六味、知、柏壮水之主，以制阳光。但是，当以寒治热而热不愈者，反用参、姜、桂附八味而热退者，徐氏谓此即假热之病，当以热从治，亦即甘温除大热也。

综上所述，《杂病源》充分体现了徐灵胎渊博的中医理论知识与丰富的临床经验，发古人之未究，启后学之先蒙，行文短小精悍，丝丝入扣，实为中医学史上少有的佳作。

（《贵阳中医学院学报》，2008年第30卷第4期）

徐大椿外科学术思想探讨

南京中医学院　　薛益明

徐大椿一生著述甚丰，对外科颇有研究，曾批注明代陈实功《外科正宗》。有人赞曰"外科洵精且博"（见《疡科心得集》序），王世雄称"洄溪神于外科"。兹以徐氏医书为据，就其外科学术思想作初步探讨。

一、欲为外科必通内科之理

徐氏认为："凡言外科者，未有不本于内科者也，若不深明内科之旨而徒抄袭旧方，以为酬应，鲜有不蹈囊驼肿背之诮矣。"（《疡科心得集》序）内科是临床各科的基础，内证、外证虽有不同，然其理则一，所谓："医理药性无二，而法则神奇变幻。"（《理瀹骈文》）故欲为外科，必通于内科之理。

对疮疡病理的认识，他提出"诸痛痒疮皆属于火，脓流肉腐皆伤于阴"（《洄溪医案》）的观点，突出了"火""阴"二字。他说："盖人之一身岂能无七情六欲之伏火，风寒暑湿之留邪，食饮痰涎之积毒。"（《医学源流论·围药论》）若正气内守，尚不至于为害，一旦脏腑功能失调，伏火邪毒，乘其所虚，以致经络阻塞，气血凝滞而为疮疡，则其形虽见于外而实发于内。外科疾病的发生，不论外感六淫、内伤七情、饮食不节等，均能化热生火，所以以"热毒""火毒"最为常见。正如《医宗金鉴》所说："痈疽原是火毒生。"《灵枢·痈疽》云："大热不止，热胜则肉腐，肉腐则为脓。"而"脓之来，必由气血"（《外科全生集》），故到脓流肉腐之后期，可以表现为阴阳气血之不足。由于明末清初温补之风盛行，伤阴者日众，故徐氏强调阴不足，具有实际意义。

对疮疡的治疗，他除反对滥用温补外，还提出了"护心托毒"的治则，并重视胃气。他指出："其用温补乃为后世讹传之术，无不阴受其害。"（《洄溪医案》）"热毒未尽，而内服附桂热毒等药，必至腐肠烂肉。"（《慎疾刍言》）疮疡原为"火毒"生，滥用热药，无异于抱薪救火。然而徐氏治疡证非一概不用温补，只是反对滥用，《洄溪医案》就有参附齐用的案例。可见要具体情况具体分析,因病施补,当用则用之。"此必平日讲于内科之道而通其理,然后能两全无失。"(《医学源流论·疡科论》)徐氏还认为:"凡属外症总以清火养阴为主,而加开胃健脾之药。"(《洄溪医案》)这体现在清火、护心、托毒、养阴补虚等治疗的同时,要注意保护胃气。凡外疡溃后,脓血大泄,必须靠水谷之营养,以助气血之恢复,生长新肉,加速收口。若胃气虚弱,食纳不振,则生化乏源,气血不充,溃后难敛。故徐氏明确指出,"胃气开则肌肉自生"(《洄溪医案》),若"胃气一失,便为凶候,故善治外证者,无论大小轻重,必先顾其胃气,察其能食不能食以验之"(《外科证治全书》)。

二、欲求实效必精外治之法

徐氏认为:"学务穷经志切,师古不尚奇功,只求实效。"(《兰台轨范》序)而要获实效,除有深厚的内科基础外,还必须精于外治法。因为"疡科之法,全在外治"(《医学源流论·疡科证》),"凡病只服煎药而愈者,惟外感之症为然,其余诸症则必用丸、散、膏、丹、针、灸、砭、镰、浸、洗、熨、溻、蒸、提、按、摩等法"(《慎疾刍言·治法》),以提高疗效。

如对围药的认识,他说:"外科之法,最重外治,而外治之中,尤重围药。"痈疽乃火毒为患,"身无所病,皆散处退藏,气血一聚而成痈肿,则诸邪四面皆会,惟围药能截之,使不并合,则周身之火毒不至矣。其已聚之毒,不能透出皮肤,势必四布为害,惟围药能束之,使不散漫则气聚而外浅矣"(《医学源流论·围药论》)。可见围药的作用关键在"截""束"。围药是指外覆痈疽疮疡四周的药物,在痈疽中央留出一空白处,称为留头或留顶。基本剂型是散剂,使用时再调和成糊剂或软膏敷贴患处,除截毒、束毒外,还有拔毒、排脓、清热、行瘀、温化、生肌等作用(这是根据所选药物不同而异)。围药对肿疡初起的可以清解消散;毒已结聚的可以促使疮形缩小,趋于限局,达到早日成脓和破溃;破溃后,余肿未消者,亦可用它来消肿,截其余毒;即使毒尽肿消,还可用之,以生肌收口。故徐氏说:"外治中围药较之他药为特重,不但初起为然,即使脓成收口,始终赖之,一日不可缺。"由于病情不同,围药之方亦广,"大段以消痰拔毒,束肌收火为主,而寒热攻提和平猛厉则当随症去取",不可用三黄不效即云围药无效,应当推究其故。

还有薄贴法，即今所用之膏药，是根据不同证候，按一定的处方加工而成，用于外证能呼脓去腐、止痛生肌，并撼风护肉。"消痰痞，和气血"（《医学源流论·薄贴论》），因外证皆有形见于外，固定于皮肤筋骨之间，可见可触，用膏药外贴局部能闭塞其气，使药性从毛孔而入，直达病所，发挥疗效，以通贯腠理经络，或提而出之，或攻而散之，优于内服药。对气血痰瘀凝结者，此法尤为适合。

对刀针这一外治法，徐氏是慎用的。他认为"轻用为针，割肉断筋"，"况痈疽用刀太早，最难生肌收口，凡毒药刀针，只宜施于顽肉老皮"，否则"血肉淋漓，痛死复活"（《慎疾刍言·外科》）。特别是"未成脓者而用刀出血，则毒必走，以致伤生"，提醒人们"肉未全腐去血出多者，立死，宜用药条及腐肉之药，刀针总不宜轻用"，因为"自有腐肉之药，何必剪割，必不得已，略去不痛之顽肉可也"（徐评《外科正宗》）。轻用刀针，易耗气伤血气扩散，变生重症，病家亦不乐意接受，而外治法"自有提头呼脓之法，至于恶肉，自有消腐化水之方，故能使患者绝无痛苦，收功速而精神易复"（《慎疾刍言·外科》），这也是中医外科的特色所在。

三、结　语

综上所述，徐大椿强调业外科必须通内科之理、精外治之法，对于今天仍有一定的指导意义。有人认为业外科不必读经典，毋须深明内科之旨；也有人认为内治法能疗诸病，"只以一煎方为治"，不注重外治法的运用、研究，治疗手段越来越少，使许多传统而有特色的外治法得不到应有的发展，甚至有濒于失传之虞。故探讨徐氏外科学术思想，对于外科理论、疗效的提高，保持其特色的沿传，都将起到积极的推动作用。

（《江苏中医杂志》，1985 年第 9 期）

徐灵胎《洄溪医案》学术思想探讨

江苏省中医院   徐景藩

徐灵胎晚年著《洄溪医案》，由其弟子金复村珍藏。据该书末页"附刻许辛木农部札"所记，"仅校出误字数处……确是徐氏手笔"。所列 56 种病证，共 89 案例，大多是重、危急症的医疗经验纪实，言简意赅，描述生动，时至今日，仍有重要参考价值，从中探讨徐氏学术思想，甚有裨益。现简析如下，供参考。

一、崇古方而化裁，重在辨证

徐氏博览群书，对仲景论著、《千金》《外台》尤有深入研究，称仲景为"南阳夫子"（《兰台轨范》自序），自喻"有寻本溯源之学"（《医学源流论》序），并为医家所公认。医案中绝大部分均运用古方而救死拯危。诊倪姓"时病神昏脉数……粒米不得下咽，而烦热益甚"，徐氏诊之谓"热邪留于胃也……邪轻而无食，则凝为痰热，乃以泻心汤加减，及消痰开胃之药，两剂而安"。治中风六案，用小续命汤二案，均据证而加减，其中一例去桂、附加生川大黄。另外 4 例，均用清火、消痰、祛风等法，有先用至宝丹开窍，有继用养血顺气以治本。徐氏多次批评时医治中风动辄用桂、附等温补之弊。

陆妻产后感风热案，他医执产后属虚寒之说，用干姜、熟地等治之，汗出而身热于炭，唇燥舌紫。徐氏诊后认为"非石膏则阳明之盛火不解，遵仲景法，用竹皮、石膏等药……如言而愈"。倪姓"伤寒失下，昏不知人，气喘舌黄，已办后事"。徐氏诊后认为"此乃大承气汤证也，不必加减，书方与之"，病遂愈，并谓："凡古方与病及证俱对者，不必加减。若病同而证稍有异，则随证加减，其理甚明而人不能用。"类似论述不少，充分反映徐氏既重病名诊断，又尤重辨证，法度严明，轨范清楚。

暑病共 9 例，是全书各病中案例最多的一篇。某姓危重证"先进以至宝丹，随以黄连香薷饮兼竹叶石膏汤，加芦根诸清凉滋润之品"而愈。3 例均用"清暑通气方"，其中 1 例先以紫金锭（即玉枢丹）二粒，水磨灌服。连姓暑热坏证，"将大汗出而脱，急以参、附加童便饮之"，病情改善后，命以西瓜啖之，"更饮以清暑养胃而愈"。有用"滋润清芳之品"治热极津枯无汗重症；有用西瓜、芦根、萝卜、甘蔗打汁，时时灌服而愈；有用参附救逆而好转；也有他医误诊，"重用参附……热冒昏厥而毙"。徐氏强调运用参附回阳之适应证应严格掌握，见证须是脉微足冷，汗出舌润。否则，热深厥深而误用参附，"死者甚多，伤心惨目"，故认为"此等方非有实见，不可试也"。为此，徐氏作《慎疾刍言》，"刻印万册，广送诸人，冀世人之或悟也"。徐氏救死扶伤的精神，于此可见一斑。

此外，如用泻心汤加旋覆花、枇杷叶治愈痰火凝结重症呃逆；用琼玉膏治愈吐血；用大活络丹治流注二例获效，认为："流注之痰，全在于络，非活络丹不效。"诸如此类，说明徐氏既善于运用古方，又善于化裁变通，仅从洄溪医案数十例记述中，已能充分体现。

二、擅急救而拯危，医德高尚

书中很多案例病情较重，甚则濒死、垂危，从"已办后事"，或"厥僵，其形如尸"，或"气方绝，欲往买棺"，"以箸启其齿，咬箸不能出"，"脉绝而心尚温昏不知人"等多种病证描述中，可见其危重之状。徐氏均能潜心诊视，辨病辨证，或先以至宝丹、紫金锭灌服，或时含紫雪，或先用急救汤剂少量灌服，或灌以童便，或嘱啖西瓜，或用"鲜生地十斤，绞汁浓煎，略加人参末"等，以内服的多种措施和不同剂型及时抢救患者。

人参扶元救脱，徐氏用人参有时仅以"小块一钱"与清肺消痰之剂同服，认为"下虚固当补，但痰火在上，补必增盛，惟作块，则参性未发，而清肺之药已得力，过腹中而人参性始发"。果然2剂即愈，使俯几不能卧已7日之八旬老翁，病情显见转机。1年后病复发，自以前方加重人参煎入而喘逆愈甚，再延徐氏，仍以参作块服下，"亦二剂而愈"。可见用人参之量及剂型亦须据证而定，徐氏构思之精巧，实践经验之丰富，由此可见。

徐氏治某妇痰喘，不能着枕，日夜俯几而坐，素有血证，而断定是小青龙证，以治标为急。他医与之辩论，徐氏曰："服之有害，我自当之，但求先生不阻之耳。"遂与服，饮毕而气平，就枕终夕得安，且认为该医"颇有学识……余则不欲以此求名"。徐氏有胆有识,力斥旁议,坚持己方,并耐心说服患者或家属。

姜姓素体弱而患久疟,白昼色夭脉微而动易出汗,处方用参附,患者未服,深夜又以肩舆迎去急诊。徐氏随身带人参,同附子、童便灌入,使当时"汗出如膏,两目直视"之危重症得以挽救。徐氏主张"医必备药",不仅急症之丸散,当有外治之药,"医者自蓄之,乃可待不时之需",尤以非一时所能备者,必须平时制备,否则"安能使极危极险极奇极恶之疾,令起死回生乎"。

徐氏治杨姓外感停食重症,年已74岁,主张非生大黄不可。病家将信将疑,徐氏等药煎成,亲至患者所,强服,旁人皆惶恐无措,止服其半,是夜即气平得寝,翌日全服一剂而宿垢得下,病遂向愈。徐氏还主张:"凡属危险之证,医者当时时消息,不可片刻离也。"

刘某夫人患虚痰流注,病极危重,郡中一医以百金包好,留在家中治之,终因病重而气绝。病家"执包好之医,欲加以无礼",徐氏劝阻之,认为"此病本不治,非药误也,但不知生死,为无目耳,乃释之"。既对该医提出批评,又说明病情本已危重,为他医开脱,免遭非礼,毫无幸灾乐祸之意,风度高尚令人钦佩。

上列数端,说明徐氏有精湛之医术,崇高之医德,一心为患者着想,对同道有过者,亦能正确处理。

三、重外治以祛邪,构思精巧

徐氏十分重视外治之法,精于外疡顽疾之医疗,常以"外治用围药、涂药、升药、降药,护肌腐肉,止血行瘀、定痛煞痒,提脓呼毒,生肉生皮,续筋连骨。又有熏蒸烙灸、吊洗点溻等药,种种各异,更复每症不同"。

医案中如恶风、周痹等内科疾患,通过外治、内服药,配合"敷之、溻之、蒸之、熏之",取得良好效果。又如两例癃闭小便不通,亦均用外治。1例先以发肿药涂阴茎,再敷以消肿药,继以药汤洗少腹而挤之;1例"以鲜车前草根捣烂,敷其少腹,并用利水药内服,又煎利水行气药,使坐汤中,令人揉挤",均见速效验。蒋姓小儿患虫痛,心腹痛时作时止,历治未效。徐氏用杀虫之药为末,调如糊,在患儿腹部四处敷上,而以热物熨之,症状渐渐改善。莫姓瘀留经络重病，痛发呼号，彻夜不宁，屡治无效，患者欲自尽，徐氏采用针灸、熨溻、煎丸之法，经综合治疗而奏效。患者感激不尽，徐氏认为"须尽我之技"，患者信任我，是"我之知己"，应感谢患者。治张姓重病流注 5 年，半身已成枯骨，徐氏给内服方药，并外敷拔管生肌之药，使患者逐渐治愈而肌肉丰肥，强健反逾于常。治疗朱姓项疽重病，疮口甚大，血流不止，徐氏以围药裹住根盘，敷以止血散，饮以护心丸。治沈姓更加珠黄等药常敷疮口，病情好转后，再用生肌药外敷而痊。治腿痈、臂疽、肠疽、发背等病，亦均重于外治用药。又如治某妇乳疖，他医在患乳头上方切开，以致"脓反下注，乳囊皆腐，寒热不食"，恳请徐氏治之。徐用药袋置于乳头之下，用帛束敷之，使脓不能下注，外以热茶壶熨之，使药气乘热入内，又服生肌托脓之丸散，于是脓从上泛，厚而且多，七日而脓尽生肌。徐氏于是案之尾谓："医之为术，全赖心思转变。刻舟求剑，终无一验。"王士雄盛赞："洄溪神于外科……是编列案仅十余条，然各大证治法略备，洄痈疽家赤文缘字之书也，可不奉为圭臬哉。"对徐氏精于内科，长于外科，重视外治内治，构思精巧的评价，恰如其分，并非溢誉。

（《中医杂志》，1994 年第 35 卷第 7 期）

浅谈徐灵胎妇科学术思想

广州中医药大学　　梁慧秋

清代名医徐大椿，其医术悉本经典，又能融诸家之长，临证如神，每起沉疴，医名甚噪。一生著述甚丰，著有《慎疾刍言》《医学源流论》《洄溪秘方》《女科指要》等，共计 23 种。"阅批之书约千余卷，泛览之书约万余卷。"袁枚先生为他作传称："其用药也，神施鬼设，斩关夺隘，如周亚夫之军，从天而下。"在其所著诸书及医案中，对于妇产科疾病的治疗，颇多精辟之论和独特经验，对后学很有启迪和借鉴作用。兹略加钩辑，简述如次。

一、辨证论治,善用经方

灵胎在《女科指要》治疗闭经采用四物汤作为主方,根据血之寒、热、瘀、枯,分别加减药物,展示出不同的治疗方法:血热者,加栀子、牡丹皮,以示凉血;血寒者,加炮姜、肉桂,以示温经;血瘀者,加桃仁、五灵脂,以示破消;血枯者,加阿胶,以示润补。另外,兼风,加荆芥、防风以驱风;兼湿,加苍术、白芷以除湿;兼暑,加香薷、藿香以祛暑;兼气滞,加香附、木香以行气。又如一妇人十五年来无子嗣,丈夫急欲弃之,灵胎诊其脉沉而迟,尺脉洪大而有力,非无子之候,故以三圣散吐涎一斗,次服白术调中汤、五苓散,后以四物汤加木香、香附,调和经脉,终妇人于数年间连孕二子。灵胎认为此乃冷痰凝结,气机不周,阳气不敷。不言而喻,灵胎确实精于辨证。

灵胎既注重辨证,又对立法、组方的规律进行了研究。在《医学源流论·古方加减论》中指出:"古人制方之义,斟酌轻重,不可思议。"他最赞赏仲景的立方之法,并且给予了高度评价:"古圣人之立方,不过四五味而止。其审药性,至精至当。"如在《洄溪医案》中有这样的一个案例:西濠陆炳若夫人,产后感风热,瘀血未尽,医者执产后属虚寒之说,用干姜、熟地治之,且云必无生理,汗出而身热如炭,唇燥舌紫。灵胎认为此病乃生产血枯火炽,又兼风热,复加以刚燥滋腻之品,益火塞窍,非石膏则阳明之盛火不解。因此,他遵仲景法,用竹茹、石膏等药。夫人立服之,一剂而苏。灵胎博览群书,广取众长,遵古思想浓厚,对古人之立方巧用活用。

二、重视针灸疗法

灵胎在《医学源流论·汤药不足尽病论》指出:"《内经》治病之法,针灸为本,而佐之以砭石、熨浴、导引、按摩、酒醴等法。病各有宜,缺一不可。盖服药之功,入肠胃而气四达,未尝不能行于脏腑经络。若邪在筋骨肌肉之中,则病属有形,药之气味,不能奏功也。故必用针灸等法,即从病之所在,调其血气,逐其风寒,为实而可据也……"因此,徐氏临证颇重视针灸,针药并用治疗多种疾病。如一妇人腹痛,徐氏采用蒸脐法,可随病所在蒸之,药味亦可因症加减。选丁香、木香、半夏、南星、川乌、当归、肉桂、麝香、冰片、乳香、大黄、穿山甲、雄黄、白豆蔻，上为粗末，用烧酒、姜汁等搅湿。放面圈内，上用铜皮一片，多钻细眼，用艾火灸铜皮上，每日十余火，满三百六十火，病除。

为此，灵胎感言道："不知经络而用药，其失也泛，必无捷效。"如今针灸疗法作为一种绿色疗法，治疗有效的病种达300多种，其中效果显著的就有100多种，如晕车晕船、妊娠呕吐、痛经等疼痛。灵胎先生在当时便清楚地认识到针灸的巨大作用，针药并用值得我们去大力倡导。

三、产后重养血消瘀

灵胎认为产后多虚多瘀，治疗当以养血为主，辅以逐瘀。若寒则固当温，若蓄热则亦当清，寒凉不必禁忌。而当时常以温补法作为产后常规治疗，清凉之剂视为禁忌。他在点评《临证指南医案》中说："近来诸医，误言产后属寒之说。凡产后，无不用炮姜、熟地、肉桂、人参等药。不知产后血脱，孤阳独旺，虽石膏、竹茹，仲景亦不禁用，而世之庸医，反以辛热之药，伤其阴而益其火，无不立毙，我见甚多。"如陆夫人一例便是如此。又如苏州顾某继室，产后恶露不出，遂成血臌，医者束手。灵胎认为此病乃瘀血凝结，非桃仁等所能下，古法有抵当汤，但由于来不及准备，乃用肉桂、黄连、人参、大黄、五灵脂成剂，下其瘀血。是夕顾夫人下瘀血升余，而腹渐平，思食。此方以长于破血行血的五灵脂以代诸虫破瘀血，仍合以沉降之大黄通经下行，二味相合，已具抵当之意。因病在产后，气有所伤，故伍之以人参，益气养正，更助其瘀血之行。血得温则通，故佐以肉桂。然其辛甘大热，为防其助热，又配以苦寒之黄连，使寒热相济而无偏胜之害，数味相合。攻瘀之药虽少，而逐瘀之力却强，且能顾其产后，可谓奇思妙构。此方寒热并用，补泻同施，看似杂乱，实寓深意。

四、总 结

综上所述，灵胎先生在治疗妇科病上具有高深的医学造诣和丰富的临床经验。他不拘于产后，也不忘于产后，做到辨证论治，温故知新。其重视诊断,主张溯源及流、全面继承的思想至今仍有借鉴作用。

（《光明中医》,2009 年第 24 卷第 9 期）

徐灵胎针灸思想探讨

河南中医学院　　　叶险峰　李成文　张会芳

徐灵胎在《医学源流论·汤药不足尽病论》指出:"《内经》治病之法,针灸为本,而佐之以砭石、熨浴、导引、按摩、酒醴醋等法。病各有宜,缺一不可。盖服药之功,入肠胃而气四达,未尝不能行于脏腑经络。若邪在筋骨肌肉之中,则病属有形,药之气味,不能奏功也。故必用针灸等法,即从病之所在,调其血气,逐其风寒,为实而可据也。"因此,徐氏临证颇重视针灸,针药并用治疗多种疾病。

一、针刺法

徐灵胎强调,疾病"有汤剂所必不能愈,而必用刺者"。如头风、重舌、发背、太阳少阳并病、热入血室等选择针刺方法治疗。

1. 头风　徐氏认为头风有偏正之殊,病皆在少阳、阳明之络,根据"以痛为输"的治疗原则,选用阿是穴,用毫针刺痛处数穴,疏通局部经络气血,通经止痛。若外有疮毒入头,名杨梅头痛,需采用外科治法。

2. 重舌　重舌为形似舌下重生一舌,舌下疼痛,肿起一块,色红或紫。病机乃火毒上逆,随经上冲于舌,壅热于舌下筋脉。徐氏根据《灵枢·终始》用铍针(九针之一,长四寸,宽二分半,形如剑,割治痈脓外症)刺舌柱(舌柱为舌下大筋,其状如柱),放出恶血,急泻其毒热,则重舌自愈。

3. 太阳少阳并病　心下硬,颈项强而眩。选穴大椎、肺俞、肝俞。方义:大椎为六条阳经之会,肺俞、肝俞为背俞穴,三穴相伍,疏经活络,通腑定眩。

4. 热入血室 对于阳明病所致的下血谵语，头汗出，胸胁下满，如结胸状，针刺期门。期门为肝之募穴，肝为藏血之脏；刺期门，随其热而泄之，热去血宁，濈然汗出者愈。

5. 纵 乃肝乘脾，腹满谵语，寸口脉浮紧也。刺期门，用泻法，疏肝理脾。

6. 横 为肝乘肺，伤寒发热，啬啬恶寒，大渴欲饮水，其腹必满，自汗出，小便利，其病欲解。横者，犯其所不胜，横逆犯上也。刺期门，泄肝之盛气。

二、灸 法

1. 腹中痞满 徐灵胎善于总结民间治病方法。如治疗湖南长兴小儿饮河溪水后腹中生痞时，用线挂颈，以两头按乳头上剪断，即将此先挂转，将两头向背脊上，一并搜齐。线头尽处将墨点记脊上，用艾条灸之，概取艾灸之辛温，温经散结，消痞除满。或三壮，或七壮即消，永不再发。服药无效。其谓，人禀天地之气以生，故气体随地不同。所产之地，所出之泉，皆能致病，土人皆有极效之方，皆宜详审访查。

2. 少阴病 得之一二日，口中和，寒邪已微，其背恶寒者，当灸之，但背恶寒，则寒邪聚于一处，则以灸条悬灸其背，以红热为度。此是肾阳虚衰、督阳不充、寒湿阴邪凝滞肌肤骨节的证候，用灸法，取其助阳消阴、祛寒湿之功。

3. 阴毒 症见手足厥冷，背强，脐腹筑痛，咽痛，短气，呕吐下利，身如被杖，或冷汗烦渴，脉沉细欲绝，一息七至。灸气海、丹田二三百壮，或葱熨脐中。气海属督脉，八会穴之一，在脐下一寸五分，灸之具有补气升阳、祛寒止痛的作用。丹田位居任脉，在脐下二寸，与气海相配，祛寒散毒，回阳复脉。

4. 霍乱转筋 为古代临床常见病，徐灵胎常采用《外台秘要》灸法进行治疗：以手勾所患脚大拇指，灸当脚心急筋上七壮；又灸当足大拇指聚筋上七壮；又灸足大拇指下约中一壮；又灸涌泉。入腹者，灸脐左两寸十四壮，又灸股中大筋上去阴一寸。转筋四逆者，灸两乳根黑际各一壮；转筋欲死者，灸脐上一寸十四壮；转筋在两臂若胸胁者，灸手掌白肉际七壮；在十指者，灸手踝骨七壮；在胫骨者，灸膝下廉筋上三壮，或灸涌泉七壮，亦可灸大督七壮。

5. 疟疾 徐灵胎应用《千金翼方》灸法外治截疟疾。方法是以绳量患者脚,绕足跟及五趾一匝讫,截断绳,取所量绳置项上,着反向背上,当绳头处脊骨上灸三十壮则定。比至过发一炊久,候之,虽饥勿与食,尽日。男左足,女右足。

6. 胸痹心痛 多由胸阳不振,阴邪凝聚,阴乘阳位,经络痹阻,气机不畅所致。灸膻中穴,灸疮愈后再灸,连续满百壮;开胸理气,温通心络,宣痹止痛。

7. 脚气 症见足肢麻木、酸痛、软弱无力,病机为风水寒和湿热之邪侵袭下肢,流溢皮肉筋脉。取穴以足少阳与手足阳明经穴为王,初灸风市,祛风散寒祛湿,次取伏兔、膝两眼、犊鼻、足三里、上廉、下廉泻阳明之湿热。后取绝骨,充养骨髓,使步履轻捷。

三、针灸并用

1. 尸厥 为少阴脉不至,肾气微,少精血,奔气促迫,上入胸膈,宗气反聚,血结心下,阳气退下,热归阴股,与阴相动,令身不仁。举臂取期门穴刺入四分,灸五壮;巨阙刺入六分,留七呼,灸五壮。

2. 太阳与少阳并病 头颈强痛,或眩冒,时如结胸,心下痞硬者,刺入大椎五分,灸九壮;刺入肺俞三分,留七呼,灸三壮;刺入肝俞三分,留六呼,灸三壮。

四、针药结合

太阳病初起服桂枝汤后出现烦躁而太阳病不解,徐氏认为"此非误治,因风邪凝结于太阳之要路,则药力不能流通",故尊张机之法先刺风池(针入三分,留三呼),祛风以解其结;"盖邪风大甚,不仅在卫而在经",因而刺风府(刺入四分,留三呼),疏经以泄经气,再予桂枝汤则愈。

五、灸药同用论

1. 结胸 是外邪不解,迅速内陷与痰结聚而成的危重变证。病邪结聚于胸腹,以心下硬痛为主症。徐氏用《普济本事方》巴豆饼灸法(巴豆、黄连共细捣末,用津唾和成膏,填入脐心,以艾灸其上),若腹中有声,则为病去。并进一步补充应用要点,不拘壮数,以病退为度;灸后迅速以温汤浸手帕拭之,避免脐部生疮。

2. 头痛　徐灵胎应用《太平圣惠方》痛风饼子(五倍子、全蝎、土狗各八分为末,醋丸做如钱大饼子)治疗头痛。头痛发作时用醋润透饼子,顶太阳穴上灸热贴之,仍用帕子缚之,饮浓茶,睡觉自愈。

3. 肾厥　对于肾气不足,气逆上行,头痛不可忍,轻按脉弦,重按之石坚的肾厥,则用《普济本事方》中玉真圆(硫黄、石膏、半夏、硝石研为细末,生姜汁糊丸如梧子大,阴干。每服二十丸,或姜汤,或米饮下),配合灸关元穴百壮,大补元阳,纳气止痛。

4. 腹痛　徐氏采用蒸脐法,可随病所在蒸之,药味亦可因症加减。选丁香、木香、半夏、南星、川乌、当归、肉桂、麝香、冰片、乳香、大黄、穿山甲、雄黄、白蔻,上为粗末,用烧酒,姜汁等搅湿,放面圈内,上用铜皮一片,多钻细眼,用艾火灸铜皮上,每日十余火,满三百六十火,病除。

5. 脚气　地之寒暑风湿,皆作蒸气,足常履之,所以风毒中人必先中脚,发为脚气。久而不瘥,遍及腹背头项。治疗灸药并举,对于初得脚弱,便速灸之,服竹沥汤。灸讫,服八风散,无不瘥者。若但灸不服药,但服药不灸,后必发。

6. 奔豚　对于太阳病用烧针发汗后防护措施失当,感受寒邪,导致气从小腹上冲心、核起而赤的奔豚证,采用灸汤并用之法。灸其核上各一壮,同时予桂枝加桂汤,重加桂枝,不特御寒,且制肾气。

六、医案举例

洞庭吴姓,从徐州经纪返棹,背起粟粒,深紫色而痛应心,周围肌肉皆不仁,知非轻证,未至家而就余治。余辞不能,再三恳求,姑用围药束之。稍定,病者谓我尚未到家,当归处分家事,求借一壐。如果不治,死无余憾。归二日而复来,其疮不甚大,顶微高而坚黑,当用刀挑破,方可上药。以洋刀点之,洋刀坚利非凡,不能入,用力挑之,刀头折。乃用金针四面刺之,以泄毒气。内托外敷,其方屡变,然后脓从四旁出,顽盖自落,约深半寸,脊骨隐露,其尖亦腐,急以生肌散填补之,内服峻补之剂,两月而肉满皮完。此九死一生之证,不早为外束内托,则焦骨攻脏,无生理矣。

总之,徐灵胎应用针刺法、灸法,重视穴位定位,详细介绍定位方法及操作要领;并且针灸并用,针药结合,灸药同用治疗内外妇儿疾病,给后世留下了宝贵的财富。但徐灵胎应用灸骨骶方法治疗"狂而新发",则需进一步商榷。

(《中国中医基础医学杂志》,2007 年第 13 卷第 7 期)

徐灵胎《医学源流论》体质思想探微

北京中医药大学　　　张潞潞　王　琦　马明越　孙鹏程　　　　　　　　　王　鑫　李倩茹　王艳秋　王　济

徐大椿,字灵胎,是我国清代著名的临床大家。他精勤于学,著述甚丰,对于天文、地理、音律、技击等无不通晓。其所撰《医学源流论》发前人之未发,言常人所不敢言,论理深刻,堪称徐大椿医学论文集。该书对中医体质理论多有论述,精辟允当,笔者兹作初步探讨,以期丰富中医体质学的理论内涵。

一、徐灵胎的体质差异观

体质是一种客观存在的生命现象,是个体生命过程中,在先天遗传和后天获得的基础上,表现出的形态结构、生理功能以及心理状态等方面综合的、相对稳定的特质。徐灵胎医学体系中,关于中医体质学的论述散见于各论中,虽未明确提出"体质"一词,也未形成与体质有关的学术体系,但已包含有特色的体质思想。一方面,徐灵胎使用了多种直接说明人体体质差异的特定词语,诸如"质性""气禀""纯阳之体""强壮之人"等,体现了较为朴素的体质分类思想,是为《内经》体质分类思想之沿革。另一方面,徐灵胎也使用"阴气本虚""生而虚弱"等间接说明人体存在体质差异的表达方式，暗含了对体质差异的认识。

由于徐灵胎对体质尚未凝练成清晰的概念体系，其部分论述亦有模糊性。如徐灵胎提出："肾气盛者，多欲无伤，肾气衰者，自当节养。"由于中医体质和证候的论述都是应用中医的基本术语，从而出现了对体质与证候关系的概念界定不清。体质与证候的概念可以从界定前提、形成因素、形成特点、表现特点、表达信息、涵盖范围、指向目标、诊察内容、干预目的九个方面进行区别。界定前提方面，体质类型是非疾病状态下的正常体质与病理体质，而证候是疾病状态下的临床类型。体质是在先后天因素影响下缓慢形成的，相对稳定且长期存在，能反映机体的整体状态。而证候是在致病因子作用下短暂形成，演变快且存在时间短，反映疾病演进过程中的病理特征。证候的发生、转归、传化取决于致病因素对人体的刺激强度，以及不同的人对致病因素反应的不同程度。而这种反应上的差异，正是由体质因素所决定的。因此，体质与证候既有区别，又有联系。

《内经》最早对人体体质的形成变化因素及其差异性进行了论述，其后多位医家在此基础上展开论述，为中医体质理论的发展积累了丰富的认识。徐灵胎在前人研究的基础上，提出人的寿夭、智愚以及肾气盛亏均有体质差异。如《医学源流·元气存亡论》明确指出"其有久暂之殊者，则薪之坚脆异质也"，即木柴燃烧时间有长有短是因为质地有坚硬和松软的不同，他用此来描述人的寿命差异原因是体质差异。在《医学源流·〈太素脉〉论》中认为人存在着寿夭、智愚的区别，后又进一步在《医学源流·病同人异论》论述："夫七情六淫之感不殊，而受感之人各殊，或气体有强弱，质性有阴阳……更加天时有寒暖之不同，受病有深浅之各异。"指出了体质差异性在多个方面的体现，如身体强弱、性质的阴阳、不同地域及性情、筋骨、肢体、年龄、饮食、心境等。因此，他强调医者给患者用药时要做到"必细审其人之种种不同"，用药的轻重缓急与大小先后应依据体质而定。

二、徐灵胎的体质生理观

在不同的生理状态下，体质可表现出不同的生理特征。不同体质的人，对外界事物的感受和对自然社会环境的适应能力均有差异。但是,体质在遗传性、稳定性、可变性、多样性、趋同性、可调性等方面仍有相同之处。

1. 体质与先天禀赋　先天,又称先天禀赋,是指子代出生以前在母体内所禀受的一切。王琦教授提出,先天禀赋是体质形成的基础,是人体体质强弱的前提条件。先天禀赋是导致体质差异的重要内在条件,是各种体质形成和发展变化的一个重要内在因素。《灵枢·寿夭刚柔》云"人之生也,有刚有柔,有强有弱,有短有长",提示受先天禀赋的影响,人在刚出生时体质就存在差异。种族、家族和孕育因素对中医体质均有重要影响。

这种观点在《医学源流论》的第一篇论述"元气存亡论"中就有所体现。徐灵胎曰:"当其受生之时,已有定分焉。所谓定分者,元气也。视之不见,求之不得,附于气血之内,宰乎气血之先。其成形之时,已有定数。"认为人在胚胎时期就有区别,区别即禀受的元气。"医道通治道论"中,作者认为先天因素对体质的影响非常大,难以调养。"由乎先天者,其人生而虚弱柔脆是也。先天之病,非其人之善养与服大药,不能免于夭折,犹之天生之乱,非大圣大贤,不能平也。"

2. 体质与年龄　随着年龄不断增长,人体体质会表现出较为明显的差异。这是因为人体脏腑气血的盛衰与年龄密切相关,在生长、发育、壮盛以至衰老、死亡的过程中,脏腑气血由盛而衰,影响着人体生理功能,决定着人的体质。如小儿为"稚阴稚阳"之体,处于脏腑娇嫩状态,而到了老年阶段,脏腑生理功能减退则多转向虚弱状态,认识这些问题对指导治疗有重要意义。

"幼科论"中,徐灵胎认为小儿所得疾病与成人有很多不同,而即使有相同者,也应"治亦迥异",因为"小儿纯阳之体,最宜清凉"。小儿脏腑娇嫩,形气未充,所以在生长发育过程中,从体格、智力以至脏腑功能,均不断完善、成熟。所谓纯阳,是指小儿阳气当发,生机蓬勃,与体内属阴的物质相比,处于相对优势;在发病过程中,易患热病,阴津易伤,在治疗时不宜使用温阳药物。

此外,"元气存亡论"中徐灵胎还论述了人到中年,体质开始出现转折征兆,"况乎四十以前,未尝无嗜欲劳苦思虑,然而日生日长。四十以后,虽无嗜欲劳苦思虑,然而日减日消"。即青年时期,虽事务繁杂,但脏腑功能日趋成熟,气血日渐充盛;而中年时期,虽休息良好,脏腑气血却由盛转衰。

3. 体质与性别 "妇科论"中有"其所以多癥瘕之故,亦以经带胎产之血,易于凝滞,故较之男子为多"的论述,徐灵胎解释了妇女之所以易患癥瘕之疾是因为妇女有经、带、胎、产的生理特点,导致血行凝滞不畅。而"胎产论"中,女性在生产前后身体状况也有区别。即使是平素体质强健易于生产的女性,若生产出血过多后不以为意,轻举妄动,也会导致死亡,这同时反映出女子以血为本的生理特点。

4. 体质与对社会环境的适应能力 人对社会环境的适应能力是直接或间接受其体质状态影响的。若体质平和,则人体能够较快适应社会经济、人际关系等各方面的变化。若为偏颇体质,则社会环境变化时不能良好适应,严重时还会引发各类疾病。正如徐灵胎在"病随国运论"中通过分析张洁古、李东垣、朱丹溪等医家的主要学术思想与其各自所处的社会环境之间的关系,而提出疾病发生发展与国运有密切的联系。而"国运"这里不仅是指国家的命运,更重要的是要表达某一特定时期、特定地域的社会环境。疾病的发生发展和诊疗随着社会的变迁而变动,同时也影响着社会的发展变化,故良医用药亦当随时而动。而医者若未考虑到社会环境对体质的影响,则会造成不良后果。徐灵胎在"补药可通融论"中论述,"若富贵之人,则必常服补药,以供劳心纵欲之资,而医家必百计取媚,以顺其意。其药专取贵重辛热为主,无非参、术、地黄、桂、附、鹿茸之类,托名秘方异传。其气体合宜者,一时取效,久之必得风痹阴涸等疾,隐受其害,虽死不悔。此等害人之说,固不足论"。所以医家在临证时应审证求因,考虑到社会环境对人体质的影响以切合实际。

三、徐灵胎的体质防病观

"肾藏精论"中,徐灵胎认为保养肾精应遵循自然规律,"能自然不动则有益,强制则有害,过用则衰竭,任其自然,而无所勉强,则保精之法也"。不同的体质有不同的养生保健方法,病愈后应进行体质调理以防止疾病复发。"名医不可为论"中,其认为很多患者并未意识到这个道理,病后失于调理,疾病复发,反而认为这是由于医者没有治疗彻底所造成的后果。

《医学源流论》中还体现出了徐灵胎的体质运气观,即重视五运六气的变化以防治疾病。五运六气,简称运气。五运六气学说的基本内容,是在中医整体观念的指导下,以阴阳五行学说为基础,运用天干地支等符号作为演绎工具,来推论气候变化规律及其对人体健康和疾病的影响。现代学者所做研究中关于五运六气的很多,但是关于五运六气与体质关系的研究并不多见,如在知网中以篇名为"五运六气"或"运气"并含"体质"检索,检索结果仅有23条。然而,徐灵胎早在"司天运气论"中就提到,"至于病,则必观是年岁气胜与不胜。如厥阴司天,风淫所胜,民病心痛胁满等症"。并在"痘科论"中论述:"而天时有五运六气之殊,标本胜复之异。气体既禀受不同,感发又随时各别,则治法必能通乎造化之理,而补救之。"指出了五运六气禀赋对发病倾向及对人体体质的影响,故治疗时应对运气加以考虑,以更好地纠正偏颇体质。这种观点与现代学者的研究相吻合。如张轩等认为五运六气禀赋影响人的体质及疾病罹患倾向,但是认为研究的深度及系统性尚显不足,许多理论关键问题还未有定论。

四、徐灵胎的辨体调体观

在人的生命过程中,体质状态并不是一成不变的。体质与先天禀赋固然有关,但后天调节奉养因素可使之有常有变。饮食偏嗜、精神情绪、生活习惯在后天长时间的影响下,使体质逐渐发生变化。原本寒性体质可变化为热体,原来热性体质也可转变为寒体。故可通过后天的调养改变体质的偏颇以预防疾病发生,延缓疾病发展。"《太素脉》论"中记载:"得夭之脉,而其人爱护调摄,得以永年。"指出体质弱者加以爱护调养也可以益寿延年。然而,即使体质平和,若"其人或不谨于风寒劳倦",不注意保养,也会患病而亡。

体质影响疾病的发生、发展和病机的从化,"因人制宜"的治疗原则正是考虑到了这一影响。《医学源流论》的多篇论述中都体现了"辨病辨证,治病求本"的特色学术思想,而这个"本"就指的是本于体质。例如"疡科论"中"惟煎方,则必视其人之强弱阴阳,而为加减,此则必通于内科之理,全在学问根柢","貌似古方欺人论"中"其如天下之风气各殊,人之气禀各异,则不得不依古人所制主病之方,略为增减,则药味增矣",强调了要根据体质不同对主方进行药味加减变化。"临病人问所便论"认为患者因体质不同,喜好不同,从而能反映出真正的病情,所以医者不可一味强迫患者听从自己的意见,贻误病情。

治疗疾病时,医家应考虑到地域因素即不同的地理环境对该人群的体质影响,"五方异治论"整篇都是关于此观点的论述。"治病缓急论"中提到,医者应该分别对体质虚弱者或是老年人、儿童进行不同的调护,才能使其正胜而邪退,否则反而会对身体造成伤害。而进行针灸时,医者如对患者的社会地位、劳作情况、体形等体质因素细心观察,使用不同的针刺方法,则可以收获神奇功效。若医者没有考虑这些因素则会产生不良后果,徐灵胎在"肾虚非阴症论"和"热药误人最烈论"中举出反例,以强调辨体论治的重要性。

徐灵胎还认为,辨体固然重要,但医家施治时却不可拘泥于体质而忽略病证,而应采用切合实际病情的多种治疗方法,"寒热虚实真假论""攻补寒热同用论""治病不必顾忌论"与"病家论"中有许多相关论述。

五、小　结

综上所述,徐灵胎所著《医学源流论》共有评论文章 99 篇,多篇不过千言,但阐述透彻,表达了作者鲜明的学术观点,反映了当时医学界存在的一些不足之处。徐灵胎关于中医体质学的论述虽未凝练成清晰的学术体系,但其深入学习经典医书,在继承前人理论的基础上对中医体质已经有了一定的认识,并举出反例证明不考虑体质因素造成的不良后果,体现出其博学识广与丰厚的临证积累。更为重要的是,徐灵胎重视医德修身,认为医者要胸怀济世救人之志,以治病救人、缓解病人苦楚为己任,如此才能潜心治学,医道日进。其学术观点和精神对于现代中医体质学说的理论研究以及体质养生、调体防病、个体化诊疗等方面仍然具有深刻的指导意义,值得后人细细研究揣摩其中道理,以良好运用于医学实践中。

(《浙江中医药大学学报》,2019 年第 43 卷第 4 期)

徐灵胎《兰台轨范》学术思想及其对当代中医的启示

苏州市吴江区第四人民医院　　顾亦斌　廖建辉

　　徐大椿,字灵胎,清代名医,学习中医五十余年,经他批阅的书有千余卷,泛览的书有万余卷。医者只有熟读《内经》《本草》《伤寒》《金匮》等古医典,继而博览《千金要方》《外台秘要》以下各书,取长补短,以广见识,然后多行临证,把书本知识与临床实践联系起来,才不会落入窠臼,步入偏见。徐大椿很强调"学古",对"古法"推崇备至,有"宗经法古"的思想。但是,他并非"食古不化",相反,还有"疑古"的精神,敢于批语前人的得失。他读古书坚持了"掇其精华,摘其谬误"的原则,往往把读过的书,重加整理注释,节其冗,取其要,补其缺,正其伪。《兰台轨范》不仅印证书本知识,而且结合实践,对前人临床治疗经验进行整合提高。通过阅读《兰台轨范》,可以学习其中学术思想,并应用在当代中医理论中。

一、《兰台轨范》学术思想

　　《兰台轨范》一共列举 36 种常见疾病,不仅详细叙述致病原因,而且进行详细中医辨证,提供多种有效治疗方案。在书中,徐灵胎强调"治必有定法,法必有主方,方必有主药",并指出治病不应专用汤药,对单方、验方、针灸、按摩等治疗方法,应相应选用。《兰台轨范》更多是在进行药方分析,表明每种药方功效,并提出加减治疗。

　　该书卷一为通治方;卷二至卷八为内科杂病、时病、五官、妇、儿科病证证治。按病证分门阐述,辨证治疗以《内经》《难经》《伤寒杂病论》等古典医籍的论述为理论依据和治方根本,而对宋以后诸方则反采"其义有可推试多获效者"。全书取材比较严谨,对病名、病证、方药主治和配合等内容的论析简明扼要,颇有条理。在辨证论治方面,徐氏主张"先识疾病之所由生,再辨病状之所由并。治必有定法,法必有主方,方必有主药",为多数医家所赞许。从中可以得出相应结论，在任何疾病治疗中，需要找寻致病原因，而且在辨证治疗中，治疗药方可以多变，但治疗核心药物较为固定，以此为药方中心，结合患者临床表现，辅以其他药物，即可以达到治疗目的。

二、当代中医启示

中医是我国传统医学，为中华民族发展做出卓越贡献。随着当代中医持续发展，已经形成完整中医科学体系，目前全球已经掀起又一轮中医研究热潮，在实践创新和发展过程中迎接现代化挑战。

由于西医的流行，中医受到前所未有的挑战。但中医发展是自然辩证法则的体现，并且符合事物普遍联系和发展规律。

1. 在疾病防治领域，中医有较大发展前景　随着社会不断进步，人民对于生理健康问题重视程度提高。在人体健康观念不断改变的同时，人民对于健康的追求不单单是"身体健康"，而是更加关注生存质量，对于预期寿命重视程度愈发提高。面对这样的社会问题，"治未病"理念得到发挥，在中医指导下，可以发挥中药汤剂治疗亚健康优势，合理运用中药汤剂的多变性，调理人体。

2. 中医对于体质改善优势明显　现阶段生活节奏较快，中医疗效慢的缺陷被无限放大。很多患者看重西药见效快的特点，通过服用西药快速消除临床表现，忽视体质调理。为此可以采用中西结合的方式，在缓解临床表现的同时，采用对症中药汤剂，逐渐改善患者体质，加强免疫能力。

3. 在西药难治领域中，中药仍有一席发挥余地　在当代中医理论中，很多时候将中医认为是替代医学。作为中医工作者，不得不承认目前西医治疗的优势，在部分疾病中，中医十分无力。但我们仍要立足于现实，发挥中医"三才一体"特点，施展辨证综合治疗。而且现阶段一些西医难治病在中医中也得到了启发，通过中医辨证的方式，患者服用中药汤剂，可以缓解病情。

4. 重视中医教育和科研，拓展中医发展前景　《兰台轨范》的出现为我国中医治病救人提供了有力依据，而且徐灵胎的编书目的也十分明确，为人民群众消除疾病苦痛，使中医发扬光大，为后世造福。在当代中医的大环境下，基本上通过中医学院进行人才培养，按照真正中医思维进行培养的医学人才越来越少。因此在高等教育中,要进行专门研究,培养各类人才,掌握现代医学技术的同时拥有中医特色思维。在中医科研上,中医学和现代医学认识事物角度和方法不同,如不按照中医自身发展规律,脱离中医本质,丧失中医特色,将对中医发展起到阻碍作用。中医研究不能单纯满足动物实验,还要向知名老中医进行经验讨教。同时,不能排斥应用科学技术手段,但不能用西医思维来进行问题实践,避免对中医进行否定。

综上所述,《兰台轨范》是我国不可多得的优质历史遗留,通过反复仔细阅读,能发现其中蕴藏哲理,结合当代中医,为今后中医发展带来相应启发。

(《世界最新医学信息文摘》,2019 年第 19 卷第 A1 期)

清代医家徐灵胎中医传承方法学研究

中国中医科学院　　付玉娟　李　菲　杨　杰
　　　　　　　　　　张　磊　刘　佳
首都医科大学　　　翁丁玲　陈紫嫣

徐灵胎,清代著名医学家。在医学理论和临床实践等方面的成就显著,在医学传承方面也有许多深刻独到的见解。现从传承形式、传承内容、准入考核 3 方面,将其医学传承思想总结概述如下。

一、传承形式

1. 自学　徐灵胎从医,既无家学渊源又无师道传授。其家世为望族,"代有科第"而无人为医,只因手足连病,侍医制药,徐灵胎乃弃举子业转治医,自学成才。其一生著注医书、立论批驳、崇尚临床,不仅当时名重一方,时至今日亦声名不辍。

徐灵胎的自学与治学之路,对后学颇具启示意义。其广求博学,穷源及流，"循序渐久，上追《灵》《素》根源，下延汉唐支派"；不断"自审其工拙"，反复斟酌及临床实践。在其临床中，先立医案，审病情，思用药得当与否；"更思必效之法"，如发现病重或增他症，则"自痛惩焉"，后"更复博考医书，期于必愈而止"。

徐灵胎认为医者不断在褒与贬中完善自我，其医术必不日精进。"如此自考，自然有过必知，加以潜心好学，其道日进矣。"切不可"惟记方数首，择时尚之药数种，不论何病何症，总以此塞责"，更不可凭一家之言，以温补一法为成名之捷径。徐氏认为只有在博学中自省自考，才能不断精进，此自学方法乃医者精进之大法。

2. 跟师 《医学源流论·医非人人可学论》曰："得师之传授，方能与古圣人之心潜通默契。"徐灵胎通过自学而成为一代宗师，没有家学、师承，是在广博通览的基础上随处请教而学有所成。徐灵胎还十分重视跟师学习，其在自序中记述："余之习医也，因第三弟患疾，先君为遍请名医。余因日与讲论，又药皆亲制，医理稍通。"在此特别强调了跟师学习的重要性。

二、传承内容

1. 医道 徐灵胎提出，治医不可只求医术、不求医道。有道无术，术尚可求；有术无道，必止于术。道是术的基础，术是道的表现。有道才能成就更高的术，有术无道只能是普通的医者。道乃术之渊源，是中医理法方药和辨证论治的渊源。徐灵胎反对志医者学而无本，求术不求道，强调志医者应钻研经典，掌握中医学术之道，而后精通辨证论治之法。

（1）医重道而非术：医理之本，源于《内经》，而《内经》之学，汉代以后出现分流，仓公、张仲景、华佗医术各有所长，宗法要旨"虽皆不离乎《内经》，而师承各别"。晋唐以后，流派纷呈，"去圣远矣"，背离了中医发展的本源，与圣人之学相去甚远。因此，徐灵胎认为："惟《难经》则悉本《内经》之语，而敷畅其义，圣学之传惟此得以为宗。"

徐灵胎重视经典，尊《内经》为道，为医之祖，称之为"圣学之传"，强调"徒讲乎医之术，而不讲乎医之道"。这里的"道"，即指中医经典理论。徐灵胎认为，道乃术之渊源，是中医理法方药和辨证论治的渊源。反对治医者学而无所本,反对求医术而不求医道,认为"经学不讲久矣",则"去圣远矣"。治医者应钻研经典,掌握医学之道,而后精进医术,胸中有定见,始为不惑。

(2)医道通治道论:徐灵胎专门撰写"医道通治道论",探讨了治病之法与治国之术的相通之处。其言医道与治道相通,平内忧外患,实则平"喜怒忧思悲恐惊""风寒暑湿燥火",治则"补中之攻不可过也","攻中之补不可误也","患大病以大药制之","患小病以小方处之",克伐有度,使得"病气无余",而"正气不伤"。医道与治道相通,以道为法,小以喻大。所以,良医与良相相通。

徐灵胎视张仲景之书为"上古圣人历代相传之经方",折服之学乃《内经》之道、仲景之学。《内经》于天人之际、阴阳之道、经络之秘、脏腑之微及脉法治要阐发备至,讲求天人合一之"道"。以人为本的阴阳平衡调节,是谨守病机、方随病变的个体化治疗之"术"。此乃中医"道"和"术",当为后学者传承之。

2. 医德　徐灵胎的中医人才观,包含着德、才、学、识几方面的要求,是对历史上中医人才培养的一个探讨。袁枚在《徐灵胎先生传》中写道:"艺也者,德之精华也。德之不存,艺于何有?"徐灵胎医德高尚、理高艺精,为后世医者树立了良好的道德风范。

(1)小道精义,重任贱工:医道至大,任重而须力学,需孜孜以求来提高医道。然而,当时医为"小道",医者为"贱工"。在这种任重而位微的现实矛盾环境下,徐灵胎为从医者鸣钟警示:要不断认识自身的责任,不断觉醒,方能使医道不断彰明。

徐灵胎在《兰台轨范·凡例》中,以"通天地人之谓儒"来比喻儒者;在《医学源流论·自序》中,则曰"医,小道也",同时指出,因"道小,则有志之士有所不屑为"。但从另一角度,又指出医虽为"小道"而责任重大,因为任重,故而需"精义"。如何能做到"精义"呢?徐灵胎认为,学医之人须"穷《内经》,参《本草》,熟《金匮》《伤寒》,出而挽救时弊,全民性命"。提高自我素质与修养,博览经典方能有定见、辨是非,取长去短,不为所惑,而为精义,以满足医者必备条件。

(2)患者不察,而医者当自省:中医历代医者皆重视医者的医德问题,无不把医德放在医术之前,即医乃仁术,无德而术不立。世有仁医、名医、奸医、庸医、懈医,其或起死人、或治病、或伤人、或杀人,患者及家属可能不易判断,而医家可自知、当自省,这是医家自我评价中非常重要的一部分。医之水平不同,这是无法勉强的,"然果能尽知竭谋,小心谨慎,犹不至于杀人"。但如遇重疾,"则明示以不治之故,定之死期,飘然而去,犹可免责",以避免自保而误治。在《医学源流论·人参论》中,徐灵胎对时下医生随意开处名贵补药的行为进行了批判,同时告诫患者不应一味追求服用人参之类的贵药,体现了他实心惠民的仁爱思想。

3. 崇古 徐灵胎非常注重研读经典之作。其在《医学源流论·脉经论》中说:"学者必当先参于《内经》《难经》及仲景之说而贯通之,则胸中先有定见,后人之论皆足以广我之见闻,而识力愈真。"其学术思想根植于《内经》《难经》《伤寒杂病论》,在医学治学上主张读经,在治学过程中常以经开源开悟,鄙薄"有尽境"的时文,偏爱"无尽境"的经学。

(1)崇古之因:徐灵胎幼时推究《易》理,昼夜默坐潜阅,旁及诸子百家,于《道德经》独有体会,遂详加注释。从经入学,是他一贯的治学态度,因此才有经典理论的深厚积淀。

徐灵胎崇古而尊古,不忍古来圣贤相传之医道衰落,故奋起而针砭以力挽之。如《洄溪道情》自叙中说到:"悉一心之神理,遥接古人已坠之绪。"这正是徐灵胎崇古尊古的真正原因所在。徐灵胎所言古圣方药、法则,是指汉唐以前的著作,即《内经》《难经》《神农本草经》《伤寒杂病论》等经典著作。读书从经典入手是徐灵胎在医学道路上发展的重要方法,为其后医学精进,著多部佳作,成就一代名医奠定了坚实的理论基础。

(2)崇古之义:徐灵胎认为古人制方时"审察病情,辨别经络,参考药性,斟酌轻重",又有加减之法,因此其方"微妙精详,不可思议"。故古人治病味少量轻而愈,不必尽剂。结合现实情况,徐灵胎进而指出:"古法之严如此,后之医者,不识此义,而又欲托名用古,取古方中一二味,则即以某方目之。"此言未识得古方之义,用是药而于病无益,方与病证相符,或有别症适量加减,则方起神效。

徐灵胎对古方的这种认识,与张元素、朱丹溪的认识有所不同。如《金史》卷一百三十一《列传·第六十九》有关张元素的记载:"平素治病不用古方,其曰:运气不齐,古今异轨,古方新病不相能也。自为家法云。"又如,《医学启源·张序》记载:"洁古治病,不用古方,但云:古方新病,甚不相宜,反以害人。每自从病处方,刻期见效,药下如攫,当时目之曰神医。"《丹溪翁传》曰:"操古方以治今病,其势不能以尽合。苟将起度量,立规矩,称权衡,必也《素》《难》诸经乎!然吾乡诸医鲜克知之者。"而徐灵胎则认为古方今用效不佳,是未尽古方之意所造成的。

(3) 推荐、阐释经典:徐灵胎强调读经典的重要性,指出"一切道术,必有本源"。其在《慎疾刍言·宗传》中,开列了医者应读的书目,旨在为学医者打开方便之门。该书推荐了中医经典《灵枢》《素问》《伤寒论》《金匮要略》《神农本草经》,同时也指出了妇科、儿科、外科等专科的指导用书,如《妇人大全良方》《幼幼新书》《千金方》《外台秘要》《窦氏全书》《疡科选粹》。在皇家组织编撰的医书中,推荐了《御纂医宗金鉴》,认为"习医者即不能全读古书,只研究此书,足以名世"。

徐灵胎对于中医经典著作有自己独到的见解,著有《难经经释》《神农本草经百种录》《伤寒类方》等医书,以发挥其旨意。在《征士洄溪府君自序》中,徐灵胎阐明了7部著作的名称和写作意图。云:"谓学医必先明经脉脏腑也,故作《难经经释》。谓药性必当知其真也,故作《神农本草经百种录》。谓治病必有其所以然之理,而后世失其传也,故作《医学源流论》。谓《伤寒论》颠倒错乱,注家各私其说,而无定论也,故作《伤寒类方》。谓时医不考病源,不辨病名,不知经方,不明法度也,故作《兰台轨范》。谓医道之坏,坏于明之薛立斋,而吕氏刻赵氏《医贯》,专以六味、八味两方治天下之病,贻害无穷也,故作《医贯砭》。谓医学绝传,邪说互出,杀人之祸烈也,故作《慎疾刍言》。"

4. 创新 徐灵胎崇古而不泥古,勇于创新,能够博采诸家之长,并不是一味尊古。凡读过徐灵胎医书的人,都会觉得其有浓郁的厚古情结,是尊经崇古的中坚人物。实际上他思想敏锐,崇古尊古而不泥古,是善于继承而又勇于创新之人。

从徐灵胎对《本草纲目》的评价中可知其不泥古的思想。相比于同时期的陈修园对李时珍《本草纲目》持完全否定的态度,徐灵胎认为此书增益《证类本草》为纲目,集诸家之说而使本草更为完备。在继承经典的基础上博后世诸家之长,体现了徐灵胎并不是一味地尊古。

徐灵胎采用"以方类证"的方式研究《伤寒论》。《伤寒论》经王叔和编次、宋代林亿校正整理后，大多注家泥于《伤寒论》原文，遵循"六经"之说。徐灵胎初读此书时即疑其有错乱，其所著《伤寒类方》一书，不按传统伤寒著作的六经分类方法，而是每类先定主方，后附同类诸方，再载六经脉证、别证及变证，随证分录。诸方中兼治杂病的，皆分载各证条下，条理清楚，随文诠释。这样一来，使得方药合拍、方证对应，起到执简驭繁的作用，为《伤寒论》的学习和研究开辟了一条新的途径，对临证也颇有实际意义。徐灵胎继承和展现了《伤寒论》的学术思想，批评了当时医界不经辨证而拘泥于一二成方治病的弊端，可为研究张仲景学说之津梁，同时对学术繁荣起到重要的推动作用。

徐灵胎在临证中，更不囿于传统结论，敢于提出新的理论和治疗方法。如肺痈，张仲景认为"始萌可救，脓成则死"，徐灵胎认为"脓血已聚，必谓清火、解毒、提脓、保肺等药方能挽回"，否定"脓成则死"。又如虚劳，在《金匮要略》中有小建中汤诸方，徐灵胎在《兰台轨范》中提出了自己的见解，认为"古人所谓虚劳，皆是纯虚无阳之症，与近日之阴虚火旺、吐血咳嗽者正相反"，指出小建中汤"治阴寒阳衰之虚劳，与阴虚火旺之证相反，庸医误用害人甚多"。

三、准入考核

医者准入考核，由来已久，初始于周，系统于宋，延续之元。由于有学医者"习此业以为衣食之计"，易坏医道，故而徐灵胎在考证医学源流之时，重点强调医者的考核评价方式，以求"立方治病，犹有法度"。在《医学源流论·考试医学论》中，对考试的渊源、必要性、从医的准入和停业制度、考核内容及特殊人才的准入制度等进行了详细论述。

1. 考核必要性 徐灵胎提出应对医者进行考核、甄选。"医之为道，乃古圣人所以泄天地之秘，夺造化之权，以救人之死"，医之责任重大，不可"听涉猎杜撰，全无根柢之人，以人命为儿戏"。

2. 考核制度 在对古之医学考试的良好效果进行一番觅古追踪之后，徐灵胎倡导今日医学也应该敦睦古风，严考诸医，指出"若欲斟酌古今考试之法，必访求世之实有师承、学问渊博、品行端方之医"，只有通过国家考试获得许可之后，才能挂牌行医。在医者行医之后，也要时时督促，每月严课，定期考核。对特殊人才，给予特殊准入制度。

3. 考核内容　徐灵胎将考试科目分为针灸、大方、妇科、幼科兼痘科、眼科、外科6科；执业范围分全科、兼科、专科3科；考试形式分论题、解题、医案3种形式。考试试题分为3块："一曰论题，出《灵枢》《素问》，发明经络藏府，五运六气，寒热虚实，补泻逆从之理。二曰解题，出《神农本草》《伤寒论》《金匮要略》，考订药性病变制方之法。三曰案，自述平时治之验否，及其所以用此方治此病之意。"徐灵胎相信依此法考察，医家之学才能尊古法、有渊源而师承不绝。然而徐灵胎关于医者准入考核的意见并未得到充分的重视，其构想最终没能得到执行。徐灵胎的医学传承理论中强调医学传承的思想和方法。在传承形式方面，其主张自学与跟师相结合；在传承内容方面，重视医德和医道的培养，提倡崇古而不泥古；在准入考核方面，强调对行医者进行准入甄选，定期考核。徐灵胎注重人才培养，初步建立了医学传承体系，为中医学的人才培养提供了重要参考。

（《长春中医药大学学报》，2022 年第 38 卷第 3 期）

试析徐大椿的临床医学规范化思想

北京中医药大学　　马燕冬
首钢医院　　孙正和

中医临床医学的规范化是当前中医研究的热点之一，学者们围绕这一问题展开热烈讨论，提出了很多有价值的见解，但是尚未形成一致看法。而古代医学家对临床医学规范化问题的论述可以为上述研究提供借鉴，值得我们深入钻研。

徐大椿，字灵胎，晚号洄溪道人，是我国清代著名的医学理论家和临床家。在他的著作中，对临床医学的规范化问题有较多论述。本文试图通过对徐氏医学思想的分析，为当前中医临床规范化研究寻求有益的启示。

一、临床医学必须规范化

《兰台轨范》是徐氏的代表作之一，书名即显示出树立医学规范的意图。在此书的序言中，徐氏指出："欲治病者，必先识病之名；能识病名，而后求其病之所由生；知其所由生，又当辨其生之因各不同，而病状所由异。然后考其治之之法。一病必有主方，一方必有主药。或病名同，而病因异；或病因同，而病症异，则又各有主方，各有主药。千变万化之中，实有一定不移之法。即或有加减出入，而纪律井然。"这里所谓"纪律"或"一定不移之法"就是规范。

规范带有一定强制性。这种强制性有时来自人为的约定，但更多地来自医疗实践中的客观规律。一种诊疗方法能够成为规范，必是经过长期实践的检验，反映带有普遍性的规律。树立并推行规范、消除临床中含糊不清和杂乱无章的现象的过程就是规范化的过程。依徐氏的观点，临床医学规范化的必要性体现在三个方面。

首先，规范化有助于保证疗效。徐氏认为，遵循经过长期检验的诊疗规范，"一病自有一方，自然随手皆效"（《医贯砭·伤寒论》）。反之，某些医生"全不知病之各有定名，方之各有法度，药之各有专能，中无定见，随心所忆，姑且一试，动辄误人"（《兰台轨范·自序》）。以久经考验、行之有效的诊疗方法为规范，就可以在临床工作中减少盲目性，保证疗效。

其次，规范化有助于判断诊疗的正误。一般认为，诊断治疗的正确与否应根据疗效来判断。但徐氏指出："愈期有久暂之数，传变有浅深之别，或药不中病反有小效，或治依正法竟无近功。有效后而加病者，有无效而病渐除者……谁杀之谁生之，竟无一定之论。"（《医贯砭·序》）因此，疗效的判定受到多种因素的影响，所谓"有效"有时并不能证明诊断治疗的正确性。要对诊疗的正确性作出当下判断，规范就成为一种重要的参照系。"医者必能实指其何名，遵古人所主何方，加减何药，自有法度可循。乃不论何病，总以阴虚阳虚等笼统之谈概之，而试以笼统不切之药，然亦竟有愈者，或其病本轻，适欲自愈；或偶有一二对症之药，亦奏小效，皆属误治。"（《医学源流论·药误不即死论》）

第三，规范化有助于医生提高技术水平。徐氏批评某些医生"惟记方数首,择时尚之药数种,不论何病何症,总以此塞责,偶尔得效,自以为功。其或无效,或至于死,亦诿于病势之常"(《医学源流论·治人必考其验否论》),甚至"以人试药""以药试病"(《医贯砭·口疮论》)。这种盲目的行为无助于医疗技术的提高,结果终身诊病而终身不悟。故徐氏要求医生"先立医案,指为何病,所本何方,方中用某药专治某症,其论说本之何书。服此药后,于何时减去所患之何病。倘或不验,必求所以不验之故,而更思必效之法……如此自考,自然过有必知,加以潜心好学,其道日进矣"(《医学源流论·治人必考其验否论》)。徐氏主张的先立医案、说明诊疗依据和预后转归,现已成为通行的做法。这种做法的实质是,要求医生一板一眼地按照规范实施诊疗,在学习规范、应用规范的过程中积累经验、纠正错误,不断提高技术水平。

总之,规范是实践经验的总结、客观规律的体现。没有规范,则疗效难以保证,诊疗的正误难以判断,技术水平难以提高。因此,临床医学的规范化势在必行。

二、基础理论、诊疗方法应全面规范化

肯定了规范化的必要性,徐氏进而提出规范化应在基础理论、诊法、方药诸领域全面展开。

首先,基础理论的解释应当统一。《内经》《伤寒论》《神农本草经》等著作是中医界公认的经典,但历代医家对其内容解释不一,成为困扰中医界的一大难题。徐氏认为,古代经典的内容有其本来的含义,不容任意解说。他极力强调对古代经典做从源及流的文献研究。在《医贯砭》一书中,徐氏多次指出《医贯》作者误引经文、断章取义甚至捏造证据的错误。如《医贯》引用《伤寒论》中的方剂,常以己意增减药味,而仍以原方称之。徐氏批评道,《伤寒论》原方不能任意更改,"惟临证增减,未尝不可因证出入。若抄录古文,先为变易,仍指为某方,则大乱之道矣"(《医贯砭·伤寒论》)。徐氏写作《难经经释》,目的在于对《内经》《难经》的理论作统一的解释;写作《伤寒类方》,也是有鉴于"《伤寒论》颠倒错乱,注家各私其说,而无定论"(《中国医籍考》)的状况,试图把《伤寒论》的解释归于统一。尽管徐氏对经典著作的解释未必是唯一正确的,但其规范基础理论的主张值得重视。

其次,诊疗方法应全面规范化。在诊法方面,徐氏赞赏《脉经》对脉法条分缕析、分门别类、建立规范的功绩。就病名而言,徐氏强调病名必有确指,诊病必先识病名。"凡一病有一病之名,如中风总名也,其类有偏枯、痿痹、风痱、历节之殊。而诸症之中,又各有数症,各有定名,各有主方。"(《医学源流论·药误不即死论》)至于方药,更有严谨的法度,"一病有一病之方,一方有一方之药,一药有一药之性。一药增损,方名即别。七情六淫,各有专治。譬如父子、夫妇,有天生者,有配合者,分毫不可假借"(《医贯砭·郁病论》)。此外,药物的剂型、服法也有一定之规,"宜热宜温,宜凉宜冷,宜缓宜急,宜多宜少,宜早宜晚,宜饱宜饥,更有宜汤不宜散,宜散不宜丸,宜膏不宜圆,其轻重大小,上下表里,治法各有当。此皆一定之至理"(《医学源流论·服药法论》)。

值得注意的是,徐氏对基础理论、诊疗方法规范化的同时强调,特别是把病名、治法、方药视为一个密切关联的有机整体,并未把它们割裂开来。

三、规范化与灵活性辩证统一

疾病千变万化,诊疗过程包含很多不确定因素。因此,讨论临床医学的规范化问题时,规范化与灵活性的矛盾无法回避。

徐氏在强调规范化的同时,并未否定灵活性的重要性。"病有经有纬,有常有变,有纯有杂,有整有乱,并有从古医书所无之病,历来无治法者,而其病又实可愈。"(《医学源流论·出奇制病论》)在没有陈法可守的情况下,医生应当发挥主观的创造性,运用巧思奇法,"然后天下之病,千绪万端,而我之设法亦千变万化,全在平时于极难极险处参悟通彻,而后能临事不眩"(《医学源流论·出奇制病论》)。这种来自个人体悟、高度灵活的技巧,在临床实践中具有独特的价值,是任何规范无法全部包容或完全替代的。

灵活性又不是完全脱离规范的无限制的灵活。以古方的运用为例,徐氏指出:"欲用古方,必先审病者所患之症,悉与古方前所陈列之症皆合,更检方中所用之药,无一不与所现之症相合,然后施用,否则必须加减。"(《医学源流论·执方治病论》)说明对于古方须灵活运用。同时,他又强调古方加减必须遵循法度。"能识病情与古方合者,则全用之;有别症,则据古法加减之;如不尽合,则依古方之法,将古方所用之药,而去取损益之,必使无一药不对症,自然不悖于古人之法,而所投必有神效矣。"(《医学源流论·古方加减论》)可见,随证加减是灵活的,而加减的方法是有规范的。

总之,定法中有活法,活法中有定法。规范化与灵活性相互对立,又相互依存,互为补充。"泥一成之见,而欲强人之病,以就吾说,其患在固执;好作聪明,而不究乎古人之成书,是犹兵家之废阵图,法吏之废律令也,其患在不学。由前之说,在不能用意;由后之说,在误于用意……夫惟多读古人之书,斯能善用古人之意,不误于用意,亦不泥于用意。"(《中国医籍考》)徐氏此论精辟地阐明了临床医学中规范化与灵活性的辩证关系。

以上分别从临床医学规范化的必要性、实施途径、规范化与灵活性的辩证关系三个方面,粗略分析了徐大椿的临床医学规范化思想。从徐氏的论述中,我们可以获得如下启示。

1. 临床医学规范化的思想在中医界古已有之 徐氏的上述主张在古代医家中并非绝无仅有。从《证治准绳》《医门法律》《妇科玉尺》之类书名中,就可以窥见古代医学家的规范化思想之一斑。而《新修本草》《太平惠民和剂局方》的颁行更是由政府发起的大规模的医学规范化举措。今天,中医临床规范化的口号之所以被提出,绝不是空穴来风。这既是当代中医学发展的必由之路,也是对古代中医学术传统的继承和发展。

2. 中医临床的规范化确有必要 徐氏所批评的不审病名、不明法度、含糊笼统、胸无定见、以人试药、以药试病的无序现象,在当今的中医临床中并未消除,而且并不少见,已成为制约中医发展和疗效提高的严重障碍。规范是经验的升华、规律的总结,非规范无以深明古训,非规范无以开拓新知,要继承发展中医学术,舍此无门,舍此无路。

3. 规范化无损于中医特色 有人认为,中医临床的特色是辨证论治,辨证论治的灵魂是具体问题具体分析,对圆机活法极其重视,因此担心规范化会窒息中医临床中的灵活性。重温古人对规范化与灵活性辩证关系的阐述,就会发现此种担心大可不必。试举西医学为例,内科诊疗、外科手术,均有严格的规范,但并非每个熟知规范的医生都能取得与张孝骞、黄家驷相当的疗效,原因在于应用规范、处理变化万千的临床问题需要丰富的经验和高超的技巧。中医临床的规范化,只会有助于广大医生普遍提高临床疗效,绝不会降低以中医大师为代表的临床最高水平，更不会对辨证论治的中医特色造成损害。

4. 基础理论、诊疗方法的全面规范是中医临床规范化的可行途径　中医学的生理、病理学说与各种诊断治疗方法浑然一体，牵一发而动全身。倘若对基本概念和理论原则尚无统一解释，则诊疗方法的规范化无从谈起。反之，对基础理论的解释又有赖于临床的印证。如果单纯研究病名或证候的规范化，势必受到其他问题的牵制，动辄得咎。因此，在基础理论、病名、证候、方药等领域间画地为牢、各个击破、分进合击的规范化策略，初期虽可望取得一定进展，但在总体上有其局限。而对基础理论、诊疗方法实施全面规范化的构想，更有希望取得积极的成果。

应当指出，徐氏的临床医学规范化思想有其局限性。他提倡的规范化基本是以古代医学经典为依据。受历史条件的限制，他的主张在当时只能是设想，难以广泛推行。当代中医研究者既有古代文献为借鉴，又有现代研究供参考，当能在中医临床规范化研究中获得胜于古人的成就。

（《北京中医药大学学报》，1997 年第 20 卷第 1 期）

徐灵胎中医教育思想探讨

北京中医药大学　　　王东坡

清代名医徐大椿，原名大业，字灵胎，晚号洄溪老人，江苏吴江人。其医术悉本经典，又能融诸家之长，临证如神，每起沉疴，医名甚噪。一生著述甚丰，著有《难经经释》《慎疾刍言》《医学源流论》《兰台轨范》《洄溪医案》《女科指要》等医书等十数种。在其著作《医学源流论》中设"考试医学论""医非人人可学论""涉猎医书误人论"等专篇，阐述了关于中医教育的思想。现探讨如下。

一、择人而教,注重天资

徐氏在"医非人人可学论"中指出:"医之为道,乃古圣人所以泄天地之秘,夺造化之权,以救人之死,其理精妙入神,非聪明敏哲之人不可学也;黄帝、神农、越人、仲景之书,文词古奥,披罗广远,非渊博通达之人不可学也;凡病情之传变,在于顷刻,真伪一时难辨,一或执滞,生死立判,非虚怀灵变之人不可学也;病名以千计,病证以万计,脏腑经络,内服外治,方药之书,数年不能竟其说,非勤读善记之人不可学也;又《内经》以后,分支派别,人自为师,不无偏驳,更有怪僻之论,鄙俚之说,纷陈错立,淆惑百端,一或误信,终身不返,非精鉴确识之人不可学也。故为此道者,必具过人之资,通人之识,又能屏去世俗事,专心数年,更得师之传授,方能与古圣人之心,潜通默契。"

徐氏论中强调了天资过人是录取中医学生的标准,而这一思想历来都是中医传承的重要内容。在《素问·气交变大论》中引《上经》内容说:"夫道者,上知天文,下知地理,中知人事,可以久长。"明确提出了习医者知识面应该是非常渊博,对生命现象的理解与天文、地理、人事都有密切的关系,只有才高识妙者才能学好中医。医圣张仲景在其《伤寒论·序》开篇即说:"余每览越人入虢之诊,望齐侯之色,未尝不慨然叹其才秀也。"同时认为中医学蕴涵深奥,"自非才高识妙,岂能探其理致哉"。从历代著名医家传记中也不难发现,张仲景、王叔和、巢元方、孙思邈、张景岳、徐灵胎……无一不是才识过人。

从中医教育现状看,普及教育并不是中医教育的最佳形式。扩大招生以后,录取标准的降低是造成中医学生质量下降的重要因素之一。事实证明,七年制学生的录取对提高中医教育质量将作出有益的帮助。同时,目前中医学生的录取,并不是以学生的兴趣、爱好以及知识结构为标准,而只是从高考报志愿的学生中录取,录取者对学生缺少了解,学生对中医学更是一无所知,从而导致了学生入学后仍需要进行较长时间的专业思想教育。也有一部分学生对中医知识的理解有一定难度,因为这些学生入学前的知识结构并不适合学习中医。一般来说,偏重文科的学生学习中医则更为容易一些,因为中医理论更偏向于传统文化与哲学内容,中医学并不是单纯意义上的自然科学,只有具备传统文化与哲学基础的学生才能学好中医学,没有考虑知识结构而被录取的学生必然会影响中医教育的质量。

二、考试育人，注重经典

徐氏在"考试医学论"中指出："斟酌古今考试之法，必访求世之实有师承，学问渊博，品行端方之医。如宋之教授，令其严考诸医，取其许挂牌行道。既行之后，亦复每月严课，或有学问荒疏，治法谬误者，小则撤牌读书，大则饬使改业……其考试之法，分为六科。曰针灸，曰大方，曰妇科，曰幼科兼痘科，曰眼科，曰外科。其能诸科皆通者，曰全科。通一二科者，曰兼科。通一科者，曰专科。其试题之体有三：一曰论题，出《灵枢》《素问》，发明经络脏腑、五运六气、寒热虚实、补泻逆从之理。二曰解题，出《神农本草》《伤寒论》《金匮要略》，考订药性、病变制方之法。三曰案，自述平日治病之验否，及其所以用此方，治此病之意。如此考察，自然言必本于圣经，治必遵乎古法，学有渊源，而师承不绝矣。岂可听涉猎杜撰，全无根柢之人，以人命为儿戏乎！"

徐氏论中强调了中医教育中的继续教育问题，即通过考试以督促医者加强学习，不断进取，其中阐述了考试的内容与方法。首先，提出了主考老师的选择，即实有师承，学问渊博，品行端方之医。其次，考试的对象包括执业前与执业后的所有从医者。最后，考试的形式是采用笔试方式，题型有论、解、案三种，既有理论，也有实践内容，以此考察医者的理论功底与临床能力。其中的论、解题都是用以考察医者的理论水平，衡量理论水平的依据就是对经典著作的学习与掌握程度。这一思想符合了中医研究的历程，即以学习、思考、医疗实践为主体的发展路向。

从现实中的中医再教育看，具有从业资格的执业医师，只要通过了资格考试就不再进行考核，也有些没有考取医师资格的人员，可以通过对考试资料的死记硬背，多次应考方得勉强通过考试。这样导致实质上并没有真正掌握中医知识者同样可以获得从业资格，所谓继续教育也只是一种形式而已，全不考核中医功底与临床疗效。如此，造成了执业者不求上进、一劳永逸的局面，对中医事业的发展产生了较多的负面影响，特别是医疗欺骗行为的出现，造成了医患之间的信任危机，破坏了中医学得以发展的土壤。

三、系统学习,注重师承

徐氏在"涉猎医书误人论"中指出:"盖医之为道,乃通天彻地之学,必全体明,而后可以治一病。若全体不明,而偶得一知半解,举以示人,轻浅之病,或能得效;至于重大疑难之症,亦以一偏之见,妄议用药,一或有误,生死立判矣。间或偶然幸中,自以为如此大病,犹能见功,益复自信,以后不拘何病,辄妄加议论,至杀人之后,犹以为病自不治,非我之过,于是终身害人而不悔矣,然病家往往多信之者,则有故焉……古之为医者,皆有师承,而又无病不讲,无方不通,一有邪说异论,则引经据典以折之,又能实有把持,所治必中,故余人不得而参其末议。今之医者,皆全无本领,一书不读,故涉猎医书之人,反出而临乎其上……然涉猎之人,久而自信益真,始误他人,继误骨肉,终则自误其身。"

徐氏论中强调学习中医必须"全体明",也就是对中医学要有全面、系统的认识,徐氏的标准是"无病不讲,无方不通",还能"引经据典",而且"所治必中"。至于一些对中医只有一知半解的人,从事中医工作,其结果只能是害人害己。

从现代中医教育看,在短短的几年时间里,是否能系统地学习好中医学,毕业生中真正合格的学生有多少,是否存在只是为了就业谋生的思想,这些都是值得我们思考的问题。而中医教育中合格老师的培养,同样非常重要,教和学是相互的,没有好的老师,哪来优秀的学生。同时,当前的中医教材是否能真正体现中医学的完整体系,高等中医药院校对学生课程的安排是否合理,这些都是当前中医教育研究所必须探讨的问题。

通过对清代医家徐灵胎所著《医学源流论》中相关中医教育专篇的探讨,从中看到徐氏对中医教育中的录取标准、继续教育和系统教育的问题提出了明确的观点。从现实中的中医教育状况来看,徐灵胎的中医教育思想,尽管有其时代的局限性,然而对于当前中医教育改革依然具有指导价值。其中,包含了中医学生录取方法的改革、中医继续教育与考核制度的改革、中医教材的改革、中医课程的合理化研究等诸多重要课题。

徐大椿医学伦理思想探微

皖南医学院　　董晓艳

清代医家徐大椿不仅医术高明，而且注重医德修养。其著作《医学源流论》《慎疾刍言》和《洄溪医案》集中体现徐氏丰富的医学伦理思想。

一、修身律己，济世活人

徐大椿出身儒士，"少时颇有志于穷经"，这种众生哲学在其身上有着鲜明的体现。儒家的基本思想之一即为修身律己，追求人格的自我完善。修身包含许多内容，其中道德修养居于核心地位。徐氏在诗歌中写道："我是个朴鲁寒儒，有甚么相依傍？除非是奋志勤修，方能象个人儿样。因此口不厌粗粝糟糠，身不耻敝垢衣裳，打起精神，广求博访，有时敦诗说礼，有时寻芪采药，有时徵宫考律，有时舞剑抡枪。终日惶惶，总没有一时闲荡。"儒家倡导的修身律己，奋志勤修的生活态度尽现诗中。同时，徐氏将"寻芪采药"作为"奋志勤修"的内容之一。由此可见，儒家修身律己、奋志勤修思想直接影响了徐大椿对医学之态度及医疗之行为。

徐氏在《医学源流论》中论述了医家在医疗过程中应持的医德态度和行为。其认为与医术相比，医家的行医动机与态度更为重要。"医之高下不齐，此不可勉强者也。然果能尽智竭谋，小心谨慎，尤不至于杀人。更加以诈伪万端，其害不可穷矣。"以医济世活人是其一生的行为准则，医为人命所关，为医者责任重大。"人之所系，莫大于生死。王公大人，圣贤豪杰，可以旋转乾坤，而不能保无疾病之患。一有疾病，不得不听之医者，而生杀唯命矣。夫一人系天下之重，而天下所系之人，其命又悬于医者，下而一国一家所系之人更无论矣，其任不亦重乎！"

徐大椿治学态度严谨精当，其认为医理之本源于《内经》，"自古言医者，皆祖《内经》"。而《内经》之学，汉代以后开始分流，仓公、仲景、华佗，医术各有所长，已经师承各别。晋唐以后流派更多，出现了"徒讲乎医之术，不讲乎医之道"的局面。徐氏认为这与圣人之学相去甚远，背离中医理论发展的本源。因此,徐氏主张熟读经典及各家学说,取长补短,笃学钻研,以广见识。

此外,在义利观问题上,徐氏主张义利统一,以义为上。其认为,行医需要一定的物质条件,在医生技术水平普遍低下的当时,习医者"皆贫苦不学之人,专以此求衣食,故只记数方,遂以之治天下之病,不复更求他法,故其祸遂至于此也"。生活过于贫困,衣食无着者为了生计,古方不考,手法无传,写"一通治煎方,其技已毕",难以有充足的精力去求"医之道",缺乏必要的资本,也无法创造完备的治疗手段,为患者提供更全面的服务。可见,徐氏不反对在保证疗效、不违背治病救人宗旨前提下谋取利益。单纯以谋利为目的不仅格调低下,而且会适得其反。其指出:"况果能虚心笃学,则学日进。学日进,则每治必愈,而声名日起,自然求之者众,而利亦随之。若专于求利,则名利必两失,医者何苦舍此而蹈彼也。"

二、真诚敬慎,勿用非法之方

在徐大椿生活的清初之际,由明代医家张景岳、赵献可等提出的"阴常不足,阳本无余"的"温补派"观点传播比较广泛。时医出于种种目的,不加区别地机械搬用这一流派的观点,临床诊病时竟然不辨寒热虚实,处方用药时仅执一二剂温补之方,以为"执一驭万"的准则,结果由于药性与患者病情不相符,害人无数。徐氏对时医之草率医疗作风既持批判态度,又充满了医道不存的历史感伤。其意识到滥用人参所导致的医学伦理危机,提出"人参破家杀生"的警示之语。《医学源流论·人参论》:"天下之害人者,有破其家未必杀其生者,有杀其生未必破其家者。先破其家而后杀其生者,人参也!"徐氏在《洄溪医案》中,首篇即以"中风"为主题陈列了六个相似案例,内容为对滥用人参的不良后果进行讨论。现列举一例:"葑门金姓,早立门首,卒遇恶风,口眼歪斜,喙不能言,医用人参、桂附诸品,此近日时医治风证不桃之方也。趋余视之,其形如尸,面赤气粗,目瞪脉大,处以祛风消痰清火之剂。其家许以重资,留数日。余曰:我非行道之人,可货取也。固请,余曰:与其误药以死,莫若服此三剂,醒而能食,不服药可也。后月余,至余家拜谢。问之,果服三剂而起,竟不敢服他药。惟腿膝未健,手臂尤麻,为立膏方而全愈。"

此外,徐大椿规劝医生在开药方时实事求是,应避免脱离病情标新立异、愚弄患者，告诫患者不要盲目追求奇异之方，有时只需服用少许便宜药即可痊愈，如追求奇异、服用过度反而于己有害。"医药为人命所关，较他事尤宜敬慎。今乃炫奇立异，竟视为儿戏矣。其创始之人，不过欲骇愚人之耳目，继而互相效尤，竟以为行道之捷径。而病家则以为名医异人之处在此，将古人精思妙法，反全然不考，其弊何所底止。"徐氏针对医生偏好运用奇异方法炮制、配伍药材，给患者造成极大伤害的现象予以揭露批评。最常见的莫过于在药物的加工处理方面。"人中黄：肠胃热毒，偶有用入丸散者，今人煎药，是以粪汁灌入，而倒其胃矣。鹿茸、麋茸：俱入丸药，外症痘症偶入煎药。又古方以治血寒久痢，今人以治热毒时痢腐肠而死……橘白、橘内筋、荷叶边、枇杷核、楂核、扁豆壳：此皆方书所弃，今偏取之以示异。"徐氏指出，这种违背医药规律的做法给患者带来极大的躯体和精神伤害。"若以从未经验之方，任意试之，服后又不考其人之生死，而屡用之，则终身无改悔之日矣。嗟呼！死者已矣，孰知其父母妻子之悲号惨戚，有令人不忍见者乎！"

三、戒绝十误，择医有法

上述阐述乃医生思想观念及医疗行为之误区。除却一些时医的欺诈及追求奇异等行为外，患者乃至旁人也在相当程度上影响了医疗效果。"人之死，误于医家者，十之三；误于病家者，十之三；误于旁人涉猎医书者，亦十之三。"

徐大椿在《医学源流论·病家论》中指出患者在医疗行为中存在的十个误区。首先，患者没有充分了解而盲目相信医生的四个误区："有不问医之高下，即延以治病；有以耳为目，闻人誉某医即信为真，不考其实；有平日相熟之人，务取其便，又虑别延他人，觉情面有亏，而其人又叨任不辞，希图酬谢，古人所谓以性命当人情；有远方邪人假称名医，高谈阔论，欺骗愚人，遂不复详察，信其欺妄。"其次，患者受他人蛊惑，误治疾病的四个误区："有至亲密友或势位之人，荐引一人，情分难却，勉强延请；有病家戚友，偶阅医书，自以为医理颇通，每见立方，必妄生议论，私改药味，善则归己，过则归人；或各荐一医，互相毁谤，遂成党援，甚者各立门户，如不从己，反幸灾乐祸，以期必胜，不顾病者之死生；又或病势方转，未收全功，病者正疑见效太迟，忽而谗言蜂起，中道变更，又换他医，遂至危笃，反咎前人。"再次，患者有两种错误属于不懂医术，以一己之管见选择医生的情况："有病变不常，朝当桂附，暮当芩连；又有纯虚之体，其症反宜用硝、黄；大实之人，其症反宜用参、术；病家不知，以为怪癖，不从其说，反信庸医，其误九也。又有吝惜钱财，惟贱是取，况名医皆自作主张，不肯从我，反不若某某等和易近人，柔顺受商，酬谢可略。扁鹊云：轻身重财不治。其误十也。"

徐氏指出，患者应采取正确的择医之法："必择其人品端方，心术纯正，又复询其学有根柢，术有渊源，历考所治，果能十全八九，而后延请施治。然医各有所长，或今所患非其所长，则又有误。必细听其所论，切中病情，和平正大，又用药必能中，然后托之。所谓命中也，其立方之时，先论定此方所以然之故，服药之后如何效验，或云必得几剂而后有效，其言无一不验，此所谓命中者。如此试医，思过半矣。若其人本无足取，而其说又怪癖不经，或游移恍惚，用药之后，与其所言全不相应，则即当另觅名家，不得以性命轻试。此则择医之法也。"

徐大椿不仅学识广博，临床经验丰富，而且针砭时弊，痛心疾首于当时的医学伦理危机，以身示范。医学使其成就完美人格，成就济世功业，实现一代儒医的人生理想——"独善其身"与"兼济天下"的合二为一。

（《安徽中医药大学学报》，2015 年第 34 卷第 2 期）

临床证治探讨

徐氏临床诊治，重视审证求因。他强调要同中别异，异中求同。审因究源，知病传变。徐氏曾言："七情六淫之感不殊，而受感之人各殊，或气体有强弱，质性有阴阳，生长有南北，性情有刚柔，筋骨有坚脆，肢体有劳逸，年力有老少，奉养有膏粱藜藿之殊，心境有忧劳和乐之别，更加天时有寒暖之不同，受病有深浅之各异……故医者必细审其人之种种不同，而后轻重、缓急、大小、先后之法，因之而定。"说明临证之时，对患者的体质和各种具体病情，需加以重视。"欲治病者，必先识病之名，而后求其病之所由生，知其所由生，又当辨其生病之因各不同，而病状所由异。然后考其治之大法。"

徐氏还认为，要辨别病和症、本症和兼症、本病和兼病。"如疟，病一也。往来寒热，呕吐畏风，口苦是疟也，此乃疟之本证也。若疟而兼头痛胀满、咳逆便闭，则为有疟疾之兼证矣。若疟而又下痢数十行，则又不得谓之兼证，谓之兼病。"一病必有数症，若合之则为病，分之则为症，有病同症异，有症同病异，有病与症相应，有病与症不相应等情况。对于病异而症同者，最当辨别，而关键是审证求因。如"同一身热也，有风有寒，有痰有食，有阴虚火升，有郁怒忧思，劳怯虫疰"等不同病因，故不得专以寒凉清热。而本病、兼病之因，又复不同，故对治之法"或当合治，或当分治，或当先治，或当后治"。可见，审证求因，在临床辨证中，具有非常重要意义。否则，"一或倒行逆施，杂乱无纪，则病变百出，虽良工不能挽回矣"。

对徐灵胎《兰台轨范》中对疾病的辨证思路及论治特点的研究

苏州市吴江区第四人民医院　　顾亦斌　廖建辉

徐灵胎(1693—1771),名大椿,曾名大业,字灵胎,晚号洄溪老人,是清代著名的中医大家。《清史稿·徐大椿传》中说:"凡星经、地志、九宫、音律、技击、句卒、嬴越之法,靡不通究,尤邃于医。"徐灵胎有感于当时不少医者"惟记通治之方数首,药名数十种,以治万病,全不知病之各有定名,方之各有法度,药之各有专名。中无定见,随心所忆,姑且一试,动辄误人"(《兰台轨范》中语),遂撰写了《兰台轨范》(著于1764年)。徐灵胎著《兰台轨范》的目的在于"使学者(在治病时)有所持循,不致彷徨无措"。现将徐灵胎《兰台轨范》中对疾病的辨证思路及论治特点总结如下。

一、《兰台轨范》中对疾病的辨证思路

1. 先知病名　徐灵胎在《兰台轨范》中以文字的形式表达了他对疾病辨证论治的思想。他认为,对疾病进行辨证论治虽然针对的是"证",但"证"属病,最终治疗的还是病,因此他提出了"欲治病者,先识病名"的观点。

2. 辨兼证、兼病　徐灵胎在《医学源流论·病证不同论》中指出"一病必有数证",证有主证、兼证之分。以疟疾为例,寒热、呕吐、口苦等是疟疾的主证,而面赤、气促等则是疟疾的兼证。兼病则是指一种疾病与另一种疾病并存的现象。病与兼病、兼证交织,错综复杂,若不分辨清楚,则会影响患者的治疗效果。徐灵胎认为,对疾病若不能辨别主证、兼证及兼病,易发生误诊。如他在《兰台轨范》中提到:"古人所谓虚劳,皆是纯虚无阳之证,与近日之阴虚火旺、吐血咳嗽者正相反,误治必毙。近日吐血咳嗽之病,乃是血证,有似虚劳,实则非虚劳也。"上文明确表示以阴虚火旺、吐血咳嗽等为主证的疾病不是虚劳,而是血证。

3. 辨专证、通证　徐灵胎在《兰台轨范》中强调,对疾病进行辨证不能与识病脱离。他主张:"一病必有一方,专治者名曰主方。而一病又有几种,每

种亦各有主方。"《岳美中论医集》中采用矛盾理论对疾病和证进行比喻,将疾病比作基本矛盾,将证比作主要矛盾,认为基本矛盾是贯穿在疾病发生至消灭的整个过程中,而主要矛盾则为疾病发展至一定阶段、一定时期占主导地位的矛盾。解决主要矛盾应服从或有利于解决基本矛盾,最低限度是不能妨碍基本矛盾的解决。徐灵胎在《兰台轨范》中将治专证的处方称为"主方",将治通证的处方称为"通治方"。他认为,治疗通证时虽然可选用通治方,但也应与患者的具体病情相结合。

4. 审病因 徐灵胎在《医学源流论·病同因别论》中指出:"同一身热也,有风,有寒,有痰,有食,有阴虚火升,有郁怒忧思、劳怯,此谓之因。知其因,则不得专以寒凉治热矣。"他在《兰台轨范·序》中也提到:"欲治病者,必先识病之名。能识病名,而后求其病之所由生。知其所由生,又当辨其生之因各不同,而症状所由异,然后考其治之之法。"由此可见,徐灵胎对病因辨证非常重视。

二、《兰台轨范》对疾病的论治特点

1. 辨病专治 《内经》中针对疾病设立了十三方,均属于专病专方专药,或称为辨病论治。《金匮要略》则在《内经》的基础上进行了补充和发展,在专病之下划分专证,形成了专病专证、专方专药的格局。徐灵胎对张仲景的专病专证、专方专药的辨证论治方法极为推崇。《兰台轨范》中最核心的思想即是辨病专治。

2. 辨证论治 在对疾病进行辨证论治时,徐灵胎不赞成脱离专病进行论治,尤其反对"不论何病,总以阴虚、阳虚等笼统之谈概之,而试以笼统不切之药"。他批评将百病均与阴虚、阳虚相牵扯及以六味丸、八味丸等治天下之病,但其不反对真正意义上的辨证论治。

3. 审因论治 针对病因的论治即为审因论治。徐灵胎在《兰台轨范·序》中提到:"欲治病者,必先识病之名。能识病名,而后求其病之所由生。知其所由生,又当辨其生之因各不同,而症状所由异,然后考其治之之法。"其中的"辨其生之因"包括辨病因和辨病机两方面。徐灵胎的论治思想主要为辨病专治,但他也常用审因论治之法。

4. 治法兼内外　徐灵胎反对只以一煎方治病,他主张以汤剂外加针灸、熨浴、按摩、砭石之法治病,在《兰台轨范》中随处可见他的这一观点。如在该文"喝门"中提到的刮痧,"疝门"中提到的用蝉蜕散煎汤外洗,"黄疸门"中提到的用瓜蒂散嗅鼻,"霍乱门"中提到的灸法等。

三、小　结

徐灵胎的医学思想,论古宗之于《难经》《伤寒论》《内经》等,今则取之于诸家思想,集前人之大成,自成一家,颇有建树。其论述的特点是将中医理论与临床实践紧密结合,深得后世医家的重视。其所著之书流传甚广,尤其是《兰台轨范》一书,其学术地位颇高,有重要的传承价值和参考价值。徐灵胎在《兰台轨范》一书中纠正了当时中医"一方解百病"的陋习。此书中力主对疾病必溯源穷流,始明病源,次列方药,层次井然,堪称范本,对现代中医理论的形成和发展有着重要的影响。

(《当代医药论丛》,2019 年第 17 卷第 21 期)

徐灵胎治疗经验再探

浙江嘉善天壬地区医院　　徐涌浩

徐灵胎是我国医学史上一位学识渊博,具有多方面成就的杰出的医学家。不仅在理论素养上造诣极深,且在临床上精于内、外,娴熟妇、儿,针灸乃至伤骨、兽医等科无不运用裕如,堪称是个不可多得的大家。

作者曾在 1982 年第 1 期《浙江中医学院学报》"略论洄溪的医学成就"一文中,就其医学成就和学术思想作了探讨;嗣后在 1983 年第 3 期《安徽中医学院学报》"徐灵胎治疗经验初探"一文中,就其内科有关方面作了探讨。本文继续就徐氏丰富的治疗经验和见解(包括古方的应用及对妇科、外科等方面）再作探讨。

一、凡有邪者当引邪外出，治病应以驱邪为先

徐氏认为疾病之成十之八九皆由邪引起，主张治病总应首先以驱邪为要。"邪去则正自复，未有邪不去而正能自复者。"在临床治疗中，他谆谆告诫不能一味蛮补，或者动辄使用收敛固摄之剂，以免断邪出路，造成留邪为害。徐氏在《临证指南医案》评本中批评叶天士："其大犯在用麦冬、五味子、玉竹、沙参。夫麦冬乃补肺之重剂，肺气虚极、气不能续则用之以补肺气。然仲景往往与半夏同用，如麦门冬汤、竹叶石膏汤是也，盖防其窒腻耳。若吐血咳嗽，乃肺家痰火盘踞之病，岂宜峻补……至五味之酸，一味收敛，仲景用之以治上气咳逆、肺脉不合之症，然必与干姜同用，以辛散寒邪，从无独用者。今吐血之嗽，火邪入肺，痰凝血涌，惟恐其不散不降，乃反欲其痰火收住肺中，不放一毫出路，是何法也？"其见解可谓独具只眼，鞭辟入里，是十分切合临床实际的。即如咳嗽而言，若因风寒、风热、痰湿、火热之邪犯肺所致，治当驱邪为先；若一味补肺、收敛肺气，则势必致闭门留邪，邪不去则咳嗽不已，正气不复。徐氏又说："凡胀必有实邪，一味温补是益其病也。""又胀必有湿，湿则有热，《内经》所以指为热症。今多用温补之药，内虽有通利之品，而臣不胜主，贻误必多。"强调治病当先治其邪，不可虚实不分，一概而论。对待呕吐的治疗亦然。"凡病必有邪，此症乃胃中积水、寒饮，故食入即拒，定当扶阳涤饮，驱开寒邪，然后补其中气，亦必兼涤饮之药。"徐氏通过大量临床实践，总结出"凡有邪者当引邪外出，治病应以驱邪为先"的治疗法则，对临床有很高的指导价值。

二、病去则虚者亦生，治病切戒蛮补

徐氏在治疗上主张慎用补剂，力矫动辄用补养之弊。他在《慎疾刍言·补剂论》中指出："当思人之有病，不外风、寒、暑、湿、燥、火为外因，喜、怒、忧、思、悲、惊、恐为内因，此十三因，试问何因是当补者？大凡非老者即病死，其无病而虚死者千不得一。况病去则虚者亦生，病留则实者亦死。若果元气欲

脱,虽浸其身于参附之中,亦何所用!"这是非常贴合实际的见解。从临床而言,单纯的虚证确实不多,无病而致虚更属少见。再者虚证也有致虚之因,若一见其虚而不问致虚之因,徒补其虚,无异于倒果为因,导致"实实"之误。徐氏驳斥某些医家泥滞经文,执《内经》"邪之所凑,其气必虚"为用补剂作依据。他说:"气虚因当补矣,所凑之邪不当去耶?盖邪气补住则永不复出,重则即死,轻则迁延变病;或有幸而愈者,乃病轻而元气渐复,非药之功也。"当然,徐氏并不是一概反对施用补剂,也并非一概否定补剂的作用。他十分重视补剂并给予恰如其分的分析:"至体虚病后补药之方,自当因人而施,视脏腑之所偏而损益之。其药亦不外阴阳、气血,择和平之药数十种相为出入……"徐氏力斥的是那种不讲辨证论治,"惟以阳虚、阴虚、肝虚、肾弱等套语概之,专用温补……""即欲对症拟方,迫于病人此等危言(欲补的要求),择至补之药以顺其意,既可取容,更可免谤"的不良医风。无疑,徐氏这种不苟同世俗、讲求实效的态度是正确的、科学的。

三、治病当分经络脏腑,又不泥于经络脏腑

徐氏在治疗上分经络脏腑又不泥于经络脏腑的见解,初看似前后相背,其实显示了他在治疗中的辨证观点。他首先肯定"病之从内出者,必由于脏腑;病之从外入者,必由于经络。其病之情状,必有凿凿可征者,如怔忡、惊悸为心之病,泄泻、臌胀为肠胃之病,此易知者。又有同一寒热而六经各殊,同一疼痛而筋、骨、皮、肉各别。又有脏腑有病而反现于肢节,肢节有病而反现于脏腑。若不究其病根所在,而漫然治之,则此之寒热非彼之寒热,此之痛痒非彼之痛痒,病之所在,全不关着"。徐氏认为治病不分经络、不明脏腑,无疑是"盲人骑瞎马",会造成杂药乱投、愈治而病愈深的不良后果。从临床实践中他得出了"治病者必先分经络、脏腑之所在,而又知其七情、六淫所受何因,然后择何经、何脏对病之药,本于古圣何方之法,分毫不爽,而后治之"的结论。另一方面又认为执经络脏腑之说(徐氏在这里主要是针对后人固执张洁古分经络用药说而发)穿凿附会、泥滞不变,却又是十分错误的。理由是"人之气血无所不通,而药性之寒热温凉、有毒无毒,其性亦一定不移,入于人身其功能亦无所不到"。"即如参芪之类无所不补,砒霜之类无所不毒,并不专

临床证治探讨

185

于一处也。"执经络而用药，显然是胶柱鼓瑟。徐氏说得好："通气者无气不通，解毒者无毒不解，消痰者无痰不消，其中不过略有专宜耳。"指出："以某药为能治某经之病则可，以某药为独治某经则不可；谓某经之病当用某药则可，谓某药不复入他经则不可。"可谓明达之论。徐灵胎最后概括说："故不知经络而用药，其失也泛，必无捷效；执经络而用药，其失也泥，反能致害。总之，变化不一，神而明之，存乎其人也。"

四、权衡标本缓急，治病方能层次分明、进退有序

"知标本者万举万当，不知标本是谓妄行。"（《素问·标本病传论》）徐氏能灵活运用标本学说。他认为对外感之邪应迅速治疗，盖外邪刚入侵，正气未大伤，气血未乱；若坐待病邪深入或用药不力，不足以制邪，势必"邪日益甚而正气日益伤"。对待虚人与老少之疾则不宜妄用攻逐，应注意调摄其正气，若一味攻邪而不顾其正则欲速不达。他说："医者不明此理而求速效，则补其所不当补，攻其所不当攻。"徐氏的话堪称谙悉掌握标本缓急之三昧。从临床实际来看，慢性病发展到病深证杂、体虚正弱的阶段是有一个过程的，恢复元气、祛除病邪也要有一个过程，绝不能急切图功。治疗外感病宜在速决，祛邪于方兴未艾之时；治疗慢性内伤杂病则宜在持久，充分扶助正气，或虚实兼顾，逐渐恢复机体功能，以达到扶正以祛邪之目的。徐氏对证情复杂、虚实互见的沉疴重病，十分注意权衡标本，精心估量正、邪之间的消长和力量的对比，治疗层次分明，进退有序。如其治疗淮安大商杨秀伦，年74岁，外感伤食，当地医生以其年高素封，用药非补不纳，遂致闻饭气则呕，见人饮食辄叱曰："此等臭物，亏汝等如何吃下？"不食不寝匝月，惟以参汤续命。徐氏认为患者虽年逾古稀，但正气未大衰，而邪实积滞乃主要矛盾。治疗主张荡涤其邪，竟用生大黄一味，只服其半，即夜气平得寝；翌日下宿垢少许，身益和；第三日晨，患者已起床并能持帚打扫厅堂，从此饭食渐进，精神日振。群以为奇，徐氏答道："伤食恶食，人所共知。去宿食则食自进，老少同法。今之医者，以老人停食不可消，止宜补中气以待其自消，此等乱道，世反奉为金针，误人不知其几也。"（《洄溪医案》）

五、潜心仲景之学,治病用古方得心应手

徐氏对张仲景《伤寒论》《金匮》研究有素,不仅理论上有精深的造诣,临床上也是个善用古方的高手。他对《伤寒论》能融会贯通,"博求古法而神明之"。其"洄溪医案"中用古方治病得心应手的例子在在可见。如治"苏州柴行倪姓,伤寒失下,昏不知人,气喘舌焦,已办后事",徐氏诊曰"此乃大承气汤证也,不必加减"。书方与之,诫之曰:"一剂不下,则更服,下即止。"徐氏月余回苏州,其人已强健如故。徐氏说:"古方之神效如此。凡古方与病及证俱对者,不必加减;若病同而证稍有异,则随证加减,其理甚明,而人不能用。若不当下者反下之,遂成结胸,以致闻者遂以下为戒。颠倒若此,总由不肯以仲景《伤寒论》潜心体认耳。"徐氏治疗时病也常用《伤寒论》方。他用古方得出一条经验:"凡外感之邪,久必归阳明,邪重而有食则结成燥矢,三承气汤主之;邪轻而无食,则凝为热痰,三泻心汤主之……"如其治疗嘉善西塘倪氏患时症,神昏脉数,不食不寝,医者谓其虚,投以六味等药,粒米不得下咽,而烦热益甚,徐以泻心汤加减,及开胃、消痰之药两剂而安。徐氏说得好:"诸人以为神奇,不知此乃浅近之理,《伤寒论》具在,细读自明也。"

六、擅长带下医,治妇科之疾经验不凡

徐氏对妇科亦积有丰富的经验,兹从三个方面粗探如下。

1. "产后宜温"之说非也 世俗相传"胎前宜凉,产后宜温",徐氏不苟同此说,指出:"夫胎前宜凉理或有之。若产后宜温,则脱血之后,阴气大伤,孤阳独炽,又瘀血未净,结为蕴热,乃反用姜桂等药,我见时医以此杀人无数。观仲景先生于产后之疾,以石膏、白薇、竹茹等药治之,无不神效。"(见《医学源流论·妇科论》)盖妇女以血为用事,产后血去则阴伤,治当以养血和阴去瘀为正治。况产后妇人常多汗、便艰,阴不足而阳有余,着再恃"宜温"之说,而用参附、姜附,岂不劫阴而伤液?所谓"产后宜温",应是指素禀脾弱阳虚之体,但毕竟是少数,岂能以"产后宜温"一概论治。《洄溪医案》即载有产后未必用温者,如"西濠陆炳若夫人,产后感风热,瘀血未尽。医者执产后属虚寒之说,用干姜、熟地治之,且云必无生理;汗出而身热如炭,唇燥舌紫,仍用前

药。余是日偶步田间看菜花，近炳若之居，趋迎求诊。余曰：生产血枯火炽，又兼风热，复加以刚燥滋腻之品，益火塞窍，以此死者我见甚多，非石膏则阳明之盛火不解，遵仲景法，用竹皮石膏等药，一剂而苏，更服一剂，病已去矣。

2. 谙悉冲、任两脉，治血崩深有心得　徐氏云："凡治妇人，必先明冲、任之脉。冲脉起于气街，并少阴之经，挟脐上行，至胸中而散；任脉起于中极之下，以上毛际，循腹里，上关元。又云冲、任脉皆起于胞中，上循背里，为经脉之海，此血之所从生，而胎之所由系。明于冲、任之故，则本源洞悉，而后其所生之病，千条万绪，可以知其所从起。"（《医学源流论》）徐氏以清火、养血之剂调摄其冲任以治血崩，从根本图治，故常收良效。特别对更年期之血崩更有极深刻的发挥。他说："崩证往往在五十岁以前，天癸将绝之时，而冲任有火不能摄纳，横决为害。至五十以后，天癸自绝，有不药而愈者，亦有气旺血热过时而仍有此证者，当因时消息，总不外填阴补血之法。"可见徐氏对妇人生理、病理有深刻的研究和丰富的经验。

3. 解毒、清火与胎无碍　徐氏治疗南门陈昂发夫人，怀娠三月，胎气上逆，舌肿如蛋，色紫黑，粒米不能下。医者束手，徐曰："此胎中有毒火冲心，舌为心苗，故毒聚于舌，肿塞满口则饮食绝矣。乃用珠黄散及解毒、软坚之药，屡涂其舌，肿渐消而纳食，复用清凉通气之方消息治之。"徐氏认为解毒清火对胎并无影响，"胎气旺甚，愈凉愈安"（《洄溪医案》）。

七、精于外科，治外科之病巧夺神工

徐氏外科，在历史上享有盛誉，其《洄溪医案》中所载外科病种虽寥寥数例，亦可窥见其治疗效能之神奇。如治嘉善张某，未弱冠患流注 5 年，自胁及腰腿连生七八孔，寒热不食，仅存人形。历年来共服人参二三千金，群医不治其本，徒补其虚，遂成痼疾。徐氏认为："盖流注之疾全在于络，故非活络丹不效。"他以古方 50 余味之大活络丹为主，外敷拔管生肌之药，以后脓稀肉长，管退筋舒，渐能起立，不两年而肌肉丰肥，强健反逾于常。又如治长兴朱季舫少子肠痈，腹痛脚缩，抱膝而卧，背脊突出一节，昼夜哀号，群医技穷。徐氏诊其为"缩脚肠痈"，脓尚未成。先用养血通气之方以和其气血，继进消瘀逐毒丸散以攻其所聚之邪，后又再进和营顺气之剂，痛止八九而脚伸脊平，四日而能步。其效能如此之神，一是徐诊病之确，二是治疗有方，三是用药主次分明。

徐氏在外科治疗上有不少独到的发挥,略撷主要几点如下:① "诸痛痒症,皆属于火,脓流肉腐,皆伤于阴。凡属外证总属火,以清火养阴为主。"并指出:"苟非现症虚寒,从无用热药之理。""进清凉开胃之剂,胃气开则肌肉自生。"② "外科之阴证,非若伤寒之阴证为外感之寒邪,可专用桂附以驱之也。""病虽属阴,亦不可用热药以增邪火,惟和血通气,使营卫充盈,若用热补则助毒火⋯⋯"③ "外科之法最重外治,而外治之中尤重围药。"指出围药在外科治疗上的重要性,疮疡"不但初起为然,即成脓收口,始终赖之,一日不可缺"。④ 外科者"总以传授为主",强调实践经验的重要性,"徒恃学问之宏博,无益也"。盖外科"手法必有传授,凡辨形察色以知凶吉,及先后施治皆有成法,必临证、读书,两者皆到,然后无误。其升、降、围、点、去腐、生肌、呼脓、止血、膏涂、洗熨等方皆必纯正和平、屡试屡验者乃能应手而愈。至于内服之方护心、托毒、化脓、长肉亦有真传,非寻常经方所能奏效"。但另一方面,徐氏又强调做外科者需有"学问根底","必通于内科之理"。如果遇到"外科而兼内科之症,或其人本有宿疾,或患外症之时复感他气,或因外症极重内伤藏府,则不得不兼内科之法治之。此必平日讲于内科之道而通其理,然后能两全而无失⋯⋯此则全在学问深博矣"。见解平正通达深远,不愧为大家之论。其《外科正宗评本》一书,历代医家一直奉为圭臬。海宁王孟英称"洄溪神于外科",信非过誉。

徐灵胎在临床医学上的多方面成就非本文所能尽述,虽"再探"也是略见一斑。但从此可见徐氏丰富的治疗经验是中医学宝库中珍贵的一部分,值得我们进一步学习和研究。

(《安徽中医学院学报》,1984 年第 4 期)

《医学源流论》治疗法则刍议

安徽中医学院　　吴华强

《医学源流论》是徐大椿对中医学理论不断研究和实践的代表著作之一,

其中对中医治疗学的探讨和总结尤为丰富。他着重强调理法方药的一致，处治谨严，灵变不泥，指出了一系列有普遍指导意义的治疗法则，笔者就此问题作一浅析。

一、掌握分合，辨别缓急

治疗的目的是为了祛除病邪，恢复健康。面对各种繁杂的病症，何以能在最短时间内最有效地解除病痛呢？徐氏提出治疗法则的确立应首先"于诸症中择最甚者为主"（引自《医学源流论》，下同）。具体可采取分、合二法。前者即是有区别地对待诸症，如痢疾患者的腹痛胀满，则或先治其腹痛，或先治其胀满。并把这种方法比喻为"用寡可以胜众，使前后不相救"，分别一个个解决。后者指数症合并治疗中，以一症为主，兼顾他症，"并力捣其中坚，使离散无所统，而众悉溃"。总之是抓住了主要矛盾，即疾病的关键所在，或分或合地作针对性治疗。

往往病症的急重表现即是疾病主要矛盾的外在征象，所以应当"相其缓急而施治之"。徐氏特别强调外邪入侵的急症处理应该及时，他说："外感之邪猛悍剽疾，内犯脏腑则元气受伤，无以托疾于外，必乘其方起之时，邪入尚浅，与气血不相乱，急驱而出之于外，则易而且速。若俟邪气已深，与气血相乱，然后施治，则元气大伤，此当急治者也。"他总结治疗急症的体会，认为医者对于急重病症不仅要有深邃的见解，辨认准确，而且要有物质准备，经常备有救急的丸散药剂，方不致束手无策。所以徐氏又有"医必备药"的论点。

二、固护正气，兼用攻补

及时而正确的治疗其根本目的是为了维护、恢复和增强人身正气，因而"人之一身无处不宜谨护，而药不可轻试也"。为了保持人体内的阴阳和平，升降协调，使"阴气有余则上溉，阳气有余则下固"，徐氏谆谆告诫说："医人者，慎毋发其阳而竭其阴也。"譬如用发汗药品，不宜燥烈太过，以免耗伤津液，因为阴气最"患其竭"；同时也要防止大汗亡阳，"用升提发散之药，最防阳气散越，此第一关也"。阴精阳气的虚损过度，则不但疾病未愈，反致速毙。

所以他说："若夫虚邪之体,攻不可过,本和平之药而以峻药补之,衰敝之日不可穷民力也。"

但并非进补即是治疾上策,徐氏反对纯补、早补。他举中风为例,批评当时医者"一见中风等症,即用人参、熟地、附子、肉桂等纯补温热之品,将风火痰气尽行补住,轻者变重,重者即死;或有元气未伤而感邪浅者,亦必迁延时日,以成偏枯永废之人"。他从临床实践中认识到:"盖服纯补之药,断无专补正不补邪之理。"因而他主张在治疗中把固护正气和祛除邪气结合起来。如果"药惟一途,若遇病情稍异,非顾此失彼,即游移浮泛,无往而非棘手之病矣"。在具体应用中应参合病症,分清轻重缓急,他说:"惟其正虚而邪凑,尤当急驱其邪,以卫其正……即使正气全虚不能托邪于外,亦宜于驱风药中少加扶正之品,以助驱邪之力。"再次强调了攻邪与补正的参合运用,这是临床中必须遵循的。由此,他又指出:"盖药之性各尽其能,攻者必攻强,补者必补弱。"这与上述单纯用补剂则既补正又补邪之说互相映照,证实了他是从临床实践验证中来认识药品的攻补性能与作用对象的,反映了他灵活运用攻补同进的治疗思想。

三、以法统方,精通药性

治病的方剂古来甚多,"但生民之疾病不可胜穷,若必每病制一方,是曷有尽期乎? 故古人即有加减之法"。所以他反复强调治病须本于古圣何方之法,分毫不爽而后治之。"依古方之法,将古方所用之药而去取损益之。"如何加减损益呢? 这就要求有精确的辨证,分清病因、病位、病性,否则"徒曰某病以某方治之,其偶中者则投之或愈,再以治他人则不但不愈,而反增病"。即使对于单方的应用也是这样,由于药专力厚,常在急救中获得奇效,但鉴于病情的不一,惟有"守经达权者"才可以很好地应用。所谓"守经达权者",即是按照中医理论去灵活制定治疗法则的医者。因而,以理立法,以法统方,师古人之法而不泥古人之方,是正确的治则。

方剂是由药物组成的。"方中所用之药必准对其病而无毫发之差,无一味泛用之药。"所以我们应当精通药性,严格保持方药的一致以增强疗效。方与药的关系,徐氏说得很明确:"故方之既成,能使药各全其性,亦能使药各失其性,操纵之法有大权焉,此方之妙也。若夫按病用药,药虽切中而立方无法,谓之有药无方;或守一方以治病,方虽良善而其药有一二味与病不相关者,谓之有方无药。"这对当今的制方选药,仍不失其指导意义。

对于药物的归经,他首先提出:"药性之寒热温凉,有毒无毒,其性亦有一定不移,入于人身,其功能亦无所不到,岂有其药止入某经之理? 即如参芪之类无所不补,砒鸩之类无所不毒,并不专于一处也。"进而他以临证中应用柴胡、桂枝、葛根能够分别解除少阳、太阳、阳明经的寒热症状为例,总结经验,反复思考,提出自己的真见:"故以某药为能治某经之病则可,以某药为独治某经则不可。谓某经之病当用某药则可,谓某药不复入他经则不可。故不知经络而用药其失也泛,必无捷效;执经络而用药其失也泥,反能致害。"但缺陷的是:徐氏虽然承认"药性之专长",最后却只有以"不可解"置之。说明了他对这一问题的探索没有结论。如何发挥药物的正效应和避免药物的反效应等问题,由于历史的局限,不能再深入下去,只得倡言"广集奇方,深明药理",以勉励后人。

四、量病用药,中病即止

临床用药必须切合病情。"患大病以大药制之则病气无余,患小病以小方处之则正气不伤。然而施治有时,先后有序,大小有方,轻重有度,疏密有数,纯而不杂,整而不乱。"这个尺度是不容易掌握的。因此,量病用药首先得认准病情。譬如以治火而言,"必先审其何火,而后用药有定品。治心火以苦寒,治肾火以咸寒,若二脏之阴不足以配火,则又宜取二脏之阴药补之。若肾火飞越,又有回阳之法,反宜用温热,与治心火迥然不同"。所以量病用药的总则是重症用重药,轻病用轻药。例如徐氏指出"脏腑筋骨之痼疾",如劳怯、痞膈、风痹、痿厥之类,均须用重药。而对于病初邪浅者,他却大力提倡轻淡为之,如感风寒用葱白、苏叶,伤食用山楂、麦芽,冒暑用六一散、广藿汤,风热用灯心、竹叶,腹泻用陈茶、佛手等,皆可取得显效。如果轻重颠倒,反而偾事。

正因如此,徐氏对于滥用峻猛药物的做法甚为反对。他说:"夫邪之中人,不能使之一时即出,必须渐消渐托而后尽焉。今欲一日见效,势必用猛厉之药与邪相争,或用峻补之药遏抑邪气。药猛厉则邪气暂伏而正亦防,药峻补则正气骤发而邪内陷,一时似乎有效,及至药力尽而邪复来,元气已大坏矣。"如身热者不散,以寒遏之;腹痛者不辨其因,惟以香燥御之;痢疾甚者不去积,以收敛塞之;邪盛者投以参附,使邪潜而神定于暂时等,皆是为取效于一时而必使人体受到重药劫剂之戕害。所以他认为无论使用攻法或补法,均以中病为使用目的和用量标准,"惟不能中病,或偏或误,或太过,则不病之处亦伤,而人危矣"。可见,徐氏在固护正气和理法方药一致的前提下,对治疗中间药物选择与使用是十分审慎和严谨的。

五、三因制宜,灵活施治

《医学源流论》一书中也十分注重确立治疗法则的整体观与灵活性,强调了"三因制宜"。首先,徐氏认为"司天运气之说,黄帝不过言天人相应之理",应当审察"是年岁气胜与不胜",结合具体天气及气候变化,分析病情,指导治疗,不要拘于"何气司天,则生何病",如此反而背悖《内经》圆机活法之旨意。

同时,"人禀天体之气以生,故其气体随地不同",西北地寒,东南地温,中州卑湿,山峡高燥,甚至于当地的水土风俗,都应作为确定治疗法则的参考。

除此之外,他还十分详尽地分析了"天下之风气各殊,人之气禀各异"的种种复杂情况。不同的患者,"气体有强弱,质性有阴阳,生长有南北,性情有刚柔,筋骨有坚脆,肢体有劳逸,年力有老少,奉养有膏粱藜藿之殊,心境有忧劳和乐之别",所以"医者必细审其人之种种不同,而后轻重缓急、大小先后之法因之而定"。总之,依据时令、环境、人体的不同情况而制定各种适宜的治疗法则,是重视实践、重视整体的治疗学思想的体现。

六、防患未然,重视调摄

杜绝疾病的发生和深入是中医摄生预防和早期治疗的主要目的。徐氏十分重视这一点,他说:"若夫预防之道,惟上工能虑在病前,不使其势已横而莫救,使元气克全,则自能托邪于外。"如果病已发生,作为一个医者,"知病势之盛而必传也,预为之防,无使结聚,无使泛滥,无使并合,此上工治未病之说也"。抓紧时机，不延误治疗，即能阻止病势的发展，这是掌握治疗主动权的重要方面。

疾病不仅使脏腑生理功能受到创伤，患者往往在心理活动上也发生了不同程度的改变。因为人是生活在社会中，有着脏腑精气所产生的神志活动，所以本书上卷的"涉猎医书误人论""病家论""医者误人无罪论"中，都从医生、患者、家属及旁观者的各个侧面分析社会因素、心理因素对治疗的重要影响。指出要避免弊端，要"善于调摄"。并说明这种调摄，还包括了煎服药物、寒暖护理、饮食嗜好及劳作休息等各方面的适中调和，以有节为度，不可"纵欲以益其疾"。这些都是治疗疾病所不可缺少的重要环节，也体现了中医治疗学的特色。

总之，"为医者，无一病不穷究其因，无一方不洞悉其理，无一药不精通其性，庶几可以自信，而不枉杀人矣"。也只有这样，才能有正确而及时的治疗。《医学源流论》以用药如用兵作了形象的比喻，全书中贯穿了徐大椿对多种治疗原则综合应用的全面总结和发挥，这是中医学的一份宝贵遗产。同时他抨击时弊，指责某些医家不守成法，妄议方药，胸中无主，屡治失误等"以人命为儿戏"的做法，也是非常中肯的。但徐氏崇古太过，他说："古人治法，无一方不对病，无一药不对症。"而认为唐宋以降，大有一代不如一代之势，实乃偏执之见。但只继承前贤的优点，努力实践，善于思索，不断总结，就一定能够促进中医学术的不断发展。

结合《洄溪医案》探讨徐灵胎的诊疗特色

山东中医药大学　　刘　媛
山东省立医院　　司国民

徐灵胎为清代著名医家，精研医典，学验俱丰，为时人所重。袁枚评价

"其用药也,神施鬼设,斩关夺隘,如周亚夫之军从天而下",可见疗效之卓著。徐氏一生著述颇丰,计有《神农本草经百种录》《兰台轨范》等十余种,对后世产生深远影响。《洄溪医案》为徐氏生平唯一医案类专著,虽篇幅短小,仅收录56种病证、92则医案,却可从中窥见徐氏诊疗疾病的风格特点。今结合《洄溪医案》,对徐灵胎的诊疗特色作简要概括。

一、寒热虚实,辨证精准

徐氏长于辨证,尤其对疾病的寒热虚实把握精准。《洄溪医案》92则医案中,寒热虚实辨证在诊断中起关键作用者有40余则,可见徐氏对此十分重视。究其原因,一者寒热虚实在辨证中有纲领性意义,若辨证有误,轻则不效,重则伤生;二者寒热虚实辨证看似简单,实则精微奥妙,书中记载了不少因前医寒热虚实判断有误而治逆、后因辨证准确而病愈的案例,可见其辨证殊难把握。

如治卜夫人畏寒一案中,患者病畏寒,据前医之法服人参、附子等10余年,症状不减反增。徐氏诊查病情后认为,此证因热结于内,阳气不能外达所致,故以清凉疏散为法,10余剂后症状大减,后以养阴之品调理,而不复畏寒。《内经》云"热极生寒",《伤寒论》云"厥深者热亦深",均提示热结于里而外现寒证的机制,此时若审证有误,以热治热,则无异于抱薪救火。徐氏准确地辨别出其疾病的本质,方能对证用药,施以寒凉清润之品,使疾病速愈。

再如治杨秀伦外感停食一案中,患者外感后饮食不下,前医因患者年老,辨为虚证,进以补药,致使患者闻饭气则呕吐,自觉饮食臭秽,难以下咽,仅服用人参汤维持生命。徐氏诊病后,毅然以生大黄为方,强令患者服下,3日后胃口开,饮食进,病症逐渐康复。宿食为患,本应涤去宿食,然而由于本案中患者年老,前医便以虚证治之,进以补药,希冀患者中气自复而宿食渐除,结果导致中焦壅滞,饮食不下。徐氏并未迎合病家闻补则喜的心理,准确地指出此证主要矛盾为实,毅然以生大黄治之。生大黄,《神农本草经》谓其"主……留饮,宿食,荡涤肠胃,推陈致新,通利水道,调中化食,安和五脏",为《伤寒论》治疗宿食之主药,本证用之甚为得宜。

二、用药冲和，务求平稳

在辨证精准、据证选方的基础上，徐氏用药力求冲和平稳，反对贪功冒进、投以重剂的做法。尤其是慢性疾病的治疗中，更注意固护胃气，防止猛药伤正。正如徐氏嘱咐另一位行医者时所说："行医之要，惟存心救人，小心敬慎，择清淡切病之品，俾其病势稍减……若欺世徇人，止知求利，乱投重剂，一或有误，无从挽回。"

治姜锡常疟痢一案中，患者疟痢日久，每日发作，恶寒发热，随即下血痢百余次，正气大虚，精神委顿。徐氏认为，此时不应用峻补之药，因寒热血痢，必有邪气，峻补则留邪，加重病情。因此在治疗中以固护其胃气为首要原则，兼用药性平淡的对症之品，"寒御其寒，热清其热，痢止其痢，均用清和切病之品"，随症加减，经过长期的调养，逐渐病愈。

又如治席以万风痹一案中，徐氏诊其脉洪气旺，判断为痰火壅盛所致，以清火消痰、养血顺气之方治之。取效之后，徐氏并未乘胜追击，以峻药猛药祛痰活络，而是仅以平淡之方加减调养，使患者得以尽享天年。治汪姓中风一案，徐氏以小续命汤加减投之，一剂而病大减，唯言语不利。徐氏叮嘱其家人，此风毒深入、舌本坚硬导致，言语一时不能恢复为正常现象，不可误投温补之药。家属遵其嘱托，以静养为本，果百日而痊愈。徐氏认为，凡病在经络筋骨者，病属有形，汤药之力难以到达，若求全责备，而过用猛剂，反而损伤正气，不利于患者的恢复。

三、见微知著，及时处置

徐氏擅长从细微的症状中发现征兆，及时进行处置，正合"上工治未病"之意。《老子》云："其安易持，其未兆易谋，其脆易泮，其微易散，为之于未有，治之于未乱。"徐氏在治疗疾病时充分发挥这种思想，其治疗过程中不仅有敏锐的观察力，对疾病的规律也有充分的把握。

如治姜佩芳疟病一案中，患者久患疟疾，体质素虚，徐氏交谈时发现其"色夭脉微""动易出汗"，判断其"今夕当大汗出而亡阳"，建议服用参附汤固护阳气。患者未予重视,仅服用少许西洋参及附子,次日汗出如油,气息微弱,幸预服之药,阳气尚未尽脱。因此急服人参、附子、童便,至次日汗止阳回,转危为安。又如治张振西玉枕疽一案中,患者告诉徐氏,昨夜后枕部起一核块,略有疼痛,徐氏查看后诊为玉枕疽,急用外提内托之法,使邪毒外出。次日毒气大发,头大面肿,自头部至肩部有数千脓疱,徐氏先后以护心药、托毒煎剂内服,解毒提脓之药外敷,不足一日,毒水出而肿消,数日后结痂而愈。此案中若无徐氏及时发现病情,一旦发病,难免毒邪内陷而危在旦夕。

四、诸法并用,长袖善舞

徐氏不仅精于内治之法,亦长于针灸、围药、掺药、膏药、熏蒸等多种外治之法,因此在治疗疾病时常内外兼治,多法并用,尽其技而效甚宏。

如治疗黄某刖足伤寒一案中,患者外感后误用补药,致使邪无出路,热毒下注,两胫红肿,危在旦夕。徐氏多方治疗,先以外用药熏蒸患处,提毒散瘀;再用丸散制剂消痰解毒,使其热毒从大便而出;最后以辛凉宣发之剂透邪,3日而患者脱离危险。再如治疗沈自求项疽案,患者疽发于项,环颈肌肤溃烂,血流不止,病情危急。徐氏先予护心药防止毒邪内攻,次以止血散止血,防止血脱亡阳。外用围药束其根部,以珠黄散敷于疮口之上。后用黄芪四两煎汤托毒外出,待血止脓成之后,再以生肌之药促进伤口愈合,月余疮口乃愈合。此案中,徐氏先后运用丸剂、散剂、围药、掺药、煎剂等治法,可谓长袖善舞,纵横捭阖,使患者转危为安。

五、危急重症,密切观察

《洄溪医案》中记载了大量急症重症的治疗。徐氏面对危急重症,绝不固守一方一法,而是密切观察,随患者的病情变化而及时调整治疗措施,力求法随证出,方随法立。

如芦墟连耕石暑热案中,患者中暑后神昏谵语、脉微欲绝,徐氏诊为阳越之证,急投以参附汤加童便,少顷患者苏醒,而神志仍然不清,先令患者食用西瓜数个,后以清暑养胃之方调理而愈。本案中,患者中暑后阳气欲脱,予参附汤加童便,其中人参、附子回阳固脱,加入童便,仿白通加猪胆汁汤之意,引阳入阴。待回阳救急之后,暑热内盛的机制仍然存在,徐氏及时调整治法,令患者服用西瓜,一则清暑,二则生津,以固护阴液,后再以清暑养胃之法调理痊愈。若续用参附汤,进一步耗伤阴津,则不免有阴竭阳亡的危险。又如沈母痰喘亡阴案中,患者寒热痰喘不愈,发为大汗淋漓,手足不冷,脉象洪大。徐氏诊断为亡阴之象,先以浮小麦、大枣煎汤服用,汗止后立刻停用敛阴止汗之剂,针对其痰热的本质,再立消痰降火之方,2剂而安。

六、圆机活法,出奇制胜

徐氏在《医学源流论·出奇制病论》中云:"天下之病,千绪万端,而我之设法亦千变万化。"疾病之情状变化多端,并非时时有成法可依,徐氏常圆机活法,别出心裁,出奇制胜,收到意想不到的效果。

如治刘某夫人乳疖案中,病者初患乳疖后,前医误从乳头之上开一刀口,创口向上,而脓液反向下流注,致使乳房化腐成脓,迁延不愈。此时本应在乳下再开一口,使邪有出路,但患者因畏惧疼痛而不敢接受。徐氏遂别出心裁,将药袋固定于乳头之下,使脓液不能下注,外用茶壶热熨药袋,使药力乘热入内,内服生肌托脓之丸散。不久脓液从上口泛出,7日后脓尽生肌,病遂得愈。此案中,徐氏结合患者的具体情况,灵活运用外治之法,上托乳房使脓液不能下注,外熨药袋使药力透入体内,遂使脓从上出,邪去正胜而病愈。再如治金汝玉癃闭案中,患者小便不通多日,服通利药不效,溺管闭塞,腹胀如裂。徐氏先以发肿药外涂于阴茎之上,随后施以消肿药解之,一肿一消之后,溺管渐宽。继以汤洗少腹并按摩之法,小便即通。此案中先肿后消之法,颇有欲扬先抑之妙,思路清奇,令人拍案。

徐灵胎行医50余年,经治患者无数,而《洄溪医案》仅载91则,可知为徐氏平生得意之案。每则病例均有其鲜明特点,徐氏注重圆融机变,案例多不记载具体方药,而是以治法代替,可见其对辨证的准确性和治疗的方向性尤为重视,值得后世仔细阅读和探究。

(《北京中医药》,2017年36卷第10期)

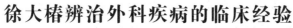

徐大椿辨治外科疾病的临床经验

天津中医药大学　　秦玉龙
山西中医学院　　张文平

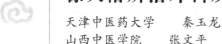

　　徐大椿,清代雍正至乾隆年间著名医家,后更名为大业,字灵胎,以字行,晚号洄溪老人,江苏吴江人。徐大椿治医50余年,精于临床各科,临证如神,在中医学史上是一位颇有影响的医学大家,一生著述颇丰。《洄溪医案》系徐大椿晚年撰著,初由弟子金复村珍藏,后经王士雄对原书进行编次附按,于1855年首次刊刻问世。书中分中风、恶风、周痹、流注、肠痈、腿痈、对口、发背等56种病证,共记载了91则医案。涉及外科疾病诊疗的有肠痈、流注、腿痈、臂疽、项痈、对口、肺痈、乳疬、下疳、筋瘤等21则,至今对临床仍有重要参考价值。兹对其诊疗特点分析如下,以供同道参考。

一、辨证论治,慎用温补

　　徐大椿生活的时代,社会上温补成习,当时的许多医生学术不精,临证时不知辨证论治,而是将温补作为治疗疾病的常规方法,加之患者和家属也都喜补恶攻,诚如徐大椿所言:"今则以古圣之法为卑鄙不足道,又不能指出病名,唯以阳虚阴虚、肝气肾弱等套语概之,专用温补,以致外邪入里,徇至不救……其始也,医者先以虚脱吓人,而后以补药媚人。浙江则六味、八味汤,加人参、麦门冬等药。江南则理中汤加附、桂、熟地、鹿茸、脐带等药。于是人人习闻,以为我等不怕病死,只怕虚死。加以服补而死,犹恨补之不早,补之不重,并自恨服人参无力,以致不救。"因此,他指出:为医者临证必须辨证论治,据证施药,绝不应滥用温补,"大凡人非老死即病死,其无病而虚死者,千不得一。况病去则虚者亦生,病留则实者亦死。若果元气欲脱,虽浸其于参附之中,亦何所用"。

　　《洄溪医案·流注》记载:嘉善张卓舟,未弱冠,患流注五年,自胁及腰腿,连生七八孔,寒热不食,半身几成枯骨,仅存人形,历年共服人参二三千金。徐大椿诊为虚痰流注,治以大活络丹为主,并外敷拔管生肌之药。此后脓稀肉长，管退筋舒，渐能起立，不二年而肌肉丰肥，强健反逾于常。

徐大椿详审患者诊治过程并指出："医者不能治其经络之痰，徒费重资而无一中病者，则药之误，而非病之真无治也……呜呼！不知对病施药，徒事蛮补，举世尽然，枉死者不知其几也。"他特别强调："流注之痰，全在于络，故非活络丹不效。"并谓大活络丹出自《圣济总录》，由白花蛇舌草、乌梢蛇、威灵仙、两头尖、草乌、天麻、全蝎、何首乌、龟甲等五十味中药组成，主治一切中风瘫痪、痿痹痰厥、拘挛疼痛、痈疽流注、跌扑损伤、小儿惊痫、妇人停经。据其经验"顽痰恶风，热毒瘀血入于经络，非此方不能透达，凡治肢体大证必备之药也"。王士雄评论此案曰："大活络丹治虚痰流注，深为合法，而外科不知也。"

二、和血通气，清火养阴

徐大椿论治外科疾病，特别强调"外证俱属火，苟非现证虚寒，从无用热药之理"。

1. 阴毒对口，和血通气　徐大椿对痈疽属于阴证者，从不主张用热药治疗，否则会助长毒火，加重病情。

《洄溪医案·对口》记载：徐抡斋，阴毒对口，颈项漫肿而色紫，有头如痘者百余，神烦志乱，医者束手。徐大椿诊后确认其证属阴毒，但不可用热药以增邪火，唯和血通气，使营卫充盈，促血中一点真阳透出，则阴邪自退。若用热补，则反助毒火，而生机益绝。敷药试之，色稍鲜，肿亦稍消。次晨色转淡红，其如痘者，俱出微脓而低软，中聚一头，亦不甚大，势已消其十之三，神亦渐清，而思饮食。

徐大椿认为，外科阴证和伤寒阴证治法不同，关键在和血通气，如其所言："治外科之阴证，非若伤寒之阴证，为外感之寒邪，可专用桂附以驱之也。"

2. 疽发于背，清火养阴　《洄溪医案·发背》记载："周庄陆姓，疽发背，周径尺余，一背尽肿，头以百计，毒气内攻，沉闷昏迷。前医则以平塌无头，用桂附托之。"徐大椿曰："此疮止宜收小，若欲加高，则根盘如此之大，而更加高，则背驮栲栳矣。此乃火毒，用热药必死。于是以束根提毒之药敷之，一夕而疮头俱平，皮肤亦润，止有大头如杯，高起于大椎骨之下，大三寸许，尚不思饮食，唯求食西瓜，医吓以入口即死。"徐大椿令纵其所食，一日之内，连吃大西瓜两个。明日知饥,欲求肉饭,食肉四两,饭半碗,明日更加,始终用托毒清火之剂,而脓成口敛。徐大椿还特意告知患者,此疽初起盈背,背中脂膜皆空,非填补里膜,必有他变。却有庸医为牟利而献媚曰:"病已全愈,我力能保之。"病家图省资费而从之,至来年二月,忽从旧疤中一细眼流血不止,放血斗余,两日而卒。徐大椿叹曰:"盖其前一背尽肿,其中之脂膜俱化成脓,从大口出尽。庸医安知治法,贪利误人。富贵之家,往往最信此等人,可不省察耶。"徐大椿指出:"诸痛痒疮,皆属于火;脓流肉腐,皆伤于阴。凡属外证,总以清火养阴为主,而加开胃健脾之药,人参止用钱许,数剂即止,此从古一定之法。其用温补,乃后世讹传之术,无不阴受其害。"

三、重视胃气,托毒外出

徐大椿治疗外科疾病尤为重视胃气,脾胃生化之气旺盛有助于疮疡消散和托毒外出,因此在内治药中常配伍开胃健脾之品。

《洄溪医案·对口》记载:吴时臣,70多岁,患对口,痛欲绝而昏迷。徐大椿诊视,其疮内有插药5条,乃三品一条枪。

徐大椿认为,三品一条枪是蚀顽肉之恶药,而当时医者,误以为必用之品,所以患者痛极昏迷,徐大椿悉数拔去,掺以珠黄解毒散,其痛立除而神安。复用围药裹住其根,使疮头高而脓易出,并进清凉开胃之剂,胃气开则肌肉自生,疮疡易复。调养月余而愈,精神较之胜前矣。

四、内外结合,重用围药

徐大椿治疗外科疾病,往往内治法和外治法结合,根据病情需要,灵活使用散剂、煎剂、丸剂、膏剂、栓剂等各种剂型,并配合使用刀针之法。

1. 项疽重证,护心束根 《洄溪医案·项疽》记载:沈自求,丧子,忧愁郁结,疽发于项,调治无效。项三倍疮口,环颈长尺余,阔三寸,唯近咽喉处三寸未连,而枕骨直下之筋未断,血流不止。延请徐大椿诊治,其先给患者服用护心丸二粒,令毒不内攻,又付止血散止其血,外用围药厚涂束其根,更以珠黄等药,时时敷疮口上,其膏药长一尺三寸,再以黄芪四两,煎药服之。势定而饮食稍进,数日血止脓成,肌与腐肉方有界限。疮口太大,皮肉不能合,以生肌等药,并参末厚涂而封之,月余口乃合。

徐大椿著作中尚未发现有关护心丸的配方,明李梴《医学入门》有护心散记载,药用绿豆粉12 g,乳香3 g,共为末,甘草煎汤调服,时时细呷。方中绿豆甘寒清热、下气解毒,为外科治疗痈疽内托护心之要药;乳香香窜而消痈疽诸毒,托里护心并活血定痛;甘草调和诸药而解毒。李梴谓其治疗"诸发背疔肿,曾经汗下,毒气攻心,迷闷呕吐,喘嗽泄泻而痛,喉舌生疮,名曰心气绝,初起宜服此药,最能反出毒气,不致内陷,发后亦可间服此药"。继用围药束其根,再以黄芪煎汤服之。徐大椿认为:"黄芪甘淡而温,得土之正味、正性,故其功专补脾胃……其皮最厚,故亦能补皮肉,为外科生肌长肉之圣药也。"

2. 发背痛剧,外束内托 《洄溪医案·发背》记载:洞庭吴姓,自外返家途中,背起粟粒,深紫色而痛应心,周围肌肉皆不仁,知非轻证,未至家而求诊于徐大椿。其先用围药束之。病者归二日而复来,其疮不甚大,顶微高而坚黑。徐大椿认为当用刀挑破,方可上药。遂以洋刀点之,洋刀坚利非凡,竟不能入,用力挑之,刀头折断,于是使用金针四面刺之,以泄毒气。后来并内托外敷之法,其方屡变,然后脓从四旁出,顽盖自落,约深半寸,脊骨隐露,其尖亦腐去,急以生肌散填补之,并内服峻补之剂,两月而肉满皮完。

徐大椿指出:"此九死一生之证,不早为外束内托,则焦骨攻脏,无生理矣。"他特别提出了本病的治疗原则:"治外证,始起欲其不大,将成欲其不痛。大则伤肌烂肤,腐骨穿筋,难于收口。痛则冲心犯胃,耗血亡津,恶证丛生矣。故始起之时,最重围药,束其根盘,截其余毒,则顶自高而脓易成,继则护心托毒治其内,化腐提脓治其外,自然转危为安。"

徐大椿重用围药是有其理论依据的,他认为:"人之一身,岂能无七情六欲之伏火、风寒暑湿之留邪、食饮痰涎之积毒? 身无所病,皆散处退藏,气血一聚而成痈肿,则诸邪四面皆会。唯围药能截之,使不并合,则周身之火毒不至矣。其已聚之毒,不能透出皮肤,势必四布为害,唯围药能束之使之不散漫,则气聚而外泄矣。如此则形小顶高,易脓易溃矣。故外治中之围药,较之他药为特重,不但初起为然,即成脓收口,始终赖之,一日不可缺。"至于围药之方,"大段以消痰拔毒、束肌收火为主,而寒热攻提、和平猛厉,则当随症去取","其方甚多,不可不广求而预备也"。

徐大椿论治外科重视内外合一,并强调"煎方则必视人之阴阳强弱,而为加减,此则必通于内科之理,全在学问根底","外科而兼内科之症,或其人本有宿疾矣,或患外证之时,复感他气,或因外症重极,内伤脏腑,则不得不兼内科之法治之。此必平日讲于内科之道而通其理,然后能两全而无失"。他对外科疾病的论治,还特别强调直接经验的重要性,如谓:"疡科之法,全在外治,其手法必有传授。凡辨形察色以知吉凶,及先后施治,皆有成法。必读书临症,二者皆到,然后无误。其升降围点、去腐生肌、呼脓止血、膏涂洗熨等方,皆必纯正和平、屡试屡验者,乃能应手而愈。至于内服之方,护心托毒,化脓长肉,亦有真传,非寻常经方所能奏效也……故外科总以传授为主,徒恃学问之宏博,无益也。"

徐大椿在外科病症中使用刀针亦很讲究,他指出了用刀的时机及适应证:"痈疽用刀太早,最难生肌收口。凡毒药刀针,只宜施于顽肉老皮。"

五、小　结

综上所述,徐大椿对外科疾病的治疗,强调内外治结合,治法多样,疗效神奇。诚如王士雄所言:"余读之如获鸿宝,虽秘本而方药不甚详,然其穿穴膏肓,神施鬼设之伎,足以垂医鉴而活苍生。"他对外科疾病的治疗思路及方法,至今仍有重要的借鉴意义,值得深入探究。

(《天津中医药》,2013 年第 30 卷第 10 期)

徐大椿诊治老年病经验拾萃

苏州大学附属第一医院　　胡龙才

徐大椿,清代著名医家,著述颇丰,在诊治老年病方面经验尤多,探析如下。

一、重视摄精益元，调节阴阳

徐氏《医学源流论》谓："精藏于肾……夫精即肾中之脂膏也，有长存者，有日出者。肾中有藏精之处，充满不缺，如井中之水，日夜充盈，此长存者也。其欲动交媾所出之精，多有病而滑脱之精，乃日生者也。"又谓："能自然不动则有益，强制则有害，过用则衰竭，任其自然，而无所勉强，则保精之法也。"老子云："天法道，道法自然，自然之道，乃长生之诀也。"指出了葆精对延寿之重要作用。

徐氏谓："终身无病者，待元气之自尽而死，此所谓终其天年者也。至于疾病之人，若元气不伤，虽病甚不死；元气或伤，虽病轻亦死，故诊病决死生者。""人之元气强壮，营卫和平，腠理致密，外邪焉能为害。惟七情乖戾，饮食失节，色欲劳伤，真元耗散，则营卫空疏，邪乘虚入也。"（《杂病证治》卷之一）对于元气固护，主张"虑在病前，不使其势已横而莫救，使元气克全，则自能托邪于外"。

同时，强调养生必须注意调节阴阳。徐氏《内经诠释》谓："法阴阳以养身，法阴阳以治病。"《慎疾刍言》谓："能长年者，必有独盛之处，阳独盛者，当补其阴；阴独盛者，当益其阳。"调节阴阳平衡，达到延寿目的。

二、善治老年病证，却疾延年

徐氏《洄溪医案》记述了部分临证治验。如"淮安大商杨秀伦外感停食"案，徐氏辨证食积内停，力排众议，谓："非生大黄不可。"其辨证之精细，用药之切当，虽危重大症，仍投药数剂攻下，可供师法。

又如"东山席某风痹"案，以平淡之方，随时增损，调养数载。"此所谓人实证实，养正祛邪，以调和之，自可永年。重药伤正，速之死耳。"徐氏仔细观察病情，恰如其分地治疗，能起沉疴，应手获效，启人智慧。

徐氏防治老年病，擅用养阴之法。所著《慎疾刍言》中，列有老人一节，从长寿之因、老年病之病因病机、辨证论治以及误用辛热助阳之剂的变证，详加剖析。"治老人者，断勿用辛热之药，竭其阴气，助其亢阳，使之面红目赤，气塞痰壅，脉洪肤燥，当耆艾之年，而加之焚，如之惨也。"确系经验之谈。著《兰台轨范》，汇集多种益寿方，有三才封髓丹、七宝美髯丹、益血润肠丸等。选《千金翼方》开心肥健方，治老人风燥。选丹溪摩腰膏，治老人腰痛。选《养老奉亲书》藕蜜煎，治老人淋病。故清末著名医家陆九芝，誉徐灵胎是善治老年病的国手，尤侧重于取养阴之法。

三、擅用多种治法，愈疾遐龄

徐氏治疗老年病，常内服和外治同用。如《洄溪医案》录有多例。"先以龟灰、石灰作布袋，置阴囊上，袋湿而肿消，饮以知母、黄柏泻肾之品。"又如："用针灸熨渫煎丸之法，无所不备，其痛渐轻，一月而愈。"

徐氏擅用饮食疗法，《医学源流论》谓："古人病愈之后，即令食五谷以养之，则元气自复，无所谓补药也。"所著《兰台轨范》选方多为宋以前古方，汇集多种食疗方，如苏子粥治老人脚气、磁石猪肾羹治老人久患耳聋等。

徐氏《神农本草经百种录》收载不少可供食用之养生中药，如蜜、葡萄、枣，常服枣、蜜，确能补虚疗病，却疾延年。

徐氏重视扶助正气，却又反对蛮补。所著《医贯砭》指出："病未去而用参，则非独元气不充，而病根遂固，诸药罔效，终无愈期。""故虽甘草、人参，误用致害，皆毒药之类也。"论述至为深刻，虽未尽善，却非妄谈，至今仍有重要的临床指导意义。

（《中国中医基础医学杂志》，2002 年第 8 卷第 7 期）

徐灵胎对治疗急症的认识与实践

南京中医学院　　黄　煌

徐灵胎是我国清代著名的医学思想家与临床家，对急症有深刻的认识和丰富的临床经验。他很重视急症临床，把急症临床看作是提高医生素质、训练辨证论治技能的必要手段，认为熟读《内》《难》诸书以后，"全在平时于极难极险之处参悟通彻，而后能临事不眩"。兹择其要者，简述如下。

一、戒用劫剂，务使邪机外达

徐灵胎治病最反对用重药夺截邪气，以求一时之效的做法。他认为这是"不顾人之生死"的"害人之术"。他说："邪之中人不能使之一时即出，必渐消渐托而后尽焉。今欲一日见效，势必用猛厉之药与邪相争，或用峻补之药遏抑邪气。药猛厉则邪气暂伏而正亦伤，药峻补则正气骤发而邪内陷，一时似乎有效，及至药力尽而邪复来，元气已大坏矣！"（《医学源流论·劫剂论》）可见，治病无视邪正双方力量的对比，不对病情作实事求是的分析，凭主观意愿，一味蛮攻蛮补，皆是徐氏所谓的"劫剂"。急症虽急，但遵循经典理论，讲究辨证论治，保护与调动机体自身的抗病能力，促使邪机外达，方能取得较好的疗效。这便是徐灵胎治疗急症的基本思想。如治嘉善黄姓刖足伤寒，他认为是外感而兼郁热，前医乱投药石，继用补剂，致邪留经络，无从而出，下注于足而成。面对患者两胫红肿剧痛、气逆冲心、呼号不寐的危急症情，徐氏遵《内经》治则，急用外治法熏之以提毒散瘀，又用丸散内消其痰火，并化其毒涎从大便出，再以辛凉之煎剂托其未透之邪，三日而安（《洄溪医案·刖足伤寒》）。其治肠痈，未成脓者，用和营通气之剂消之（肠痈朱案）；已成脓者，则以补气托毒生肌之剂治之（肠痈徐案）。其治痘疮，认为其始欲透发，其后欲浆满，皆赖精血为之，治取养阴补气托毒之法，与时医用大黄、石膏及蚯蚓、蛴螬、蜈蚣、蝎子等恶毒之药全然不同（恶痘）。雍正十年（1732），昆山瘟疫流行，死者数千人。徐灵胎以清凉芳烈的鲜菖蒲、泽兰叶、薄荷、青蒿、芦根、茅根等药，兼用辟邪解毒丸散，治27人，死者仅3人，又皆为他医所误。又治西塘倪福徵时证，诸医投以六味补虚，徐氏以泻心汤加减，两剂而安。他说："诸人以为神奇，不知此乃浅近之理，《伤寒论》具在，细读自明也。"（时证）

二、医必备药，广求专攻之法

徐灵胎有感于当时医者"既乏资本，又惜功夫，古方不考，手法无传，写一通治煎方，其技已毕"的状况，曾尖锐地指出："如此而欲愈大症痼疾，无是理也。""工欲善其事，必先利其器，奈何欲施救人之术，而全无救人之具也！"（《慎疾刍言·治法》）归纳徐氏的有关见解，概有如下两点。

1. 医必备药　徐氏说，时医多不备药，倘遇大症，内科则一煎方而已，外科则膏药之外，更无他药，即有之亦惟取极贱极易得之一二味，以为应酬之具，这样，"安能使极危、极险、极奇、极恶之症令起死回生乎？"（《医学源流论·医必备药论》）"倘有急迫之症，必须丸散，俟丸散合就而人已死矣！"（同上）故徐氏主张医生必备急救成药，"以待一时急用"（《医学源流论·汤药不足尽病论》）。其治一妇人瘀血冲心，厥而不返，已欲入棺，徐氏即将随身所带的黑神丸二粒水化灌之遂醒。后徐氏追忆此事时写道："医者苟不预备一时，何以奏效乎？"

2. 广求专攻之法　他说，"治病之法，一味不可移易"，非若补虚调养，"不外阴阳气血，择和平之药数十种相为出入"（《医学源流论·补药可通融论》）。说明治疗急症的治法方药必须有很强的针对性，才能救人于危急存亡之际。徐氏所用的专攻之法，一是专方专药。如治暑邪内闭的紫金锭（暑），治瘀血冲厥的黑神丸（瘀血冲厥），治吐血的琼玉膏（吐血），治中风的续命汤（中风）以及治湿热瘟疫的辟秽解毒丸散（瘟疫）等。徐氏很重视搜集单方，认为可以"参考以广识见，且为急救之备，或为专攻之法"（《医学源流论·单方论》）。二是切病的外治法。徐氏认为："凡病属于经络脏腑者，皆煎丸之所能治，一属形体及九窍，则属有形之病，实有邪气凝结之处，药入胃中，不过气到耳！安能去凝结之邪？故煎丸之功，不过居其半耳！若欲速效，必用外治之法，可以应手而愈。"（《临证指南医案·咽喉徐批》）如治热毒下注的两胫红肿剧痛，徐氏用熏蒸法（刖足伤寒）；治瘀留经络的胸背剧痛，用针、灸、熨、溻法（瘀留经络）；治小便不通、腹胀欲裂，用敷洗法（癃闭）等。

徐灵胎的主张着意于急症治疗的"速"与"效"，今天开展中医急症治疗，仍然应把解决这两个问题放在首位。其中，有大量的具体工作，如研制新剂型，探索新技术等，切实做好这些"利其器"的工作，正是提高疗效和抢救能力的关键。

三、病变急速，全赖心思灵变

徐灵胎指出："病变无常，顷刻转易，故凡属危险之证，医者当时时消息，不可片刻离也。"（恶痘）又说："凡病之情，传变在于顷刻，真伪一时难辨，一或执滞，生死立判，非虚怀灵变之人不可学也。"（《医学源流论·医非人人可学论》）"医之为术，全赖心思转变。"（乳疖）徐氏所谓的心思转变、虚怀灵变，即思维的灵活性和探索问题的敏锐性。对医生来说，就是要求临证要善于开辟新境，敢于抛弃不切实际的陈见和假说，能面对复杂多变的症情而作冷静的思索和精细的分析。这是医生治疗急症所必需的思维能力。如亡阴亡阳之辨，"辨在毫发"，"一或相反，无不立毙"。故徐氏辨证十分精细。如沈氏寒热痰喘，大汗不止，一医作亡阳治，书参、附、熟地、干姜，而徐氏则从脉洪大、手足不冷断为亡阴，急用浮麦、大枣煎服，汗顿止（痰喘亡阴）。如治姜姓久疟，从色夭、脉微而动、易出汗等症，预知当日傍晚有亡阳之变，后果应其言，幸抢救及时而安。事后徐灵胎深有体会地说："上工治未病，此之谓也。如此危急之证，不但误治必死，即治之稍迟亦不及挽回。"（疟）徐灵胎治中风以祛风消痰为主法，视症情斟酌于清火散寒之间，以祛邪外出为第一要义，从不为时俗之见束缚而轻用人参。更有用小续命汤加生大黄治中风危证者（中风王案）。治陆炳若夫人产后高热，不执产后属虚寒之说，用仲景竹叶石膏汤立愈（产后风热）。

心思灵变是以广博的学识为基础的，只有千锤百炼，打好理论基础，勤于临床实践，才有可能掌握疾病的转变规律，随之作出应急措施，这可以说是急症治疗的必备条件。

四、存心救人，重视医德修养

徐灵胎重视医德修养。尝谓："行医之要，惟存心救人，小心谨慎。"（吐血）"惟能不务虚名，专求实效，审察精详，见机明决，庶几不以性命为儿戏矣！"（《慎疾刍言·延医》）他平素最恶"欺世徇人，止知求利，乱投重剂"的庸医。在急症治疗中，徐氏突出地表现了他这种思想。如治王孝贤夫人血证痰喘，不畏群言诽谤，置个人名誉得失于度外，毅然投小青龙汤，说："我则不欲以此求名。"（痰喘）又治莫秀东胸背奇痛，呼号彻夜，医治五年，家资荡尽，病家欲自缢，徐灵胎怜而收治，又对其子徐燨说："此怪病也。广求治法以疗之，非但济人，正可造就己之学问。"（瘀留经络）这种道德情操，对于今天开展急症治疗,也是值得继承的。

综上所述,徐灵胎在急症治疗学方面有较系统的认识。如何认真吸取其精华,使中医在急症临床上保持和发扬自己的优势,是值得深入探讨的课题。

(《江苏中医》,1988 年第 4 期)

从《洄溪医案》探析徐灵胎
对急危重症的诊疗

天津中医药大学　　张文平
山西中医学院　　　秦玉龙

徐灵胎,原名大椿,字灵胎,后更名为大业,以字行,晚号洄溪老人。徐灵胎治医 50 余年,精研中医经典,经验丰富,临证如神,每起沉疴,在中医学史上是一位颇有影响的医学大家。他勤于笔耕,一生著述颇丰,著有《难经经释》《神农本草经百种录》《医贯砭》《医学源流论》《伤寒类方》《兰台轨范》《慎疾刍言》《洄溪医案》等著作。

其中《洄溪医案》为徐灵胎晚年撰著,由其弟子金复村珍藏,尔后王士雄对原书进行编次附按后,于灵胎身后 85 年即 1855 年首次刊刻问世。书中分中风、恶风、周痹、痱、伤寒等 56 种病证,共记载了 91 则医案。这些医案短小精悍,夹叙夹议,均是经徐氏精心选择,颇具代表性。其中大多是急危重症的医疗经验纪实,对我们今天的临床治疗仍有非常重要的参考价值。现对徐灵胎诊疗急危重症的特点进行分析,以供参考。

一、洞察入微,辨证精准

《洄溪医案》所载多为急危重症,或昏厥遗尿,或不省人事,或气方绝,或已办后事,或阳越之证等。面对这些病证,徐氏往往胸有成竹,细心诊察,随证处方用药,使患者转危为安,关键就在于他面对患者时能够洞察入微,辨证精准,且能力持己见。

如《洄溪医案·中风》中"运使王叙揆中风"一案:此公平日即体胖而痰多,一日忽昏厥遗尿,口噤手拳,痰声如锯。其他医生认为这是脱证,主张进服参、附、熟地等药,药煎成而未服。徐氏诊其脉洪大有力,面赤气粗,再结合患者平素的体质及饮食习惯,认为此乃痰火充实,诸窍皆闭,服参附立毙矣。而以小续命汤去桂附,加生大黄一钱为末,将生大黄假称他药纳之,恐旁人之疑骇也。服药五剂后患者能言,然后以消痰养血之药调之,1个月后步履如初。从此案可以看出,徐氏在诊病时极善于洞察患者的平素体质、饮食习惯等情况,再结合病发当时的症状冷静地辨证分析,找出疾病的症结,准确地作出诊断。而准确的辨证在患者生死存亡的紧要关头是特别重要的。

再如《洄溪医案·产后风热》中"西濠陆炳若妇人产后风热"一案:患者产后感风热,瘀血未尽,当时医生均拘于产后属虚寒一说,治以干姜、熟地,患者服药后汗出而身热如炭,唇燥舌紫,却仍用前药。徐氏据症认为此证属阳明之盛火,非石膏不解,用竹皮、石膏等药,二剂则愈。从此案可看出,徐氏诊病必以患者的症状体征为据来诊断,并不拘泥于某种说法,可以说真正做到了辨证论治。而医者群以为怪,是不知此乃古人定法,而囿于不服姜、桂则必死的说法。

对于亡阴、亡阳二证,徐氏更是辨别入微,如在《洄溪医案·痰喘亡阴》的"苏州沈母"一案中,患者寒热痰喘,大汗不止,一名医生辨为亡阳之证而用参附、熟地、干姜,而徐氏从其脉洪大、手足不冷、喘汗淋漓辨为亡阴之证,急用复脉、大枣煎汤服用而汗顿止。在这种危急时刻,亡阴、亡阳一旦误辨,患者即刻会有生命之忧。故此,徐氏随后专门指出了亡阴、亡阳的具体辨别方法以及在治疗时的注意事项,他认为:"盖亡阴、亡阳,相似而实不同,一则脉微,汗冷如膏,手足厥逆而舌润。一则脉洪汗热不黏,手足温和而舌干。但亡阴不止,阳从汗出,元气散脱,即为亡阳。然当亡阴之时,阳气方炽,不可即用阳药,宜收敛其阳气,不可不知也。亡阴之药宜凉,亡阳之药宜热,一或相反,无不立毙。标本先后之间,辨在毫发,乃举世更无知者,故动辄相反也。"(《洄溪医案·痰喘亡阴》)

二、把握全局，灵活施治

徐氏具有渊博的中医理论知识，在对中医的经典著作《内经》《难经》《神农本草经》《伤寒杂病论》的研究上，均有建树，这是非常难得的。徐氏在扎实的中医理论指导下，经过多年的临床实践，积累了极为丰富的临证经验，这一点从他的《洄溪医案》中可以明显地反映出来。从书中的记载可以看出，徐氏对所记各种病证的病程发展、服药后的反应及疾病的预后转归都了然于胸，并根据病程的变化及时调整治法。

如《洄溪医案·肠痈》之"南濠徐氏女肠痈"一案，诸医俱云不治，徐氏诊后认为是瘀血为痈，已经成脓。必自破，破后必有变证，宜急治，并与外科托毒方并丸散。二日后果脓出升余，脉微肤冷，阳随阴脱。急以参附二味煎汤灌之，气渐续而身渐温。然后以补血养气之品，兼托脓长肉之药，内外兼治，2个月而漏口方满，精神渐复，月事以时。从此案可以看出，徐氏随着病程发展的不同阶段，先后使用了托毒外出、回阳救逆、补血养气兼托脓长肉的治法，并且准确地预见到服药后的反应，可以说没有丰富的临床经验是做不到这一点的，正如王孟英所赞："然其穿穴膏肓，神施鬼设之伎，足以垂医鉴而活苍生。"（《洄溪医案·序》）

再如《洄溪医案·乳疖》中"刘夫人乳疖"一案，由于前医治不得法而使其乳疖将转为乳痨，于是内外二科聚议无定，群医以为不治矣。徐氏诊后明确指出这并非不治之症，而是由于治不如法，此病仍可治愈，但需时百日。后来由于患者怕痛，不敢于乳下别出一头，而脓水从上注下，总难出尽，有传囊之患。于是他想出一个巧妙的方法，即用药袋一个，放乳头之下，用帛束缚之，使脓不能下注；外以热茶壶熨之，使药气乘热入内；又服生肌托脓之丸散，于是脓从上泛，厚而且多，7日而脓尽生肌，果百日而痊愈。从此案我们可以看出，徐氏在诊病时不但对疾病的病程发展心中了然，而且能根据病证具体情况灵活地变通治法以切合病情的需要。

三、内外结合，治法巧妙

徐氏在治疗各种病证时，并不仅仅拘泥于一煎方，常常根据病情需要而内外治结合，灵活使用各种剂型。正如他在《慎疾刍言·治法》中所言："凡病只服煎药而愈者，惟外感之症为然，其余诸证，则必用丸、散、膏、丹、针灸、砭镰、浸洗、熨溻、蒸提、按摩等法，因病施治。"

如《洄溪医案·胎中毒火》一案中，南门陈夫人怀妊3个月，胎气上逆，舌肿如蛋，粒米不能下。徐氏用珠黄散及解毒软坚之药，屡涂其舌，肿渐消而纳食，又用清凉通气之方内服治之。再如《洄溪医案·项疽》一案，郡中朱姓患项疽，大彻痛心，时时出血。延医施治，漫肿滋甚，神思昏迷，束手待毙。徐氏急用围药裹住根盘，敷以止血散，饮以护心丸，而痛缓血止，神安得寝。疮口已定，乃大托其脓，兼以消痰开胃之品，两月而愈。《洄溪医案·刖足伤寒》一案，徐氏急用外治之法熏之、蒸之，又用丸散内消其痰火，并化其毒涎从大便出，而以辛凉之煎剂，托其未透之邪，3日而安。在以上三则病案中，徐氏治疗时内治法和外治法结合，并使用了散剂、煎剂、丸剂等多种剂型。

而且，徐氏还认为治疗急危重症，医生应预先备好常用之成药，用以救急。他在《慎疾刍言·治法》说："故为医者者，必广求治法，以应病者之求，至常用之药，一时不能即合者，亦当预为修制，以待急用。"

徐氏在用药时还非常注重药物的煎服方法。他在《慎疾刍言》的"煎药服药法"及《医学源流论》的"煎药法论""服药法论"中专门论述了这一问题。在《洄溪医案·痰喘亡阴》中"毛翁痰喘"一案，徐氏诊为上实下虚之证，用清肺消痰饮送服人参小块一钱，二剂而愈。毛翁却认为人参切块之法是徐氏故弄玄虚。一年后毛翁之病复发，照前方以人参煎入，却喘逆愈甚。徐氏嘱其仍然用参块服下，亦二剂而愈。徐氏如此用法是取其清肺消痰之功先行，参块补下之力后发，而病获痊愈。于此可见徐氏用药之巧妙。

综上所述，《洄溪医案》虽然仅载案九十一则，且篇幅短小，但由于所选病案很有代表性，或示人以治法，或切中时弊，特别是对急危重症的诊疗较为系统，非常值得现代临床借鉴。我们应该吸取其精华，为中医诊疗急危重症提供参考。

（《山西中医学院学报》，2011年第12卷第6期）

《洄溪医案》的辨治特色

天长县铜城医院　　雍履平

　　《洄溪医案》乃徐洄溪之遗作，清咸丰五年(1855)由王士雄将所得其之手抄本给以编次并加补叙，于清光绪十五年(1889)刊行于世。全书共载85案，56种病证，对每一病能剖析入微而富有理致，每一法能独具匠心而有度灵活。王序曰："虽秘本而方药不甚详，然其穿穴膏肓神施鬼设之伎，足以垂医鉴而活苍生。"现就本书的辨治特色聊举一二，以飨同道，兼附笔者临证治验及体会。

一、实证虚治，顾护胃气

　　"虚者补之，实者泻之"，为今古正治大法。徐氏尝不拘是说，其《洄溪医案》辨治精当，见虚不妄补，见实不妄攻，运用攻法尤其审慎，认为攻实易伤正，攻虚则益虚，每致真气尽耗而莫可挽回。其对癥瘕、积聚、伤寒、疟痢出现虚实夹杂之候，强调与其攻邪而复正，不如养正而邪自除，或先补后攻，务使补虚泻实各得其宜。

　　洄溪补虚扶正，首重胃气之盛衰。痢门叶案中指出："大抵积滞之物，久则成囊成癖，凡病皆然。但元气已虚，不可骤消，惟养其胃气，使正足自能驱邪。"在临床实践中，无论新病久病，俱时时顾护胃气、扶助生机。如疟痢门载："东山姜锡常，气体素弱，又患疟痢，每日一次，寒如冰而热如炭，随下血痢百余次，委顿无生理。因平日相契，不忍委之，朝夕诊视，为分途而治之，寒御其寒，热清其热，痢止其痢，俱用清和切病之品，以时消息，而最重者在保其胃气，无使生机又绝。《经》云，食养尽之，无使过之，伤其正也。诸证以次渐减而愈。"再如血痢门载：洄庭葛元诚患血痢5年，日夜百余次，骨瘦如柴，饮食不进，举家以为无生理，徐氏先用滋补之剂以养其血脉，复用开胃之药以滋其化源，稍健而能食，后以填补之品，痢日减，饭日增，不半年而每食饭六七碗，至冬病痊愈，丰肥强壮。由此可见，保其胃气确是愈病的关键。

　　笔者临证师其法每获良效，仅举一例以证之：1977年春，黄某，男，47

岁，农民。患膏淋 4 月余，经服中西药物愈而复发。顷诊脉细涩，苔淡白，腰膝酸软，谷食纳减，溺色乳白质混浊，大便如常。证属标实本虚，拟以参苓白术散，重用石莲肉，加仙鹤草、参三七少量治血之品，连服 20 剂，溺清，谷增，患者体复如初。《医宗金鉴》云："盖人之一生，以胃气为本，胃气旺则五脏受荫，胃气伤则百病丛生。故凡久虚不愈，诸药不效者，惟有益胃、补肾两途。"本证前医以为湿热，一味通淋利湿，殊不知久久利湿则伤阴，愈利病愈重，以为下焦为病，实乃中气虚陷。今以益脾阴养胃气之药，治其证实人虚之疾，切中肯綮，故收效卓著。

二、上病下取，注重治肾

上病上治，下病下治，是其常也；病在下取之上，病在上取其下，是其变也。然而《洄溪医案》采用变法愈病者却屡见不鲜。例如怔忡一证，一般多认为病位在心，由于心血心阴虚损或心阳不足所致，治疗常用养血安神法。《洄溪医案》则认为心虚是末，肾虚方是源，虚中有实，实中有虚，虚实夹杂，治当兼顾。故治程母、赵某怔忡，以消痰安神和滋肾而取效：程母患怔忡，日服参术峻补，病益甚，闻声即晕，惊惕不已，是由肾气夹痰以冲心，心为火脏，肾为水脏，水能克火，则心振荡不能自主，以消痰之药去其涎，以安神之药养其血，以重镇补精之药纳其气，使各安其位，故半月余，惊恐全失，开船放炮亦不为动；赵某罹怔忡，是以经营过劳其心，以消痰补心之品治其上，滋肾纳气之药治其下，数日而安。此二案虽然一则系气体多痰，误服补剂，水溢而火受克之证；一则是心血虚耗，相火不宁，侵犯天君之疴。病因稍异，但补肾消痰之治则同，均属上病下取之法。

笔者受此案启迪，宗其旨，曾治验肾虚夹痰之怔忡。兹述如下：1961 年春，潘某，女，56 岁，街道居民。左侧乳房患乳痈手术刀口流脓 1 月余，一日突发心慌气短，面色苍白，出冷汗，家人急煎人参（自备药）汤服之，稍时症状缓解，旋又复作。邀余诊治，投十全大补汤行气血双补罔效。二次复诊，细察患者，恙虽日久，但面色红润，形体尚丰，舌淡脉滑，乃按肾气夹痰冲心治疗，以都气丸加赭石、半夏，3 剂见效，10 剂前症不复作矣。继以补气养血之剂数剂服之，刀口流脓亦止而愈合，终收全功。《中藏经》云："肾者精神之舍，性命之根本。"肾气充则精旺神足,肾气绝则不尽其天命而寿夭。本证高年患乳痛,天癸竭,肾气已亏,又因乳房系属足阳明胃经,痛肿伤胃,肾气源泉匮乏,以致心慌气短,始以补气补血未能收效者,乃治未从本也。

三、寒病热治,喜用养阴

《素问·至真要大论》:"逆者正治,从者反治。"徐氏深得斯旨,如值热药治疗寒证无效时,则寒病从寒之治,常能峰回路转,得心应手。如畏寒门载:"洞庭卜夫人患寒疾,有名医进以参附,日以为常,十年以来服附子数十斤而寒愈剧,初冬即四面环火,绵衣几重,寒栗如故。余曰:此热邪并于内,逼阴于外,《内经》云热深厥亦深,又云热极生寒,当散其热,使达于外。用芦根数两,煎清凉疏散之药饮之,三剂而去火,十剂而减衣,常服养阴之品而身温。"

笔者仿其意,于1983年冬治愈一例肩臂痛患者。殷某,女,63岁,摊贩商人。左肩臂酸痛1月余,患肢伸举受限,手不能提物,近来全身畏风,且左手食、中指有麻木感。前医按风寒湿痹治疗,处以独活寄生汤加减,药后疼痛加剧。余诊脉象弦数,苔色黄白相兼,血压160/90 mmHg,诊为肝风入络,化热伤阴。拟以甘寒养阴、柔肝息风法治之,药用玄参、生地、天冬、石斛、阿胶、女贞、枸杞子、茯神、石决明、龙骨、牡蛎、甘草,先后服药八剂,诸证大减,已能提篮沿街经营。

【按】阴液乃人体功能活动的重要物质,凡肝风热病最易伤阴,补充耗伤之阴液是增强机体抗御邪气和自我阴阳调节之能力,改善和纠正伤阴引起的病理变化,使阴阳重归于平衡。即或常人,也应固摄阴液。丹溪云阴常不足、阳常有余,宜养其阴,阴与阳济,则水能制火,斯无病矣。

四、虚证实治,善于消痰

《内经》有"伏其所主,而先其所因"之训,意在制病之本、求病之由也。《洄溪医案》每能充分体现《经》旨。如痰门中治一杨姓郁证患者,年30余,体虚而兼郁怒,先似伤寒,后渐神昏体重。医以为纯虚,惟事峻补,每日用人参三钱,痰火愈结,身强如尸,举家以为无生理。徐氏诊视,遍身皆生痰核,大小以千计,立清火安神,佐以末药(莱菔子研细)一服,3日而能言,5日而能坐,1个月而行动如常。此案虽因生活放荡而体虚,但有"私用父千金,父庭责之"之郁怒的诱因,徐氏抓住这一特定的病因病机,认为气郁生痰,误用人参壅滞痰邪,凝结肤膜,非峻下可解,亦非骤补可除,唯以平淡之方,佐以萝卜子末药一服消之。痰门中又有朱姓患阳痿,群医谓脾肾两亏,投以温补,以致胸膈痞塞,徐氏认为体丰而气旺,阳升而不降,又兼痰凝气逆,诸窍皆闭,乃肝肾双实证,先用清润之品加石膏以降其逆气,后以消痰开胃之药涤其中宫,更以滋肾强阴之味镇其元气,阳事即通。5个月以后,妾即怀孕,得一女,又1年,复得一子。本案患者原为阳盛阴亏之体,素有痰饮宿疾,医者误以温补治痿,若再以热药治之则瘆,故以降气消痰、滋肾强阴而取效。

笔者实践体验,运用消痰法治疗顽证怪疾,洵阅历之举也。如1979年秋,邱某,男,38岁,职工,自述阳道不举已近半年,经用西药雄性激素和中药桂附八味丸加减为汤剂煎服,阴茎勃起不能持久。余视其患者,身形矮胖,询其起因,乃病前夫妻争权一恼成"痿"。近感胸闷痞塞,肢重腰痛,两手指尖微麻,溺色微黄,大便偶夹白色黏液,两脉弦滑,舌红苔腻,诊为痰郁阳痿。姑拟温胆汤温胆消痰,加石斛滋补肝肾之阴,巴戟温补肾阳,菖蒲通窍活络,共服15剂,阳事通,余症亦减。继以六味地黄丸和淫羊藿泡酒常服,以巩固疗效。

【按】痰乃津液之病理产物,津液随气流通全身,故痰亦无处不病。《东医宝鉴》云:"痰之作恙,为喘、为嗽、为吐、为呕、为眩晕、为风病、为狂迷、为惊悸,或吞酸,或短气,或痞膈,或肿胀,或寒热,或冷痛,痰实主之。"故俗云,"十病九痰",诚哉斯言。《洄溪医案》能从虚中求实,实中求痰,治痰不用攻而用消,值得推崇和效法。

结语:本文阐述了《洄溪医案》实证虚治,顾护胃气;上病下取,注重治肾;寒病热治,喜用养阴;虚证实治,善于消痰的辨治特色。其经验,溯上理论可征,验之实践可信。惟所载之85案,虽辨治立法能独出卓见,不同流俗,取效亦奇,然率多原则之论而药味不详,浅学如我者实难窥其万一,故略陈管见,就教于万家。

洞见症结，技惊鬼神——读《洄溪医案》

江苏省高淳县东坝中医院　　管济生

清代名医徐大椿的《洄溪医案》收载了他临证 56 个病种，95 个病案。案例虽少，但足以说明徐氏精于诊治。其察病之洞悉，论证之精当，施治之机巧，皆可为后学之典范。王孟英曾说："虽秘本（《洄溪医案》）而方药不甚详，然其穿穴膏肓、神施鬼设之伎，足以垂医鉴而活苍生。"故此书对我们临床颇有启迪。兹述心得，聊作引玉之砖。

一、穿穴膏肓，辨证不落俗套

徐大椿之所以能"穿穴膏肓"，主要是他善于洞察患者的症状体征、平素体质、起居习性及服药反应等情况，从而全盘考虑，抓住病机实质，精确地进行辨证分析，找出疾病的症结，准确地作出诊断。特别是对危重病证，当阴阳将亡，救人杀人间于一发之际，徐氏却能胸有成竹，稳操胜券。他指出："（亡阳亡阴）一则脉微，汗冷如膏，手足厥逆而舌润，一则脉洪，汗热不黏，手足温和而舌干。"（《洄溪医案·苏州沈母》）其标本先后，每有毫厘、千里之差失，故为医者切不可掉以轻心。如王叙揆中风一案，因昏厥遗尿，他医皆作脱症论治，徐氏则以其平素多痰，症又见面赤气粗，脉洪大有力，故断为痰火闭窍，力拒参附，而以小续命去桂、附加生大黄挽险入坦。

相反，毛介堂暑热案，因大汗面赤，诸医皆作热证辨治，徐氏却认为：病虽暑热，而脉微足冷，面虽赤，而气短，且汗出舌润，阳将亡矣！故于暑热之中，竟投参、附回阳，一剂即令患者化险入夷。他明确指出："苟非脉微足冷、汗出舌润，则仍是热证。"

然而阴阳互根，亡阴可致阳脱，病机转化玄妙，故救阴救阳，当见机而行，切忌刻舟求剑，胶柱鼓瑟。徐氏在治连耕石暑热坏证时，始因脉微欲绝，大汗亡阳，即用参、附加童便回阳救脱；而俟阳回汗止，火热复炽，灼阴欲竭（患者欲食西瓜可知）时，便及时易投清暑养胃之剂，并使服西瓜，以清热救阴。若谓参附既效，照守旧章，则偾事矣！

此外，如穆廷弼牙噤不开，徐氏据其两颊皮坚如革而判断为恶风所吹；姜佩芳体弱久疟，徐氏从其色夭脉微而预知当大汗亡阳等。这些都说明徐氏洞察入微，料事如神，非世医之所能及也。

二、神施鬼设，施治不拘成法

徐氏洞见症结，并据证巧施治法，犹如神施鬼设，常令人叹为观止。如杨秀伦年逾古稀，外感停食，医者因其年高素虚，但予补中健脾，以企食滞自消。讵料愈补愈滞，乃至闻饭奇臭而呕。徐氏知其宿食不去，中气难复，故以生大黄泻其宿食，居然尽剂即愈。

再如雍正九年（1731），昆山海啸，死人数万，埋于城下。次岁夏暑，蒸尸气而成瘟疫。触之者身热神昏，闷乱烦躁，脉数无定。当地医者，墨守去岁水湿之治，不知湿盛燥化之理，仍以香燥升提为治，致死者竟达数千。徐氏明察其误，投以清凉芳香之品（如鲜菖蒲、泽兰叶、薄荷、青蒿、芦根、茅根之属）送服辟邪解毒丸，愈人甚众。他说："凡治病不可不知运气之转移……况因证用药，变化随机，岂可执往年所治祛风逐湿之方而以治瘟邪燥火之证耶？"

《经》云："体若燔炭，汗出而散。"然斯汗如何而发？当视病情而定。徐大椿说："盖发汗有二法，湿邪则用香燥之药，发汗即以祛湿；燥病则用滋润之药，滋水即可作汗。"席湘北患暑热，身如炽炭，诸汗药未得滴汗。徐氏遂以滋润清方，使其汗出热退。

此外，徐氏用药深得仲景注重煎服方法之妙义。如他治毛翁，察其为上实下虚之痰喘，用清肺消痰饮送服人参小块。取其清肺消痰之功先行，参块补下之力后发。如是清上补下，依次而行，无壅上伐下之弊，故应手而愈。但毛翁对参块之法不以为然，次年发病，即取原方而人参入煎，结果其喘益甚。盖人参补气之功，随诸药同时生效，以致反壅肺气而助痰火也。可见徐氏巧思之过人。

三、用药中和，为道不劫近功

攻伐耗正，滥补助邪，徐大椿一贯反对重药劫功，炫医者之虚名，伤患者之本体。他尚谓："莫若择平易轻浅、有益无损之方,以备酌用,小误亦无害,对病有奇功。"即使是大虚大实之证,徐氏于重剂亦只暂用救急,平稳之后,仍以平剂中和,企缓图竟功。如席以万之风痹,时医皆欲温补争功;徐氏以其脉洪气旺,却投清火消痰,养血顺气之剂。他说:"人实证实,养正驱邪,以调和之,自可永年。重药伤正,速之死耳。"

还有,朱亭立痰火翻胃,徐氏以半夏泻心平和之剂,令其相安数年。谁知别有医者,让服参附,服后强旺加餐,亭立坚信无疑。徐氏知后,极力劝诫:"此乃助火以腐食,元气必耗,将有热毒之害。"而亭立犹不自悟,继服参附,结果未逾 2 个月,即吐血而亡。

至于血证的治疗,徐氏更强调保阴和阳,健脾安胃。而参、附助火,地、药腻滞,皆非所治。他认为:"大凡脱血之后,断不可重用人参升气助火,亦不可多用滋腻,以助痰滞胃。"如淮安程春谷之肠红,他仅以茅草根四两,兼清凉平淡之剂而 3 剂即愈。

综上所述,可知徐氏临证不拘成见,施治不守成法,其灵感悟性非常人所及。然而令人奇怪的是,这位聪慧博学的医学巨匠,竟然迷信鬼神。在《洄溪医案》中,涉及鬼神之事者就有八案之多。然此仅白璧之微瑕,其卓识巧思,启迪后学之厥功,决不会因此而泯灭也。

(《上海中医药杂志》,1990 年第 4 期)

疾病诊治应用

对每一种病的治疗，徐氏认为必须分脏腑经络辨证才能奏功。他指出：治病者，必先分经络脏腑之所在，而又知其七情、六淫所受何因，然后择何经何脏对病之药，本于古圣何方之法，分毫不爽，而后治之，自然一剂而即见效矣。虽然这样，徐氏又认为经络、脏腑的辨证用药，必须灵活运用和全面掌握。诊治疾病，一般地说，必分经络脏腑，但亦不能拘泥。有时治病，亦有"不必求脏腑经络者，盖人之气血无所不通，而药性之寒热温凉、有毒无毒，其性亦一定不移，入于人身，其功能亦无所不到，岂有某药只入某经之理。"故徐氏曰："以某药为能治某经之病则可，以某药为独治某经则不可；谓某经之病当用某药则可，谓某药为独治某经则不可；谓某经之病当用某药则可，谓某药不复入他经则不可。"如参芪之类，无所不补；砒鸩之类，无所不毒。又如紫金锭、至宝丹之类，所治之病甚多，皆有奇效。说明治病如果机械地拘泥于分经用药，则难免"胶柱鼓瑟"。所谓"不知经络而用药，其失亦泛，必无捷效；执经络而用药，其失亦泥，反能致害"。徐大椿治学能知常达变，可谓补张元素药物归经论之不足。

本章节收录了当代学者对徐灵胎疾病诊治疾病的经验阐述以及种种发挥，有医案，有治则，有药论，从经典中汲取养分，从一方一药中探究徐氏诊病的所以然。

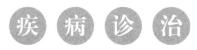

徐灵胎医案选读

南京中医药大学　　黄　煌

徐灵胎天资敏悟,但不屑仕途,留心"经济之学"。因家人先后病故,而发奋深究医学,上追《灵》《素》根源,下沿汉唐支派,朝夕披览医书甚勤。医学修养日高,远近求治者,络绎不绝,曾应诏两次上京为皇室诊疾。徐氏博学多才,对天文、历算、史地、音律、兵法、水利、武术等均有研究。平生勤于著述,敢于针砭医学之弊,是清代杰出的医学思想家与评论家。徐氏治病,喜用汉唐方法,不拘陈规俗见,自成一家。著作有《难经经释》《神农本草经百种录》《医学源流论》《伤寒论类方》《兰台轨范》《医贯砭》《慎疾刍言》《洄溪医案》。

《洄溪医案》属追忆式医案,记叙生平治验,有诊治经过的记述,有徐氏的心得体会及评论,易读好懂。徐氏医案文字简洁流畅,惜墨如金,反映出作者很高的文字水平。所述案例,均经徐氏精心选择。这些医案,或治法独到,或切中时弊,或示人以规矩,或晓人以医理。全书并不以治验自炫,而是以治验教人认识医学,掌握医学的理论,掌握正确的治学方法,故可以将《洄溪医案》看作是一部通过医案进行医学思想、医学规范、治学方法教育的通俗读物。

徐氏医案重在说理,故具体的诊疗细节往往略而不详。案中仅载治法、方名或主药数味,为其特点。

徐氏治病,强调识病求因,谓:"欲治病者,必先识病之名,能识病名,而后求其病之所由生;知其所由生,又当辨其生之因各不同而病状所由异,然后考其治之之法。"其所识之病悉依法统医理,非阴阳五行泛泛而论者所可比。治病之法,多取《伤寒》《金匮》以及《千金》《外台》,以功专力宏之方药取切实之疗效,且不拘一煎方,而能灵活应用针、灸、膏、丸、摩、熏、蒸诸外治法,亦是徐氏医学之特色。

医案来源:《洄溪医案》,海昌蒋氏衍芬草堂校样,咸丰七年(1857)。

案 1　时证

西塘倪福征患时证，神昏脉数，不食不寝。医者谓甚虚，投以六味等药，此方乃浙中医家不论何病必用之方也。遂粒米不得下咽，而烦热益甚，诸人束手。余诊之曰：热邪留于胃也。外感之邪久必归阳明，邪重而有食则结成燥矢，三承气主之；邪轻而无食则凝为热痰，三泻心汤主之。乃以泻心汤加减及消痰开胃之药两剂而安。诸人以为神奇，不知此乃浅近之理，《伤寒论》具在，细读自明也。若更误治则无生理矣。

提要：本案是发热后误用六味丸等药导致烦热、痞满不食的病例。作者通过这个医案提示临床应当注意研究具体的疾病及其传变规律，同时，劝导人们重视基本功的训练，尤其是要认真学习《伤寒论》。

辨证：本案反映了徐灵胎辨病专治的医学思想。痞证是一种病，以上腹部痞闷不适为主要特征，并伴有烦热等症，多发生于外感疾病的后期。其基本病机为寒热互结，治法为苦辛通降，半夏泻心汤、生姜泻心汤及甘草泻心汤是治疗痞证的专方。徐灵胎正是抓住了这个思路，才能迅速地做出诊断和治疗。先前的医生只是单纯强调阴虚而滥用补剂，而六味地黄丸根本不是治疗本病的专方。过分强调阴阳，滥用补药，用药理想化、玄学化的风气，始于宋明，清代依然盛行。徐灵胎就是通过这则医案，对当时医学界的弊病作了批评。从本案可以看出，中医所谓的辨证，也包括了辨病在内，那种将辨证与辨病对立起来的认识是错误的。

论治：不读《伤寒论》，则觉此法此方神奇，而细读《伤寒论》，则觉此法乃浅近之理。所以，中医不可不读《伤寒论》，这是基础，这是中医临床应当遵循的规律。以半夏泻心汤为代表的三泻心汤对于胃炎、肠炎、神经症、失眠等均有相当好的疗效。

案 2　伤寒

苏州柴行倪姓伤寒失下，昏不知人，气喘舌焦，已办后事矣。余时欲往扬州，泊舟桐泾桥河内，适当其门，晚欲登舟，其子哀泣求治。余曰：此乃大承气汤证也。不必加减，书方与之。戒之曰：一剂不下则更服，下即止，遂至扬，月余而返，其人已强健如故矣。古方之神效如此。凡古方与病及证俱对者不必加减；若病同而证稍有异则随证加减，其理甚明，而人不能用。若不当下者反下之，遂成结胸，以致闻者遂以下为戒。颠倒若此，总由不肯以仲景

《伤寒论》潜心体认耳。

提要：患者伤寒失下，出现神志昏迷、气喘、舌苔焦黄，徐灵胎用大承气汤原方而获效。伤寒失下证本不奇，大承气汤方亦不奇，而徐氏此案以大承气汤原方，不予加减而获效者则奇。此案实以此针砭时医不识《伤寒论》辨证论治之法，或滥用下法，或畏用下法之弊端而作。

辨证：本案继续强调了辨病专治的思想。凡古方与病及证俱对者不必加减，若病同而证稍有异则随证加减。提示中医处方首先是寻找对病专方，然后根据夹杂证的有无决定是否加减。当然，这里所说的病，有的有明确的命名，有的则冠以"某某方证"的名称。本案就是以大承气汤证的命名出现的。这种中医特有的辨病方式，始于《伤寒论》。所以，徐灵胎对当时医学界不重视《伤寒论》的倾向痛心疾首。

以方测证，患者可能还有腹胀满、按之疼痛、脉沉实等症。

论治：大承气汤原治疗痞、满、燥、实的阳明腑实证，现代应用范围相当广泛，急性发热性感染性疾病、急腹症、心脑血管疾病、精神病等均有出现大承气汤证的可能。

案3　中风

运使王公叙揆自长芦罢官归里，每向余言手足麻木而痰多。余谓公体本丰腴，又善饮啖，痰流经脉，宜樽节为妙。一日忽昏厥遗尿，口噤手拳，痰声如锯，皆属危证，医者进参附、熟地等药，煎成未服。余诊其脉洪大有力，面赤气粗，此乃痰火充实，诸窍皆闭，服参附立毙矣。以小续命汤去桂附，加生军一钱为末，假称他药纳之，恐旁人之疑骇也。戚党莫不讳然。太夫人素信余，力主服余药，三剂而有声，五剂而能言，然后以消痰养血之药调之，一月后步履如初。

提要：患者体型肥胖而喜欢喝酒，饮食也多肥甘之品，平时经常出现手足麻木，徐灵胎已经察觉有中风征兆，故劝其戒酒肉。后果然中风，出现面红气粗，脉洪大有力，徐灵胎力排众议，用小续命汤去附桂，加生大黄，清泻痰火而愈。

辨证：徐灵胎对此病的正确诊断，首先是对患者体质的把握，其次是对中风病的认识。中风多由痰火闭窍，所以，治疗也采用古代治疗中风病的专方小续命汤作为基本方。其基本思想仍是辨病专治。不过，毕竟证有变化，所以处方也必然变化,这就是"方随证转"。

患者面红气粗,脉洪大有力,明显的实证热证,为何当时的医生居然开出人参、附子、熟地的处方,实在是不可理解。而且徐灵胎使用大黄还必须假称他药,以防他人加以阻拦,可见当时医学界的思想相当肤浅庸俗,正如清代初期医家喻嘉言所说的"议药不议病"现象。本案也反映了徐灵胎的良苦用心。

论治:小续命汤源于《千金要方》,由麻黄、桂枝、附子、人参、干姜、甘草、川芎、杏仁、防风、防己、黄芩、芍药所组成,治中风。本案去附子、桂枝,加上生大黄,有表里两解的功效。尤其是生大黄粉末 3 g 吞下,清热攻下的作用比较强,是本方的主要药物。目前临床治疗脑血管意外,多主张使用大黄剂,如三黄泻心汤、桃核承气汤等,这些方剂不仅是通大便,更重要的是泻火逐瘀。案中善后消痰养血之药未详,然观《徐批临证指南医案》可见大略。如钱案偏枯血虚生风,叶氏用制何首乌、枸杞、归身、牛膝、天麻、胡麻、甘菊、石斛、小黑豆皮蜜丸,徐批曰:"此方平稳。"某妪案痰火风为患,四肢麻痹,叶氏用天冬、麦冬、沙参、天麻、白蒺藜、梨汁、芦根汁、青蔗浆、竹沥、柿霜收膏缓图,徐批曰:"此方皆唐以前治风之良法。"又谓淡苁蓉干"确是养血驱风之品"(中风门汪案)。推测徐氏用药不外如此。

案 4 痰

嘉兴朱宗周以阳盛阴亏之体,又兼痰凝气逆,医者以温补治之,胸膈痞塞而阳道痿。群医谓脾肾两亏,将恐无治,就余于山中。余视其体丰而气旺,阳升而不降,诸窍皆闭,笑谓之曰:此为肝肾双实证,先用清润之品加石膏以降其逆气,后以消痰开胃之药涤其中宫,更以滋肾强阴之味镇其元气,阳事即通。五月以后,妾即怀孕,得一女;又一年,复得一子。惟觉周身火太旺,更以养阴清火膏丸为常馔,一或间断则火旺随发,委顿如往日之情形矣,而世人乃以热药治阳痿,岂不谬哉?

提要:本案叙述治愈阴虚痰火阳痿的经过,批评了当时以热药治疗阳痿的偏向,从而强调了辨证论治的重要性和必要性。

辨证:徐灵胎说"阳痿之病,其症多端,更仆难尽"(《徐批临证指南医案》),故不可拘于温补一法。体丰痰凝气旺之质,岂有阳虚阴寒之证? 徐氏辨清体质,断为阴虚痰火阳痿,可见阳痿的病因较多,应当注意鉴别。从"痰凝气逆"推测,患者当有恶心呕吐、食欲不振、腹胀等症。

论治：本案用药不明，但以理测方，可能先用石膏、半夏、沙参、麦冬、竹叶、陈皮、竹茹等药，以降逆止呕；然后用温胆汤加味，以化痰和胃；继而以石斛、牛膝、麦冬、何首乌、枸杞、黄柏、知母等滋肾强阴之品，以治其阳痿的根本。由于体质改善需要相当长的时间，故在剂型上采用了膏丸剂，以便于常服。

案 5　痰喘

松江王孝贤夫人素有血证，时发时止，发则微嗽，又因感冒变成痰喘，不能着枕，日夜俯几而坐，竟不能支持矣。是时有常州名医法丹书，调治无效，延余至。余曰：此小青龙证也。法曰：我固知之，但弱体而素有血证，麻桂等药可用乎？余曰：急则治标，若更喘数日则立毙矣。且治其新病，愈后再治其本病可也。法曰：诚然，然病家焉能知之？治本病而死，死而无怨，如用麻桂而死，则不咎病本无治，而恨麻桂杀之矣。我乃行道之人，不能任其咎，君不以医名，我不与闻，君独任之可也。余曰：然。服之有害我自当之，但求先生不阻之耳。遂与服，饮毕而气平就枕，终夕得安，然后以消痰润肺、养阴开胃之方以次调之，体乃复旧。法翁颇有学识，并非时俗之医，然能知而不能行者，盖欲涉世行道，万一不中则谤声随之，余则不欲以此求名，故毅然用之也。凡举事一有利害关心，即不能大行我志，天下事尽然，岂独医也哉！

提要：此案示人急则治标之法，有是证即用是方，同时重申为医之道德，当无私心。

辨证：急则治其标，缓则治其本，是中医临床治疗的法则之一，具体应用，仍离不开辨病识证。而最简捷的表述方法，就是"有是证用是方"。吐血本不是小青龙汤的适应证，但是患者出现咳喘不得平卧，这是小青龙汤证，与吐血不同，是另一种疾病。根据辨病专治的思想，徐灵胎果断地开出小青龙汤，迅速控制了病情。之后，再给以养阴润肺的药物调治。清代江南的上层阶级，养尊处优，大多喜补而畏攻，一些医生迎合病家心理，其处方或堆砌补药，或轻描淡写，不求有效，但求无过，导致中医固有科学精神的泯灭，这是中医历史上的逆流。本案即为徐灵胎发自肺腑的心声。

论治：小青龙汤是治疗痰饮咳喘的效方。若对证用药，往往有覆杯之效。但是，如果不对证，也有导致出血、烦躁、动悸等症的可能。其方证，以咳喘而痰多清稀如水，或口中泛吐清水，或鼻塞而流大量清涕等，同时，患者多有恶寒无汗，舌质不红、上有水滑苔。如果患者形体消瘦，可以减少麻黄的用量，或者去麻黄。本方用治支气管哮喘、肺气肿、花粉症、过敏性鼻炎等有效。

案6　瘀留经络

乌镇莫秀东患奇病，痛始于背，达于胸胁，昼则饮食如常，暮则痛发，呼号彻夜，邻里惨闻。医治五年，家资荡尽，秀东欲自缢。其母曰：汝有子女之累，尚须冀念，不如我死，免闻哀号之声，欲赴水。其戚怜之，引来就医。余曰：此瘀血留经络也。因谓余子爔曰：此怪病也，广求治法以疗之，非但济人，正可造就己之学问。因留于家用针、灸、熨、溻、煎、丸之法，无所不备，其痛渐轻，亦渐短，一月而愈。其人感谢不置。余曰：我方欲谢子耳。凡病深者须尽我之技而后奏功，今人必欲一剂见效，三剂不验，则易他医，子独始终相信，我之知己也，能无感乎？

提要：本案通过莫秀东顽固性疼痛的治疗，说明每种疾病都有其相适应的治疗方法，不能希望以某一种疗法解决所有的问题。同时，医案对患者如何配合医生的治疗也作了训导。

辨证：凡属于身体疼痛性疾病，尤其是病程较长的疼痛，应当考虑瘀血的存在。对此，叶天士也有类似的经验，所谓久痛入络。

论治：本案的精彩之处，是提示疾病的专治之法。明清时期，许多医生视针灸、导引、按摩等外治法为不登大雅之堂的小技，导致治疗手段的单一，徐灵胎对此深为忧虑。他在《医学源流论》中指出："《内经》治病之法，针灸为本而佐之以砭石、熨浴、导引、按摩、酒醴等法，病各有宜，缺一不可，盖服药之功，入肠胃而气四达，未尝不能行于脏腑经络。若邪在筋骨肌肉之中，则病属有形，药之气味不能奏功也。故必用针灸等法，即从病之所在，调其血气，逐其风寒，为实而可据也。况即以服药论，止用汤剂亦不能尽病。盖汤者，荡也。其行速，其质轻，其力易过而不留，惟病在营卫肠胃者，其效更速，其余诸病有宜丸、宜散、宜膏者，必医者预备以待一时急用，视其病之所在而委曲施治，则病无遁形，故天下无难治之症而所投辄有神效。"此论此案，足资启悟。

案中的熨法，相当于温热疗法；溻法，相当于水洗法；煎，即煎药；丸，即丸剂。

案7　产后风热

西濠陆炳若夫人产后感风热，瘀血未尽，医者执产后属虚寒之说，用干姜、熟地治之,且云必无生理。汗出而身热于炭,唇燥舌紫,仍用前药。余是日偶步田间看菜花,近炳若之居,趋迎求诊。余曰:生产血枯火炽,又兼风热,复加以刚燥滋腻之品益火塞窍,以此死者我见甚多。非石膏则阳明之盛火不解,遵仲景法用竹皮、石膏等药。余归而他医至。笑且非之,谓:自古无产后用石膏之理。盖生平未见仲景方也。其母素信余,立主服之,一剂而苏。明日炳若复求诊,余曰:更服一剂病已去矣,毋庸易方,如言而愈。医者群以为怪,不知此乃古人定法,惟服姜桂则必死。

提要:本案通过陈述使用石膏剂治愈产后发热的事实,提醒人们不要拘泥于前人的说法,临床应当根据有是证用是药的原则。

辨证:患者汗出而身热如炭,唇燥舌紫,是阳明气热,为石膏证。有是证则用是药,即为古人定法,也是中医辨证论治的原则。而所谓产后属虚寒之说,非定论,不可拘执。中医书中此类说法甚多,如"无虚不作眩""无痰不作眩""久病穷必及肾""补脾不如补肾""胎前一团火,产后一块冰"等,均为前人的经验之谈,只可参考,不可拘泥。

论治:竹皮石膏,即《金匮要略》竹皮大丸,由竹茹、石膏、桂枝、甘草、白薇等组成,治妇人乳中虚、烦乱、呕逆。

案 8　子利

兰溪潘开子表弟,其夫人怀娠患痢,昼夜百余次。延余视。余以黄芩汤加减,兼养胎药饮之,利遂减,饮食得进,而每日尚数十次,服药无效。余曰:此不必治,名曰子利,非产后则不愈。但既产恐有变证耳。病家不信,更延他医,易一方则利必增剧,始守余言,止服安胎药少许。后生产果甚易,而母气大衰,虚象百出。适余从浙中来,便道过其门,复以产后法消息治之,病痊而利亦止。盖病有不必治而自愈,强求其愈,必反致害,此类甚多,不可不知也。

提要:本案通过子利不治而自止的事实,提示辨病的重要性。

辨证:中医所谓的辨证,有广义与狭义之分。广义的辨证即为诊断,而狭义的辨证则为辨方证与药证。广义的辨证,应当包括辨病在内。所以,历史上的中医名家都是重视辨病的。辨病,包括判定能治不能治,难治不难治,预后如何,现在疾病处在病程的何种时期,疗程多长,用药何时见效,如何转方,等等,这是对医生医疗水平的检验。徐氏谓:"能愈病之非难,知病之必愈必不愈为难……惟不论轻重之疾,一见即能决其死生难易,百无一失,此则学问之极功，而非浅尝者所能知也。"（《医学源流论》）他将准确而迅速地辨病的能力，作为医生水平的最高境界，即所谓"极功"。而当时的许多医生恰恰忽视了这个问题，临床说几句阴虚、阳虚、脾虚、肾虚的套话，用几张通套成方，就认为是掌握了中医。对此，徐灵胎在晚年的著作《慎疾刍言》中，曾作了尖锐的批评。

论治：方中的黄芩汤，为治疗热利的专方。临床对于具有腹绞痛、舌红、烦躁的急慢性肠炎、痢疾、结肠过敏者，应用本方具有较好的疗效。腹胀者，加半夏厚朴汤；便血者，加黄连阿胶汤。

案9　产后血臌

苏州顾某继室产后恶露不出，遂成血臌，医者束手。顾君之兄掌夫，余戚也，延余治之。余曰：此瘀血凝结，非桃仁等所能下。古法有抵当汤，今一时不及备，以唐人法，用肉桂、黄连、人参、大黄、五灵脂成剂下其瘀血。群医无不大笑，谓寒热补泻并相犯之药合而成方，此怪人也。其家因平日相信，与服。明日掌夫告余曰：病不可治矣。病者见鬼窃饮所服药，乃大呼曰：我不能食鬼之所吐也。先生可无治矣。余往验之，药本气味最烈之品，尝之与水无二，怪之。仍以前方煎成，亲往饮之，病者不肯饮，以威迫之，惧而饮，是夕下瘀血升余，而腹渐平思食……盖一病有一病治法，学不可不博也。

提要：本案通过陈述使用唐代古方治愈顾妻产后血臌的经过，告诫读者注意专病专方的收集使用，并且提示不能因为古代验方的方义不好理解而搁置不用。

辨证：患者因产后瘀血不下，而导致神志错乱，腹胀腹满。观《伤寒论》中膀胱蓄血证，无不有"发狂""如狂"等表现。所以，古代治疗精神错乱，多用下瘀血的方法，方如桃核承气汤、抵当汤等。

论治：唐代《千金方》有独到的配伍方法，一是反激法，即取相畏之药相配，使药性相激而增强疗效，如乌头配半夏、钟乳配白术、芫花配甘草等；二是补泻并用法，《千金方衍义》谓："历观《千金》诸方，每以大黄同姜桂任补益之用，人参协硝黄佐克敌之功。"此案即取唐人制方之法，以治瘀热结于胞宫之证。

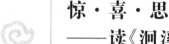

惊·喜·思
——读《洄溪医案·暑》迮耕石案有感

朱伟常

芦墟迮耕石，暑热坏证，脉微欲绝，遗尿谵语，寻衣摸床。此阳越之证，将大汗出而脱。急以参附加童便饮之，少苏而未识人。余以事往郡，诫其家曰：如醒而能言，则来载我。越三日来请，亟往，果生矣。医者谓前药已效，仍用前方，煎成未饮，余至，曰：阳已回，火复炽，阴复竭矣，附子入咽即危！命以西瓜啖之，病者大喜，连日啖数枚，更饮以清暑养胃而愈（《洄溪医案·暑》）。

这是清代医林巨擘洄溪徐灵胎先生的名案，当时曾传作吴中佳话，且为文学家袁枚写入先生传记中。观医案所记，症情变幻，医术纵横，难怪当日医者见先生用药皆"目瞠心骇，帖帖耆服，而卒莫测其所以然"（《小仓山房文集·徐灵胎先生传》）。至今读其遗文，犹使人在惊喜之余，继以深思。

（1）医案之惊人，乃在于奇险。患者病危欲脱，情势已属堪惊，然而先生治暑病谵语而竟投参附，则更非常人所敢想象。临床所见暑邪熏逼，津气耗伤，固当涤暑清心、养津益气，如人参白虎加麦冬、五味之属。但暑热为病亦自多变，徐氏治疗此症，既守其常，更达其变。其治暑邪闭窍，厥逆如尸，每用紫金锭、至宝丹"芳香通灵之药"宣达经窍，以为之先导，而后殿以大队清凉滋润；若暑证炽热无汗，烦躁昏沉，乃暑邪劫烁，热极津枯之候，必以滋润清芳资其汗源。此则病虽暑热，证变亡阳，生死存亡，惟在一举，故先生当机立断，惟参附是投，大有"赳赳武夫"力挽狂澜之气概。灵胎"用药如用兵论"曾云："横暴之疾而急保其未病，则所以守我之岩疆也。"当此阳飞气越之际，患者生死安危间不容发，而医者之临危救险，若非胆识俱全，如周亚夫之军从天而降，则岂能拯救危亡于一线？！徐氏之用此法，虽属理所当然，然而亦从不轻投，他曾告诫"此等方非有实见，不可试也"（《洄溪医案·暑》）。又说："病重症危，属热邪横逆，不但人参不可轻用，而桂附、干姜服之无不立毙。"（《临证指南医案·暑》按语）可见其施热药于暑病，自有成竹在胸，绝异于弄险之辈故为惊人，以冀侥幸弋获。药既中病，患者神清病减，化险为夷，医者以为前药已效，仍用前方，似乎守其成法自可巩固疗效。然而，事有出人意料的是在药成将进之时，前手订该方的洄溪老人却急起直呼："附子入咽即危！"徐氏一声棒喝，无异天怒惊霆，使医者、读者斗然猛醒，悟知险象虽平，危机犹伏；医可生人，亦可杀人，其振聋发聩之言，能不使"司命者"惕然心惊，引为鉴戒？！

（2）病情的变化，无论病家、医家，乃至于读者，都是最为关切的，往往增一分则忧，减一分则喜。在整个治程中，人们曾获两度喜悦，使乍定的惊魂得以宽慰。初次是徐氏"见机而作，不俟终日"，亟投参附，使患者转危为安；再次为先生心思灵变，不为株守，废其温补，易以甘凉，复脱患者于危厄之中。然而当患者阳气回复，转为火炽阴亏，先生即以西瓜代药，其治法尤觉清新可爱。古人喻西瓜为天生白虎汤，患者获之大喜，连啖数枚，其舒爽如"醍醐灌顶，甘露洒心"，反映了病体对甘寒之液的迫切需求。叶桂称"食物自适者，即胃喜为补"（《临证指南医案·虚劳》）。徐氏此法，不仅合于《素问》之旨，有助于"精胜"而"邪却"，且示极尽良工"用食平病"之妙。昔人有云："不用力而功益奇，在诗家为独辟之境。"其在医家岂非如此乎？

由此观之，徐氏辨证施治圆机活法，如盘走珠，既非刻舟胶柱之可比，更与忽热忽寒以药试病者有霄壤之殊。倘若结合洄溪其他论著以赏析此案，则更加喜有所获。所喜者在于徐氏将热病亡阳的论治经验进一步上升而为理论，其真知灼见不仅在医案中在在可见，且在著名的"亡阴亡阳论"中有十分精辟的论述。如认为阴阳本自互根，故亡阳之始多见亡阴，虽则汗出乃亡阴、亡阳之所同，但二者之汗迥然有别，至其变化则又在顷刻之间。因之，如何辨证，至关重要。他说：亡阳、亡阴相似而实不同，一则脉微，汗冷如膏，手足厥逆而舌润；一则脉洪，汗热不黏，手足温和而舌干（《洄溪医案·痰喘亡阴》）。又说凡亡阴之汗"热而味咸"；亡阳之汗"冷而味淡"。同时还指出："因热甚汗出而阳亡，苟非脉微足冷，汗出舌润，则仍是热证。"亡阴亡阳的治疗同样界畔分明，当亡阴之时阳气方炽，必用凉心敛肺；若亡阳证具，则惟用大剂参附，佐以咸降之品，其先后之间辨在毫发。灵胎此说如探骊得珠，获其精蕴，若非学验俱丰，是难能达此境地的，所谓"入乎其内故有生气，出乎其外故有高致"。惟其如此，故徐氏的高情至论能扩前人所未发，为医林所深喜。

（3）古人云："书不尽言，言不尽意。"洄溪医案引人入胜，发人深思，确有许多言外之意可以求索。如仲景伤寒固多亡阳,但暑热为病何以有亡阳之证呢? 对此,历来医家少有论述,叶天士虽说"暑伤元气……汗则耗阳,胃汁大受劫烁,变病由此甚多"(《温热经纬·三时伏气外感篇》),但也未尝详及于此。后人论温病亡阳亦仅在湿温一症。然而徐氏由其医案明示后人,暑热病亦多亡阳之变,无论误治或热甚汗多,"汗多乃亡阴","亡阴不止,阳从汗出,元气散脱,即为亡阳"(《洄溪医案·痰喘亡阴》)。灵胎医案记"因热甚汗出而阳亡"者其例不在少数,如毛氏子暑病热极,大汗不止,脉微肤冷,面赤气短,他医误作热治,而徐氏独断亡阳,乃急进参附,一剂而汗止身温,易方而病告痊愈。又阊门龚姓,酷暑病热,手足拘挛,瞀闷昏迷,汗出肤冷,脉微而躁,亦断为阳气将脱,急用参附,再剂而苏,继以消暑养阴,其疾亦瘳。足见灵胎辨证之精审,用药之的当,洵非常人所能及,而热病亡阳的病机证治,更应引起我们的重视和精思。

或问"遗尿谵语,寻衣摸床",温病学多称邪陷心包,肝风内动,其与亡阳有何关系? 这也值得思量。《内经》云:"阳气者,精则养神,柔则养筋。"暑邪既已耗阴,亦伤阳气,患者心神失养,神识不清而膀胱失约;筋脉失荣,虚风内扰故循衣摸床。至于谵语一证,虽多阳明热盛或邪入心包,但在亡阳亦有之。这在仲景早就说过:"发汗多,若重发汗者,亡其阳,谵语。"(《伤寒论》原文第211 条)徐氏《伤寒约篇》对亡阳谵语亦有阐发,认为"汗发多则心液虚,心阳外亡,故谵语也"。联系于实际,他对暑热谵语明判其虚实,断之为亡阳,解决了辨证中的一个关键问题。徐氏因筌得鱼,观文得理,其善读仲景之书于此可见。

伤寒亡阳,自当救逆,然而暑病以邪热为本,是否可用温热之剂呢? 这也难免不为读者所思疑。徐氏的临床实践雄辩地告诉我们,即使病本暑热,但证变亡阳,亦当以回阳之首务,除此别无他谋。这是由于邪正虚实、标本缓急的情势已发生急剧变化,患者由邪热亢盛一变而为阳虚气脱。《素问》云:"病发而不足,标而本之。先治其标,后治其本。"患者至此,不足已甚,即急于回阳犹恐不逮,岂可执用寒凉,操戈下石乎?!

徐氏回阳救脱,其用药捐弃四逆之姜草,而择参附与童便,亦有深意存焉。古人称人参益气复脉,"回元气于无何有之乡"。虽《别录》谓"与甘草同功",但其拯危救亡则远非"国老"所能及,急救诸方因多用之。宋王璆《百一选方》治伤寒时疫坏证，困重欲死，脉沉伏，不省人事，以人参一两水煎冷服，名夺命散，又称复脉汤。则知徐氏用治暑热坏证，实遥承前贤之旨。方用附子以峻补，如虞抟所说"附子禀雄壮之质，有斩关夺将之气，能引补气药行十二经，以追复散失之元阳"（《本草纲目·附子》）。其不取干姜，乃避其辛燥耗散。至于加童便入汤，实仿仲景白通加猪胆汁汤法，取其咸降滋阴，且防格拒，犹兵家之向导，使三军直入，速奏其功。

然而热病亡阳与阴证亡阳，其治疗究竟有何不同？在昔喻嘉言先生颇有卓识，他说："伤寒才一发热发渴，定然阴分先亏。以其误治，阳分比阴分更亏，不得已从权用辛热，先救其阳。与纯阴无阳、阴盛格阳之证相去天渊。"（《续名医类案·伤寒》）这正是徐氏治热病亡阳，权用温热，转为清凉的原因所在吧！

还值得思考的是，洄溪论热病亡阳多因汗出，亡阳之证多见舌润，临床所见难道必然如此吗？无可否认，徐氏所言固属重要的经验，但读者还当举一反三。蒲辅周先生曾治一儿，西医诊为腺病毒肺炎，高热咳喘，身无汗出，但腹泻日十余次。病中体温骤降，两足逆冷，呼吸微弱，神识昏迷，脉沉细无力，而舌上少津，断为"阴津既亏，阳气欲脱"，用参附汤回阳救脱。当其阳回厥止，舌上津生，再与生脉散加味治之。可见患者非因多汗、不见舌润，但亦属阳脱。然因其少津，故以西洋参与附子为伍，这是用药法的又一机变。乃知临床诊治，贵在多思。

综览灵胎此案，笔墨生动，波澜起伏。寥寥数行，已将患者阴阳死生之变、医家夺天造化之奇尽收于腕底。其弥足珍贵的是，先生将热病亡阳的证治，托诸毫端，传于楮素，使后世学者得而有所遵循。一读洄溪医案，再读近贤治验，并证诸临床，其得益之多，是莫可言喻的。可以认为，一则绝妙的医案，是医家在临床实践中创造的艺术珍品，通过医案的赏析，我们自古及今，骋怀游目，无异是一种艺术的享受。清代画家戴熙曾说："画令人惊，不若令人喜；令人喜，不若令人思。"洄溪老人的这例医案，则既令人惊，复令人喜，更令人思。料读者至此，都有这种感想吧！

《洄溪医案·祟病》案例一则探析

河南省社旗县中医精神疾病研究所　　丁德正

一、医案原文

同学李鸣古，性诚笃而能文，八分书为一时冠，家贫不得志，遂得奇疾。日夜有人骂之，闻声而不见其形，其骂语恶毒不堪，遂恼恨终日，不寝不食，多方晓之不喻也。其世叔何小山先生甚怜之，同余往诊。李曰：我无病，惟有人骂我耳。余曰：此即病也。不信。小山喻之曰：子之学问人品，人人钦服，岂有骂汝之人耶？李变色泣下曰：他人劝我犹可，世叔亦来劝我，则不情甚矣。昨日在间壁骂我一日，即世叔也，何今日来面诳耶？小山云：我昨日在某处竟日，安得来此？且汝间壁是谁家？我何从入？愈辨愈疑，惟垂首浩叹而已，卒以忧死。

二、该案所述究为何病

患者病前"性诚笃而能文，八分书为一时冠""学问人品人人钦服"，应为聪慧、沉静内向、诚笃专一、学业优异、人皆钦服之佼佼者。病后征象要点一是理智清楚，所语切题，有条理，语出清晰，讥讽其世叔语出有分量且准狠，虽愤慨而有礼有节。"愈辨愈疑"之后，不事辱骂还击，"惟垂首浩叹而已"。二是缺失自知力，自谓"我没病"。三是被迫害妄想、幻觉突出，幻听尤著。"日夜有人骂之，闻声而不见其形""骂语恶毒不堪"，闻声可辨何人所"骂"，"昨日在间壁骂我一日，即世叔也"，幻听即妄闻。四是被迫害妄想牢固，对他人所"骂"坚信无疑，"多方晓之不喻也"。

另外，案中无头脑损伤、躯体疾病及病前重大情志因素挫伤史等记述，故可排除脑器质性精神病、反应性精神病等，结合病前情况及征象要点，可考虑为偏执型精神分裂症（简称"精分症"）前段症状，属于中医癫狂病之癫症。

疾病诊治应用

三、"祟病"之病因与发病机制

该案"祟病"形成之因，先父丁浮艇谓："人禀赋于先天，受父母生殖之精中所含特定物质基础之影响，呈先天遗传性特定体质，即颇具其上代特异体质，并具所发某些疾病致病因子之易感易生性，及该病易发之倾向性，癫狂病亦然。"（见先父遗著《癫狂病病因新解》，未发表资料）偏执型精分症患者受遗传因素影响，自身具有禀赋性致病因子痰之易感易生性及此病易发之倾向性，并具有阴性体质与柔性气质。自降生起，无论内因外因均可使脏腑功能紊乱，蕴湿积液而为痰。所生之痰受阴性体质静缓之影响，呈病理性向心缓移，这种缓移易瘀阻、滞碍血运而生瘀，瘀与痰垢结愈发加重了向心缓移之重浊迟缓性，致痰瘀郁久而酿毒。

患者自幼儿期即性格内向，少语多静，然体内所生少量毒邪侵心，毒害心神致神志功能轻度强化。患者智力则远高于同龄儿童，显聪慧懂事，语出得体，多有"小大人"之称。入学后本分听话，诚笃专一，学习成绩甚好。约于10岁过后自体所生之毒邪渐多，神志功能被强化渐重，则显持重老成，思维敏捷，注意力强，遇事多思多析，即小事恒多揣摩，穷究其理，学习愈难愈钻，坚韧不拔，故此时在中学或大学成绩优异而出类拔萃。然高傲自负，孤僻多疑，冷峻狡黠，多于20岁左右因自体所生毒邪较多，神志功能被毒重而强化，其思维、意识及多种感官功能渐趋异常。由之，基于患者自身条件与所处环境，并与社会现实、文化科技密切相关的各种妄想、幻觉相继丛生，病遂起。家学称此为偏执型精分症前段，证名为痰瘀内蕴酿毒，毒邪侵心。此例即然。

此案例仅系痰瘀所酿之毒侵心，毒害强化神志功能而清晰甚趋异致病；痰瘀尚未入心滞塞惑乱神明，故患者神清、意清，言行协调。对此清且如常而言妄，确使徐大椿陷入困惑，无奈地称此为"祟病""奇病"。窃思其之者，抑或俟后人析奇解疑耶？

四、类证鉴别

似该案例之清且如常，言妄或不妄，于癫狂病（精分症等重性精神病）临床并不少见,兹择有类该征象特点之常见证候予以鉴别。

1. 肝郁挟痰 多见于偏执狂,笔者先祖父丁桂遴称此为"拗狂",系患者自身具有肝气易郁、瘀易生及此病易发之禀赋性体质,稍为七情伤及则气拂逆而为郁。气机屈抑,多疑猜忌,疑他人"迫害"、领导"打击"、配偶"出轨"等。瘀生后凝着气机,猜忌更甚,所疑之事俱坚信为"真",于是专注搜集"证据",推析法理,执著而倔犟地上访上告。由于瘀滞于肝,未入心脑惑乱神明,故亦神清、意清而言行协调,且能言善辩。此与本案例相比,均清且如常而言妄,不同者本案例妄闻(幻听)显著,而此甚少或无。

2. 心肝之气的虚与实 多见于躁狂抑郁性精神病,系患者自身具有心肝之气易虚易实性及此病易发之倾向性所致,家学称此为癫狂交作症。心肝之气虚时,气失温煦与滋养之能,则见神机不振,低下忧郁,加之心肝气虚,神与谋虑俱乏所养而匮乏无以"出",故觉"变笨为废",语出低悲或恐怯而忧伤欲绝。心肝之气实,"气有余便是火",火热内盛,蒸灼炎上,均兴奋而多动多忙。心在志为喜,主言;肝为刚脏,其性刚强,在志为怒,加之神或谋虑在气蕴实过程中,得气之裕养而有余,火热内盛,心肝失持,神或谋虑疾"出",故觉"有才、聪明"。心性者多语多笑,语出流畅,诙谐有趣;肝性者怒语滔滔,语出疾速且广征博引。由于心肝之气虚、实发作不挟痰瘀,不滞扰神明,故亦神清、意清,言行协调。此与本案相比,相同者均清且如常,不同者此之言不妄,所言俱系在现实基础上多予贬低或夸大。如心肝之气虚为症时自谓"变笨"而贬低自己,然又为些许不适而谓"重症",夸大病情。心肝之气实为症时多言过其实地谓己"聪明、漂亮",而夸大自我等。

五、该"祟病"案之治疗原则及注意事项

该案"祟病"之治疗原则为祛内蕴之痰瘀,清心解毒。应注意的是,由于痰内蕴日久,且与所继生之瘀胶黏凝结祛之较难,故治宜缓图,切切以巴豆、硝黄等大吐大下,以免戕伤正气。若正气伤则痰瘀滋生更快,酿毒更多,且痰瘀移入心脑窍隧快,未几即成痰瘀迷塞心脑窍隧,痰瘀毒邪惑乱神明之神呆懵痴、言行荒谬怪诞之偏执型精分症后段症状,即重性癫症。在祛痰瘀之同时给予清心解毒之品,脱毒以去其神志功能之强化。用清心解毒之品,或偏

温或偏凉,宜视证而酌定之。

痰瘀祛毒邪解,获近期临床痊愈后应注意后期巩固治疗。笔者依据"体质可调论",视患者禀赋性体质脏气多寡、阴或阳弱而给予扶正健脾、调畅气血类方药做长达 6 年左右之巩固治疗。若是正气充盈,脾气强健,气血煦和,心气持衡,患者之禀赋性体质及易发倾向性将得到彻底纠正或较大改善,使复发率大为降低,并使不少患者获得远期彻愈疗效。

六、结　语

限于古代的文化科技条件,古人们对精神疾病的清且如常而言妄及如"神鬼"所凭而骤然病作等是难以理解的,在迷信因素影响下,认为是"神鬼作祟"的"祟病"。

关于该"祟病"致病之因,徐大椿谓:"家贫不得志,遂得奇疾。"此乃受癫狂病"情志因素致病说"影响,如《医学正传》谓癫狂"多为求望高远不得志者有之"。其实不然,盖古代寒士可通过科举考试而改变命运,即屡试不第,若无癫狂致病之体质则不"得奇疾",多弃宦途改谋他业,或穷或富,多精神饱满,孜孜不倦地在所谋业上取得非凡业绩,如文坛巨匠蒲松龄等。

徐大椿求实地记录了此案中患者"卒以忧死"之悲惨结局。然非悲而可怕,何也?缘偏执型精分症前段患者多受被迫害性妄想幻觉影响,忍无可忍,被"逼"无奈地对"迫害者"实施凶杀报复。由于神清、意清、心机多,故凶杀多反复谋划,所选时间、地点恰当,下手准狠,成功率极高,且所杀并非一人,常是多人,使人防不胜防。

似该"祟病"例之精分症偏执型发病率颇高,是中医精神医学的一项重要临床研究课题。遗憾的是,有关偏执型后段的辨治资料古今不少,而其前段除笔者不断发表家学理论认识、辨治经验外,罕见有其他医家论及。故笔者特就《洄溪医案》之所录略抒管见,意在引起同道对此之重视,并希冀引起活跃的学术探讨局面。

(《中国中医基础医学杂志》,2018 年第 24 卷第 11 期)

从《洄溪医案》浅谈徐灵胎妊娠及产后病诊疗特色

浙江中医药大学　　　周卢姗　徐哲昀

浙江省中西医结合医院　　　陈晓菲　丁彩飞

徐灵胎(1693—1771),江苏吴江人,清代著名医家,亦通天文地理音律,名大椿,字灵胎,号洄溪。其行医五十余载,著有《医学源流论》《医贯砭》《难经经释》等,独树一帜,善针砭时弊,影响深远。《洄溪医案》为后人整理编纂后问世,共记录医案91则,短小精炼,富有代表性,且角度多样,病因病机、理法方药、评述议论等方面皆有涉及。共涵盖妇科病症8种,医案8则,分别是《崩》《瘀血冲厥》《胎中毒火》《子利》《试胎》《产后风热》《产后血臌》《产后肠痉》。徐灵胎诊治妇科病证尤其是妊娠及产后病的疗效显著,学术思想颇具特色。

一、悉知妊娠生理,预判疾病转归

妊娠病有因孕而发,有因病动胎,还有因孕加重旧疾不同类别的病因。徐灵胎对于各类妊娠病的病程、转归,认识全面,诊查判断准确,治疗效果奇佳。如《子利》篇中妇人妊娠下利不止,徐灵胎予黄芩汤配伍养胎药,下利减但未痊愈,病家不解而徐氏指出"此不必治,非产后不愈",产后再行调理,果病痊而利止。又如《试胎》篇中有妇欲产,二日不下,浆水已涸,疲极噤声,时人皆以为无救,灵胎先生却根据妇人胎脉甚旺,月份未足,诊断为试胎,然强行用力,胎体动摇,故预判将来产时易脱,处以养血安胎方,产妇产意全无,一月后方顺利产一男婴。妊娠是女性特有的生理状态,有独特的病理特点和预后转归,以上医案均是出于徐灵胎对妊娠生理的熟悉,得以对产妇病症结局作出准确判断,提示临床医师在妊娠相关疾病诊疗过程中,需对人体生理病理变化有详尽、全面的认识,配合细致观察,识别生理性及自愈性病证,对此不强加干预,而是顺应自然,使用看似寻常的安胎养胎之方,却能以"四两拨千斤"之力,助妇人顺利度过妊娠这一特殊时期。

二、梳理妊娠病机，重视清热生津

徐灵胎在《洄溪医案》中多次强调妊娠病"血热津亏"的病机特点，认为妇人素体阴虚，热邪为盛，或肝郁化热，或误服温补，加重阴液亏耗，孕后阴血下聚，虚热内生，胎气旺盛，热扰不宁，指出在治疗上宜注重养血安胎与清热化火并重，并总结出"胎气旺甚，愈凉愈安，但热毒伤阴，当滋养其血气耳"的治疗思路，这与当时绝大部分医者所遵循的"解毒清火，与胎有害"理念有异。如《胎中毒火》篇中记载，妇人妊娠三月，胎气上逆，舌色紫黑，肿塞满口，饮食不下。徐氏不拘于时医之见，辨为毒火冲心证，予珠黄散软坚消肿，清凉通气之方清解火毒，疾病果瘥。徐灵胎"清热保津、养血安胎"的思想使得后世对于"胎前多热，产后多寒"的理解更为深入，有利于妊娠病"血热证"理法方药的发展和完善。

三、总结产后特点，祛瘀生津并举

妇人产后百脉空虚，虚瘀夹杂，情况复杂，产后病的处理多为棘手。徐灵胎对于产后病有自己独到的见解，《洄溪医案》中收录的产后案突出体现新产妇人"血枯火炽，瘀血凝结"的生理特点，并强调"养血生津，祛瘀生新"的治疗原则。如在《产后风热》篇中，妇人产后感风热之邪，误投以温燥之品而病情愈甚。徐灵胎分析其产后血枯火炽，外感风热，又服滋腻之干姜、熟地，是为益火塞窍，阳明热盛，使用清解生津之法，效如桴鼓。在《产后血臌》篇中，妇人产后恶露不出，形成血臌，神志异常，病情危急。徐氏虑其新产后，恶露不行必内结成瘀，瘀毒上扰清明，下其瘀血，即取验效。在《瘀血冲厥》篇中，徐氏考虑其病情危重，使用黑神丸治疗产后瘀血冲心之厥证，与《温病条辨》"大抵冲心者，十难救一，冲胃者五死五生，冲肺者十全一二"不谋而合。徐灵胎通过反复临证总结，不拘于产后，亦不忘于产后，指出"盖一病有一病治法，学不可不博也"，治疗上以祛瘀血、存津液为主，与其妊娠病诊疗理念相符，为开拓历代医家妊娠、产后病诊治思路提供了理论依据。

四、徐灵胎诊病特色

1. 诊查详尽，辨证准确　徐灵胎诊查细致入微，对于妇科疾病，除了常规的望闻问切四诊，还配合妇科检查，结合患者个人体质、生活情志、饮食药物等进行辨证。如《产后肠痉》篇妇人产后小腹痛甚，恶露不尽，灵胎先生注意到所行之物成脓象，且疼痛不减反剧，推断子宫成痈，要求稳婆探验，在确认后方施治。又如《崩》篇医案中明确记录患者为徽州盐商汪姓夫人，年46岁，平素忧愁劳累，且服用参附诸药后崩症益剧。在全面收集患者信息后，辨为阴虚火旺证，后得知其年52岁而崩症绝。徐灵胎提出崩症以50岁为分界，天癸将绝与自绝时的两种不同情况。《内经》言："七七，任脉虚，太冲脉衰少，天癸竭，地道不通，故形坏而无子也。"此例病案为临床围绝经期患者崩漏的诊疗提供思路，结合病因、年龄、生育等情况，治本调经复旧。徐灵胎在辨证中尤其注重寒热虚实四纲，并指出当时医家不辨寒热而导致易治之病最终不治的结局。

2. 善用经典，博采众长　徐灵胎精通《伤寒论》《难经》《神农本草经》，在施治过程灵活运用经典，遵循古方的同时又不拘泥于古方，博采众家之长。在《产后风热》篇一产妇感风热，服用干姜、熟地后汗出身热如炭，唇燥舌紫，灵胎先生力排众议，主张此为产后虚热，符合仲景竹皮石膏清热之法，患者服后一剂而苏。此处应为《金匮要略》中竹皮大丸方，原条文"妇人乳中虚，烦乱呕逆，安中益气，竹皮大丸主之"。本案妇人产后耗气伤血，又兼风热，加服刚燥滋腻之干姜、熟地，阴血更亏，与竹皮大丸处方用药思路相合，实为仲景方之妙用。无独有偶，在《产后血臌》篇中灵胎先生明确指出"此瘀血凝结，非桃仁等所能下，古法有抵当汤"，但囿于病情危急，遂效唐人法，以肉桂、黄连、人参、大黄、五灵脂组方，温凉消补并用，活血行瘀调经。此处唐人法一说，观《千金》《千金翼》等治恶露名方，能窥得端倪，也反映了灵胎先生的博学精用。

3. 诸法并施，灵活巧治　徐灵胎在妇科病证施治过程中，因时、因地、因人制宜，有危急用药、常备用药、创新用药等不同方法，随机应变，内外兼顾，巧创新法。徐灵胎在《慎疾刍言·治法》中言："凡病只服煎药而愈者，惟外感之症为然，其余诸症，则必然丸、散、膏、丹、针、灸、砭、镰、浸洗、熨、蒸、提、按摩等法，因病施治。"其在《瘀血冲厥》篇指出黑神丸为产后安神定魄、去瘀生新之要品，"医者苟不预备，一时何以奏效乎"？在《肠痈》南濠徐氏女篇诊其肠痈成脓，必自破，且破后变证，予托毒方并丸散，两日脓溃后急投参附，继以补血养气兼托脓长肉之药，随证变法，内外兼治，2个月后漏口修复，月事以时下。在《乳疖》篇更是创造了药袋缚于乳头之下，外用热茶壶熨之，内服生肌托脓之丸散的治疗方法，提出"医之为术，全赖心思转变，刻舟求剑，终无一验也"。灵胎先生设身处地为患者考虑，在不同情况下选用不同的方法，因病施治，其精神令人感动，其学识渊博，医术高明令人赞叹。

综上所述，《洄溪医案》中的医案小而精，语言生动，对妇科病证的探讨深入浅出，尤其是对妊娠、产后的生理状态和病理疾病认识全面深刻，无论对后世的临床妇科妊娠病及产后病的诊治还是经典学术思想的传承都有着重要的价值，值得继续深入学习探讨。

徐大椿治不孕症述略

湖南中医学院　　　杨嗣明

徐大椿，字灵胎，清代著名医学家。他业医 50 余年，医学理论精深，临床经验丰富，其所著《女科指要》中"种子门"对妇人不孕的辨治尤为详备。徐氏辨治不孕大致有以下几种治法。

一、益气补血法

气血两虚、冲任失养而不孕者，宜气血双补，方用加味种子四物汤。药用熟地、当归、白芍、川芎、白术、茯苓、阿胶、香附、续断、炙甘草。方中以四物汤加阿胶补血益阴，白术、茯苓、炙甘草健脾益气。兼阳虚者，用种子加味四物汤,药用熟地、人参、白术、当归、川芎、茯苓、肉苁蓉、紫石英;兼有热者,用经验育胎丸,药用熟地、当归、白芍、川芎、白术、香附、黄芩、陈皮、续断、砂仁。

二、补肾填精法

肾精内亏兼气血不足,致月经愆期而无以孕育,宜补肾填精兼补气血,方用紫河车丸,药用紫河车、熟地、当归、白术、白芍、香附、人参、枸杞、紫石英、艾叶、川芎。方中,紫河车补血益精;熟地、枸杞补肾填精,益以补气生血之品,使肾精内充而冲任融和。

三、滋阴清热法

阴血虚少,阴不制阳,虚热内生,患者多有消瘦、潮热、月经愆期、脉细数等表现,治宜扶阴益血退虚热,方用大乌鸡丸,药用生地、人参、黄芪、鳖甲、熟地、白术、白芍、柴胡、当归、知母。虚热较盛者,方用青蒿乌鸡丸,药用青蒿、人参、黄芪、当归、香附、茯苓、川芎、白术、牡丹皮、白芍、鳖甲、地骨皮、艾叶。

四、清热凉血法

血热迫血妄行、月经先期、量多色鲜红、脉洪而数者,方用先期汤,药用生地、川芎、白芍、当归、黄连、黄芩、黄柏、阿胶、知母、甘草。

五、行气活血法

经前腹痛、脉涩滞者,宜行气活血祛瘀,方用痛经方,药用熟地、当归、郁金、香附、五灵脂、白术、白豆蔻、木香、延胡索;或用附益类仙丹,药用香附、益母草。如月经愆期不孕以气滞较重者,方用加味香附丸,药用香附、熟地、当归、白芍、川芎、泽兰、海螵蛸;如瘀热内结、经闭不孕、脉实者,宜破瘀通经、荡涤实热,方用荡胞煎,药用大黄、附子、厚朴、桂心、朴硝、当归、赤芍、人参、桃仁。

六、燥湿祛痰法

痰湿内盛、闭遏子室，使月经不调而不能孕育，其人多肥胖，方用升阳利湿汤，药用胆南星、苍术、羌活、川芎、滑石、法半夏、防风；或用消脂膜导痰汤，药用胆南星、枳壳、法半夏、防风、滑石、羌活、橘红、川芎、茯苓、车前子、生姜，其祛痰之力较前方更盛。若痰湿内盛又兼气血亏虚者，宜燥湿化痰兼补气血，方用丹溪植芝汤，药用当归、川芎、白芍、香附、白术、茯苓、法半夏、陈皮、甘草、生姜。

七、交通心肾法

肾阴虚于下、心火亢于上、心肾不交，亦可导致不孕，治宜滋补肾阴、交通心肾，方用大五补丸，药用熟地、人参、天冬、麦冬、枸杞、远志、茯苓、地骨皮、益智仁、石菖蒲。方中，熟地、枸杞补肾以壮水，麦冬、天冬清心润肺以益阴，远志安神交通心肾，益智仁补火通心气，使阴血旺，则火自潜藏，经脉融和而受孕。亦可用增损三才丸，药用天冬、熟地、人参、远志、茯苓、鹿角、五味子。

八、温肾壮阳法

肾阳虚衰、失于温煦、冲任疏泄无权，使月经来迟而量少、脉迟而涩，方用过期汤，药用熟地、当归、白芍、川芎、肉桂、炮姜、附子、香附、艾叶。方中，附子、肉桂温肾以壮元阳，艾叶理血气以暖子宫，又以四物汤养营补血，使伏寒解散，则血室滋荣而子宫温暖。肾阳虚、子宫久冷不孕者，方用秦桂丸，药用肉桂、秦艽、附子、当归、厚朴、干姜、白薇、半夏。

九、温经散寒法

冲任虚寒，月经不调，或前或后，或多或少，或逾期不止者宜温经散寒兼以养血祛瘀，方用艾附暖宫丸，药用熟地、黄芪、吴茱萸、当归、官桂、白芍、川芎、香附、艾叶、续断。虚寒较盛者,用紫石英丸,药用紫石英、人参、熟地、当归、川芎、川乌、厚朴、桂心、吴茱萸、干姜。

(《中华中医药学刊》,1994 年第 4 期)

徐灵胎产后三案评析

山东省蓬莱市中医院　　杨东山
山东省千佛山医院　　程红英

清代名医徐大椿,医名甚噪。一生著述甚丰,其中《洄溪医案》一书,载其临证验案 91 则,包括内、妇、儿、外各科病证 56 种。每案详述患者姓氏、居里、病因、病证及治则方药,语言以纪实为主,兼发议论,通畅明达,读案如临其境,颇有启迪。今试析其中产后病三案,以见一斑。

一、产后风热

案 1　西濠陆炳若夫人,产后感风热,瘀血未尽,医者执产后属虚寒之说,用干姜、熟地治之,且云必无生理。汗出而身热于炭,唇燥舌紫,仍用前药。余是日偶步田间看菜花,近炳若之居,趋迎求诊。余曰:生产血枯火炽,又兼风热,复加以刚燥滋腻之品,益火塞窍,以此死者,我见甚多,非石膏,则阳明之盛火不解。遵仲景法,用竹皮、石膏等药。余归而他医至,笑且非之,谓自古无产后用石膏之理,盖生平未见仲景方也。其母素信余,立主服之,一剂而苏。明日炳若复求诊,余曰:更服一剂,病已去矣,无庸易方。如言而愈。医者群以为怪,不知此乃古人定法,惟服姜、桂则必死。

评析:产后劳伤,失血耗气,证多虚寒,故历代医家每有"产后宜温"之说。然此乃言其临证犹应知其变。《医宗金鉴》云:"产后发热之故,非止一端。"认为血虚、瘀血、外感、劳伤及伤食等均可导致此病。本案属产后血虚而兼外感风热,前医囿于"产后属虚寒"之常,药用温散,甚至"身热于炭,唇燥舌紫"而仍不知变通,故其病有增而无减。洄溪博学而经验丰富,能见病知源,诊为热在阳明,投以甘寒之竹茹、石膏等药,一剂知,二剂已。此案表明产后病亦需辨证,且应知常达变,临机应变,不可拘滞产后虚寒之成说。此病虽为常见之疾,若辨证不明,亦难收效。就本案而言,产后虽虚,但外有风热之感,内有姜、地之助,再与产后虚火相合,其热炽盛乃病机关键所在。患者"汗出而身热于炭,唇燥舌紫",表明阳明气分之热甚剧,故洄溪果敢地施以大寒之品,以清其热。因药与证对,故收效迅速。竹皮、石膏为《金匮》竹皮大丸之主药,此方本为治疗妇人产后"乳中虚,烦乱呕逆"而设。洄溪师其意而用之,法有所宗,又灵活变通,足资后人师法。

二、产后血臌

案 2　苏州顾某继室,产后恶露不出,遂成血臌,医者束手。顾君之兄掌夫,余戚也,延余治之。余曰:此瘀血凝结,非桃仁等所能下,古法有抵当汤,今一时不及备,以唐人法,用肉桂、黄连、人参、大黄、五灵脂成剂,下其瘀血。群医无不大笑,谓寒热补泻并相犯之药合而成方,此怪人也。其家因平日相信,与服。明日掌夫告余曰:病不可治矣。病者见鬼窃饮所服药,乃大呼曰:我不能食鬼之所吐也!先生不无治矣。余往验之药本气味最烈之品,尝之与水无二。怪之,仍以前方煎成,亲往饮之,病者不肯饮,以威迫之,惧而饮,是夕下瘀血升余,而腹渐平,思食。余以事暂归,隔日复往,其门首挂榜烧楮,余疑有他故,入门见者皆有喜色,询之,则曰:先生去之夕,病者梦其前夫怒曰:汝据余之室,夺余之财,虐余之女,余欲伤汝命,今为某所治,余将为大蛇以杀汝。即变为大蛇,大惊而醒故特延僧修忏耳。盖前夫人以产后血臌亡,病状如一,而医者治不中病,遂致不起。盖一病有一病治法,学不可不博也。

评析:"血臌"亦作"血鼓",为瘀血留滞,腹部胀大之病,治宜行血逐瘀。本案瘀血凝结较甚,故非寻常行瘀之品所能胜任。洄溪于对症之方卒不及备之际,以唐人之法变通为方,出奇制胜,竟使"医者束手"之疾,转危为安。细读此案,有以下启悟。其一,用方活,不可执一。本病之治,当以攻下瘀血为首务,仲景抵当汤颇为对证,然因一时不及备,故洄溪另作他谋。方以长于破血行血的五灵脂以代诸虫破瘀血,仍合以沉降之大黄通经下行。二味相合,已具抵当之意。因病在产后,气有所伤,故伍之以人参,益气养正,更助其瘀血之行。血得温则通,故佐以肉桂。然其辛甘大热,为防其助热,又配以苦寒之黄连,使寒热相济而无偏胜之害。数味相合,攻瘀之药虽少,而逐瘀之力却强,且能顾其产后,可谓奇思妙构。此方寒热并用,补泻同施,看似杂乱,实寓深意,学者当细心体悟。洄溪云此方取法于唐,观《千金》《千金翼》等治恶露诸方,确能观其倪。可见"学不可不博也",医者平时应广泛涉猎,学习多种方法以备用,此亦仲景"博采众方"之意。其二,用药无效,当察变故。辨证准确,方药对证而施之无效,其中原因很多,如煎服方法不当,调护失宜等,为明本案无效之因,洄溪亲往验之,乃知病者未服其药,于是"亲往饮之"。这种认真负责之举,颇值得学习。需要指明的是,本案所述服药过程似有玄奇色彩,而实际上确是患者病重而兼有精神、心理改变所致,患者所梦即是明证。而汤药置久,其气自散,亦无足为怪。

三、产后肠痈

案3 洞庭某妇,产后小腹痛甚,恶露不止,奄奄垂毙。余诊之曰:恶露如此多,何以其痛反剧?更询其所行之物,又如脓象。余曰:此乃子宫受伤,腐烂成痈也,宜令名手稳婆探之,果然。遂用绵作条,裹入生肌收口之药,而内服解毒消瘀之方,应手而愈。凡产后停瘀,每多外证,如此甚多,不可不知也。

评析:此案所谓肠痈,实指胞宫而言。产后恶露不止为临床常见病证,而胞宫腐乱成痈则不经见。《张氏医通》云:"凡诊新产妇,先审少腹痛与不痛,以征恶露之有无。"一般而言,产后恶露畅通,腹痛当减。本案恶露虽多而腹痛不止,引起了洄溪的注意,经进一步询问与诊查,认为"此乃子宫受伤,腐烂成痈"。诊断既明,用药有的,故内外合治,应手而愈。本病虽非常见,但治疗亦非难事,关键在于诊断必须明确,若诊查不详,辨证不细,只知按恶露不绝施治,定难有此速效。

以上3案,体现了洄溪高深的医学造诣和丰富的临证经验。其共同特点是临证能知常达变,机圆法活,既不拘于产后,又不忘于产后。如案1之虚寒与实热，案 2 之常法与变法，案 3 腹痛之减否，分别显示了在辨证、用药、诊法等方面的常与变，如能深刻领会，于临证不无裨益。

徐灵胎论治咳嗽浅析

广州中医药大学　　刘　铨　陈文锋

徐灵胎，原名大椿，又名大业，晚号洄溪老人，天生聪明过人，博闻强识，医学、音律、水利等无一不精。其医学理论造诣精深，临证精准，为当时和后世医家所称颂。徐氏自学成才，无师自通，深研《内》《难》《神农本草经》《伤寒》《金匮》《易》等，著作颇丰。徐氏关于咳嗽的论述主要在《医贯砭》《医学源流论》《兰台轨范》《慎疾刍言》《洄溪医案》等著作中，兹就其关于咳嗽的认识及其治疗特色，总结如下。

一、尊古法经典而论咳嗽

徐氏诊治疾病极为精准，其在《兰台轨范》中强调："欲治疾者，必求其病之所由生，知其所由生，又当辨其生病之因各不同，而病状所由异，然后考其治之之法。"可见，徐氏治疗疾病重在审证求因。

1. 审证求因　审证求因，即剖析病症与病因的关系，是确定治疗方向的关键，即所谓审因论治。徐氏在《医学源流论》中提道："凡人之所苦谓之病，所以致此病者谓之因。如同一身热也，有风，有寒，有痰，有食，有阴虚火升，有郁怒、忧思、劳怯、虫疰，此为病之因。知其因则不得专以寒凉治热病矣。"说明同一病症可由多种病因导致，需深入分析判断，勿犯"头痛治头，足痛治足"之戒。徐氏抨击时弊，指责时医"不问其本病之何因，及兼病之何因，而徒曰某病以某方治之，其偶中者，则投之或愈，再以治他人，则不愈而反增病，幸中者甚少,而误治者甚多,终身治病而终身不悟,历症愈多而愈惑",言语虽犀利,但此感悟源于其多年行医而见庸医误治无数,不忍患者因误治死去,足见其大医精诚,胸怀慈悲之心、医者之心。

徐氏对疾病的认识必引经据典,其论咳嗽援引《素问·咳论》"五脏六腑,皆令人咳,非独肺也",指出咳嗽不一定都是肺脏的病邪所致,五脏六腑的病邪均有可能导致咳嗽。又引"皮毛者,肺之合也……因而客之,则为肺咳",认为体表皮毛受了寒气,内伤肺之娇脏可致咳嗽。同时,徐氏认为寒凉饮食入胃后,寒气可循肺脉上犯于肺,内邪与外感寒邪相合,发为肺咳,即咳嗽可由外感内伤所致,与张景岳论治咳嗽的观点相同。其在《兰台轨范》提到:"秋伤于湿,上逆而咳。"认为湿邪、水饮会影响肺治节的功能,阻碍气机的调节、肺的宣发肃降,从而引起咳嗽。《外台秘要》将咳分为十咳,包括风咳、寒咳、支饮、肝咳、心咳、脾咳、肺咳、肾咳、胆咳和厥阴咳。徐氏亦赞同此种分法,其认为唐代以前的医学典籍与宋代以后各医家著作比较,更能继承与发扬中医经典的思想。遵循古法的思想在徐氏的著作中有充分体现。

2. 理论创新 徐氏在《医学源流论》中创造性地提出"吐血不死咳嗽必死论",认为咳血之人,血止而咳者,日嗽夜嗽,痰壅气升,多则 3 年,少则 1 年而死矣,最终咳血之人并不是死于吐血,而是死于咳嗽。原因为咳嗽不止,肾中之元气震荡不宁,肺为肾之母,母病则子亦病。徐氏指出,肺病则不能输精于脏腑,1 年而脏腑皆枯,3 年而脏腑竭。其精读经典,以判断疾病转归,认为咳嗽乃"真劳不治之疾"。

二、师古不泥古而治咳嗽

徐氏曾发感叹:"诸病之中,惟咳嗽之病因各殊而最难愈,治之稍误,即贻害无穷。"其临证考究 40 多年,而后才对治疗咳嗽比较得心应手,告诫后学之人对于咳嗽的治疗要潜心参究,不能轻视。

1. 因人而异 徐氏认为,治疗疾病要结合患者的具体情况遣药制方。《医学源流论》云:"天下有同此一病,而治此则效,治彼则不效,且不惟无效而反有大害,何也? 则以病同而人异也。"七情六淫是一样的,而受感之人的体质、生长地域、个人性情、年龄、食物、天气、病情轻重、病程长短等方面均有不同。徐氏提醒医者,无论是何种疾病,应审其人之种种不同而进行个体化治疗,观点与陈无择的"三因学说"类同。

2. 崇尚经方　徐氏崇尚"一病必有主方,一方必有主药",临证好用古方,认为"昔者圣人之制方,推药理之本源,识药性之专能,察气味之从逆,审脏腑之好恶,合君臣之配偶,而探索病源,推求经络,其思远,其义精,味不过三四,而其用变化不穷",经方药味少而精,用之得当,效如桴鼓。对于咳逆上气之咳嗽,兼喉中水鸡声,治以射干麻黄汤;兼时时唾浊,但坐不得眠治以皂荚丸;由肺胀所致咳逆上气,治以越婢加半夏汤、小青龙加石膏汤。对于咳者,兼脉浮则有风邪在表,治以厚朴麻黄汤;兼脉沉则伏饮在里,治以泽漆汤。对于痰饮所致之咳嗽,方用小青龙汤、葶苈大枣泻肺汤、桂苓五味甘草汤、苓甘五味姜辛汤、苓甘五味姜辛半夏汤、苓甘五味加姜辛半夏杏仁汤、苓甘五味加姜辛半杏大黄汤,除葶苈大枣泻肺汤、桂苓五味甘草汤(服小青龙后,发泄已甚而气冲,故此方五味子不与干姜同用,专予敛肺)外,其余各方皆有五味子、干姜。徐氏在《伤寒类方》中论道:"古方治嗽五味、干姜必同用,一以散寒邪,一以敛正气,从无单用五味子治嗽之法,后人不知,用必有害。"单用五味子易收敛热嗽者肺中风火之邪,痰涎深入肺脏,而后难以治疗。

3. 师古不泥　对于老人虚嗽,徐氏以观音应梦散治之。此方由人参和胡桃组成,人参入肺经,益肺气,胡桃补肾益肺、纳气定喘。老人多有肾虚之证,肺肾互为母子,脏腑相关,二者合用共奏补气、纳气、定喘嗽之功。对于小儿咳嗽,以补肺阿胶散治之。小儿乃纯阳之体,最宜清凉,方中马兜铃、牛蒡子、阿胶、杏仁共奏清肺、润肺、止咳之功;小儿脾胃之气羸弱,加糯米、炙甘草补脾益气。对于久嗽者,以苏子煎、十味丸、久嗽上气心胸烦热吐脓血方、人参蛤蚧散治之,四方各有所主。苏子煎治疗单纯久嗽,方中苏子、杏仁、白蜜、生姜汁共奏降气化痰、润肺止咳之功,地黄汁清热滋阴;十味丸治疗兼有肺痈者,方中麻黄、白前、桑白皮、射干、百部共奏宣通肺气、止咳降逆之功,白薇、生地、地骨皮清肺凉血,陈皮行气化痰;久嗽上气心胸烦热吐脓血方治疗兼有寒嗽者,方中苏子、杏仁、生姜汁、白蜜行温肺、润肺止咳之功,鹿角胶温补先天肾命,因久嗽易生寒热错杂之证,以生地汁除久嗽之郁热;人参蛤蚧散治疗兼虚喘者,方中人参、炙甘草补益脾肺,蛤蚧补肺肾、定咳喘,川贝、杏仁、知母、桑白皮共奏清热化痰、止咳平喘之功。此外,对于上气咳嗽,以杏仁煎、疗上气方、鲤鱼汤或葶苈丸治之,四方各有不同。杏仁煎治疗单纯上气咳嗽,为平和之方,但其中苏子需水研绞汁方有效;疗上气方治疗兼有支饮者,此方脱胎于葶苈大枣泻肺汤,可泻肺之壅胀,去肺之支饮;鲤鱼汤治疗兼有水声,身水肿者;葶苈丸治疗兼有面目水肿,喘促不安,小便赤色者,即里有水热互结之症。对于咳嗽兼痰饮者,其人胸膈烦闷,涕唾稠黏,痰实咳嗽,咽嗌不利,以金珠化痰丸治之。对于咳嗽失音者,以清音丸治之等。

4. 药物加减 徐氏主张用药当如用兵,或绝其内应以防旧疾复发并病,或用引经药以作向导之师,或寒热反用以防格拒,或分而治之使前后不相救,或合而治之以捣其中坚,或更益精锐以攻衰退之病邪,或峻补以护疲惫之体,应根据病情的不断变化对药物进行加减。咳嗽的病因尤为复杂,易生寒热错杂之证,要求医者根据寒热轻重不断调整药物,其用药加减更为频繁。徐氏在《医学源流论》中论道:"能识病情与古方合者,则全用之。有别症,则据古法加减之。如不尽合,则依古方所用之药,而去取损益之,必使无一药之不对症,自然不背于古人之法,而所投必有神效矣。"此观点强调了用药加减的重要性,欲使古方投之必效则要求依《伤寒》《金匮》《神农本草经》之法加减,将用药调整到与病情一致,启示医者应熟读经典而晓医学之道,而非出口则言"古方难用,古方今病不相能也"。

5. 针砭时弊 自明代以后,温补之学盛行,尤以赵养葵之学说为首。徐氏对此深恶痛绝,谓当时之人"不怕补死,只怕虚死"。赵养葵在《医贯》中提道:"脾实则肺金有养,皮毛有卫,已入之邪易以出。"徐氏辩驳道:"邪已在内而补之,则补邪也,当改为已入之邪,终身不出。"徐氏主张外感咳嗽应以驱邪为主,忌讳多用、滥用补药,以犯"闭门留寇"之过。其在《慎疾刍言》云:"咳嗽由于风寒入肺,肺为娇脏。一味误投,即能受害,若用熟地、麦冬、萸肉、五味等滋腻酸敛之品,补住外邪,必至咯血失音、喉癣肛痈、喘急寒热。近者半年,远者三年,无有不死。"其言虽骇,但实有道理,以滥用补药致患者误治,医者之过也。徐氏还提到,时医嗽药多用桔梗,实际上是不明仲景之意,桔梗甘草汤乃治疗少阴之喉痛,非治咳嗽清降之法,服者往往气逆痰升,不得安卧,故治疗咳嗽宜以清解肃降化痰之法。

三、小　结

纵观徐灵胎诊治咳嗽之法，其遵从经典而不盲从，临证好用经方，亦不排斥时方，诊治必先审证求因，根据每个患者不同情况进行遣药制方。其人对滥用补药之医者深恶痛绝，对赵养葵为首的温补派提出批判性见解，告诫后来医者应熟读经典，遵从辨证论治之观念，勿要以个人之喜好滥用药物方剂。其严谨治学的精神和临床思想均值得后世借鉴和学习。

（《中医药导报》，2015 年第 21 卷第 7 期）

方 药 应 用

徐灵胎的药性论

浙江省中医药   方春阳

清代杰出的医学家徐灵胎,虽然不以"本草"名世,但他对药性的识见,却远比汪昂、吴仪洛辈高明,不仅密切结合临床,而且极富启发作用。综观徐氏的论点,大致可分为基础论、专长论、异同论、利弊论、变迁论五个方面,并集中反映在他的代表作《神农本草经百种录》(以下简称《百种录》)和《医学源流论》(以下简称《源流论》)中。兹分别介绍如下。

一、基础论

徐氏认为辨识药性,必赖其基础,提出基础的总纲是:"凡药之用,或取其气,或取其味,或取其色,或取其形,或取其质,或取其性情,或取其所生之时,或取其所成之地,各以其所偏胜,而即资之疗疾,故能补偏救弊,调和脏腑,深求其理,可自得之。"(《百种录·丹砂》)他的整个药性论,都以此为基础。举例来说,徐氏认为滑石的功效主要建立在它的质上,"凡石性多燥,而滑石体最滑润,得石中阴和之胜以成,故通利肠胃,去积除水,解热降气,石药中之最和平者也"(《百种录·滑石》)。而柏实的功效则主要建立在它的性情上,因为"柏得天地坚刚之性以生,不与物变迁,经冬弥翠,故能宁心神,敛心气,而不为邪风游火所侵克也"(《百种录·柏实》)。诸如此类,采用的虽然是《内经》以来的传统的"比类取象"法,但运用更多的却是徐氏提高了的"比类取象"法,即从多方位、多角度综合辨识药性,不妨称之为"综合比类取象"法。用这种方法解释药物功效,比传统方法更圆满、更实用。如谓"地黄色与质皆类血,故入人身则专于补血,血补则阴气得和,而无枯燥拘牵之疾矣"(《百种录·地黄》)。结合色与质论地黄之所以能补血,十分形象生动。又如谓"术者，土之精也，色黄，气香，味苦而带甘，性温，皆属于土，故能补益脾土。又其气甚烈而芳香四达，故又能达于筋脉肌肤，而不专于建中宫也"（《百种录·术》）。结合气、味、色与性情解释术的功效，圆满地阐述了既建中宫又达四肢的看似矛盾的药性。《四库全书总目提要》说徐氏对于药物"凡所笺释，多有精意"，即指此类情况而言。

二、专长论

传统药性理论的产生，来源于用药实践的归纳和演绎，正像语法来源于语言一样。对于众多的药物来说，药性理论是一种通用理论，因此不可能尽善尽美地解释药物的所有功效，正像语法有时会跟语言脱节一样。自从《神农本草经·凡例》为药性理论奠基以来，虽然历代"本草"续有补充，但无大的突破。徐氏以其渊博的知识、丰富的经验，厚积薄发，匠心独运，提出了药性专长论，大大地完善了传统药性理论。四库馆臣对此评价颇高，称赞"其说最为圆通"（《四库全书总目提要》）。徐氏云："药之治病，有可解者，有不可解者。如性热能治寒，性燥能治湿，芳香则通气，滋润则生津，此可解者也。如同一发散也，而桂枝则散太阳之邪，柴胡则散少阳之邪；同一滋阴也，而麦冬则滋肺之阴，生地则滋肾之阴；同一解毒也，而雄黄则解蛇虫之毒，甘草则解饮食之毒，已有不可尽解者。至如鳖甲之消痞块，使君子之杀蛔虫，赤小豆之消肤肿，蕤仁生服不眠、熟服多眠，白鹤花之不腐肉而腐骨，则尤不可解者。此乃药性之专长，即所谓单方、秘方也。"（《源流论·药性专长论》）由此可见，药物既有共性，也有个性，不能只见树木，不见森林。徐氏首倡药性专长之说，俾得发挥个性而尽其用。如以菟丝为例进一步论证其说："凡药性有专长，此在可解不可解之间，虽圣人亦必试验而后知之。如菟丝之去面皯，亦其一端也。以其辛散耶，则辛散之药甚多；以其滑泽耶，则滑泽之物亦甚多。何以他药皆不能去，而独菟丝能之？盖物之生，各得天地一偏之气，故其性自有相制之理，但显于形质气味者，可以推测而知，其深藏于性中者，不可以常理求也。故古人有单方与秘方，往往以一二种药治一病，而得奇中，及视其方，皆不若经方之必有经络奇偶配合之道，而效反神速者，皆得其药之专能也。如此者极多，可以类推。"（《百种录·菟丝子》)徐氏精通《千金方》与《外台秘要》,尤好使用两书中之古方。该两书为六朝以前经验医学之渊薮,所载方剂虽有实效而其机制多难以通用药性理论诠释。徐氏于中悟出药性专长之论,并认为只有通过实践,掌握药物的个性,才能更好地发挥药物的专长,取得更好的临床疗效。这一远见卓识,无疑是对中医药学的一大贡献。

三、异同论

药性既有专长,则如何掌握它便成了重要课题。徐氏主张求其同中之异,于细微处悉心体察。如谓"凡药之质轻而气盛者,皆属风药,以风即天地之气也。但风之中人,各有经络,而药之受气于天地,亦各有专能,故所治各不同,于形质气味细察而详分之,必有一定之理也"(《百种录·防风》)。又如药之质重气薄者,如金石之类,亦可条分缕析,盖"凡五行之中,各有五行,所谓'物物一太极'也。如金,一行也。银色白属肺,金色赤属心,铜色黄属脾,铅色青属肝,铁色黑属肾"(《百种录·磁石》)。徐氏的学术思想深受儒道两家的影响,故《苏州府志》称其"探研《易》理,好读黄老与《阴符》家言"。他给道家经典《道德经》与《阴符经》作注,又撰《洄溪道情》,并征引《周易参同契》《黄庭经》等道家著作于其医学著作中,足见其影响之深。而宋儒"格物致知"之说,对其影响更深,他的方法论基本上来自宋儒,上引"物物一太极",即朱熹的著名论点。"太极生两仪",于是徐氏推而广之,将人身之气血水火各分阴阳,作为论药选药的基础。如谓"人身有气中之阳,有血中之阳。气中之阳,走而不守;血中之阳,守而不走。凡药之气胜者,往往补气中之阳;质胜者,往往补血中之阳。如附子暖血,肉桂暖气,一定之理也"(《百种录·菌桂》)。又如谓"阳起石得火不燃,得日而飞;硫黄得日无焰,得火而发。皆为火之精,而各不同。盖阳起石禀日之阳气以成,天上阳火之精也;硫黄禀石之阳气以成,地上阴火之精也,所以硫黄能益人身阴火之阳,阳起石能益人身阳火之阳也。五行各有阴阳,亦可类推"(《百种录·阳起石》)。而"五行各有阴阳"的论点,即本于周敦颐《太极图说》:"阳变阴合,而生水火木金土。"此外,如比较牡丹皮与芍药,两者功效相近,但芍药微主敛而牡丹皮微主散,以芍药味胜而牡丹皮气胜,味属阴而气属阳之故。半夏之辛与姜桂之辛迥然不同,

疾病诊治应用

那是因为姜桂之辛味纯不杂，而半夏之辛则兼有涩味，所以姜桂散而不收，半夏则散中有敛。不言而喻，如此推究药性，以求其同中之异，则药物之专长自不难掌握。加以精心辨证，用药必能丝丝入扣。

四、利弊论

如前所云，药物之所以能够治病，主要凭借它所具有的偏性，利用它的偏性来调整人体失衡的阴阳与失调的脏腑，使之恢复正常。由于具有偏性，因此必然存在利弊。明代著名医药学家缪仲醇首先注意及此，在其所撰《本草经疏》中特列"简误"一项，而响应者殊觉寥寥。徐氏继起，指出"盖古人用药，既知药性之所长，又度药性之所短，而后相人之气血，病之标本，参合研求，以定取舍，故能有显效而无隐害，此学者之所当殚心也"（《百种录·白芷》），要求为医者用心研究药性的利弊，趋利远害，为病家造福。因为徐氏擅长使用金石药，所以在这方面体会尤深。如论石钟乳，谓："自唐以前，多以钟乳为服食之药，以其能直达肾经，骤长阳气，合诸补肾之品，用于房中之术最妙。但此乃深岩幽谷之中水溜凝结而成，所谓金中之水，其体至阴，而石药多悍，性反属阳，故能补人身阴中之火。阴火一发，莫可制伏，故久服毒发，至不可救。惟升炼得宜，因证施治，以交肺肾子母之脏，实有殊能也。"（《百种录·石钟乳》）指陈利弊，剀切详明，用之得当，能建殊功，后世畏之而不敢用，未免因噎废食，坐使良材埋没，大为可惜。又如指出方士妄图用水银与铅合炼成丹，服食以求长生不死，"欲借其气以固形体，真属支离！盖人与万物本为异体，借物之气以攻六邪，理之所有；借物之质以永性命，理之所无"（《百种录·水银》）。其科学态度，实在令人钦佩。至于常用药物，徐氏亦屡屡指出用药误区，提醒为医者注意。如谓："古方只有干地黄、生地黄，从无用熟地黄者。熟地黄乃唐以后制法，以之加入温补肾经药中，颇为得宜。若用于汤剂及养血、凉血等方，甚属不合。盖地黄专取其性凉而滑利流通，熟则腻滞不凉，全失其本性矣。"（《百种录·干地黄》）倘能举一反三，则临证便头头是道，覆杯桴鼓，便不再是泛泛的形容词了。

五、变迁论

医者辨证准确,立法用药合度,有时却得不到预期的疗效,原因何在?徐氏通过细心观察,认为主要是药性变迁所致。所谓药性变迁,就是药物的性质起了变化。而影响药性变化的因素,大致有以下四个方面。一则"地气之殊也。当时初用之始,必有所产之地,此乃其本生之土,故气厚而力全,以后传种他方,则地气移而力薄矣"(《源流论·药性变迁论》,下同)。药物因产地的不同,所含的有效成分会发生很大差异,因此药材贵道地,不道地就得不到应有的效果。二则"种类之异也。凡物之种类不一,古人所采,必至贵之种,后世相传,必择其易于繁衍者而种之,未必皆种之至贵者,物虽非伪,而种则殊矣"。品种不同,有效成分也不同,正品可以保证药效,而副品就很难说了。三则"天生与人力之异也。当时所采,皆生于山谷之中,元气未泄,故得气独厚。今皆人工种植,既非山谷之真气,又加灌溉之功,则性平淡而薄劣矣"。野生与家种,观人参之功力悬殊可知。家种虽能广辟药源,而质量则殊难稳定。四则"名实之讹也。当时药不市卖,皆医者自取而备之,迨其后有不常用之品,后人欲得而用之,寻求采访,或误以他药充之,或权以别种代之,又肆中未备,以近似者欺人取利,此药遂失其真矣"。名不副实,以假乱真,此即伪药,何能取效!无怪乎徐氏要发出"虽有神医,不能以假药治真病也"的感叹,而又撰"医必备药论"以大声疾呼了。

诚然,徐氏的药性诸论也并非完美无缺,由于他尊经崇古太过,因此颇有拘执不化之处,如《神农本草经》中"久服轻身延年"之类,也曲为解说,故受到四库馆臣的批评。然而瑕不掩瑜,岁月的尘土终难掩其光芒。此外,徐氏的用法论也是超超玄箸,不同凡响,诸如"用药如用兵论""攻补寒热同用论""煎药法论""服药法论"等,传诵不衰的主要原因即在于与药性诸论一样,仍然具有很大的参考价值。将两者合并起来作一番深入的研究,必然会给临证带来很大的裨益。

(《浙江中医杂志》,1998 年第 10 期)

谈徐灵胎在本草学方面的成就

大连市妇产医院　　董永悦　刘淑娥

徐灵胎始习举子业，后改治医，为清雍乾年间医学大家，理论精深，临证绝验。清袁枚《小仓山房文集·徐灵胎先生传》载："先生有异禀，聪强过人，凡星经、地志、九宫、音律，以至舞刀夺槊，勾卒嬴越之法，靡不宣究，而尤长于医。"徐灵胎先生习儒时，先学四书，后攻五经，询师知《易经》最难学后，"取家藏注《易》者数种汇参之，有不能通者，尽心推测，久乃得之"。《易经》为五经之首，经中之经，是中国传统的认识论和方法论，几乎涵盖所有的自然科学和社会科学，而传统医学尤以此为重。徐灵胎自学习医，无师自通，就是凭着这坚实的学术根底。

徐灵胎在本草学上的成就，可归纳为四个方面：对归经理论的客观清醒认识；建立对药物认识的有效方法；强调药物专能、性同用异；对药物临床应用后疗效不佳原因的解释。

一、对归经理论的认识

赞同药物归经，但不片面地只用归经理论来解释药物的功能。"故治病者，必先分经络脏腑之所在，而又知其七情六淫所受何因，然后择何经何脏对病之药，本于古圣何方之法，分毫不爽，而后治之，自然一剂而即见效矣。"

对归经理论的片面性，徐灵胎提出批驳："至张洁古、李东垣辈，以某药专派入某经，则更穿凿矣。"认为过分强调归经理论，不能详细完备地概括解释药物的功能，不能很好地指导药物正确使用。"盖人之气血，无所不通，而药性之寒热温凉，有毒无毒，其性亦一定不移，入于人身，其功能亦无所不到，岂有某药止入某经之理？即如参芪之类，无所不补。砒鸩之类，无所不毒，并不专于一处也……盖其止寒热，已畏寒，除大热，此乃柴胡、桂枝、葛根专长之事。因其能治何经之病，后人即指为何经之药。孰知其功能，实不仅入少阳、太阳、阳明也……故以某药为能治某经之病即可，以某药为独治某经则不可。谓某经之病，当用某药则可，谓某药不复入他经则不可。故不知经络而用药，其失也泛,必无捷效。执经络而用药,其失泥也,反能致害。"

二、对药物认识的方法

建立对药物认识的有效方法:一是重视本草学经典,重视临床实践经验中对药物疗效的认识;二是运用《易经》的取象比类思维对药物的治病机制进行分析。

徐灵胎批"至张洁古辈,则每药注定云独入某经,皆属附会之谈,不足征也"。那么以何征之? ① 徐灵胎崇尚古代经典医籍,后世推为"辨证伤寒派"的代表人物。本草学自然推崇《神农本草经》,认为"字字精确,非若后人推测而知之者,故对证施治,其应若响。仲景诸方之药,悉本此书。药品不多,而神明变化,亦无病不治矣"。在《神农本草经百种录·序》中也说:"汉末张仲景……诸方……其用药之义,与《本经》吻合无间。"评论后世诸家本草,"然皆不若《神农本草》之纯正真确……古论本草,必以神农为本,而他说则必审择而从之,更必验之于病而后信,又必考古人方中所曾用者,乃可采取,余则止可于单方外治之法用之。"② 徐灵胎"谓药性必当知其真,故作《神农本草经百种录》"(《自序》)。该书成刻于乾隆元年丙辰(1736),此时其学易已 30 年,易学根柢深厚,虽然通书未用《易经》卦爻等说理,但运用了《易经》取象比类的思维,从药物本身的气味、味道、颜色、形状、质地、习性或性质、生长时间、生长地域环境等各方面(也有综合几方面)对药物治疗疾病的机制进行分析。"是以但择耳目所习见不疑,而理有可测者,共得百种,为之探本溯源,发其所以然之义。""凡药之用,或取其气,或取其味,或取其色,或取其形,或取其质,或取其性情,或取其所生之时,或取其所成之地,各以其所偏胜而即资之疗疾,故能补偏救弊,调和脏腑,深求其理,可自得之。"

三、强调性同用异药有专长

徐灵胎发现并强调"性同用异、药有专长","如同一发散也,而桂枝则散太阳之邪,柴胡则散少阳之邪;同一滋阴也,而麦冬则资肺阴,生地则资肾阴;同一解毒也,而雄黄则解蛇虫之毒,甘草则解饮食之毒";至如鳖甲之消痞块,使君子之杀蛔虫，赤小豆之消肤肿，薏仁生服不眠，熟服多眠，白鹤花之不腐肉而腐骨，则尤不可解者。此乃药性之专长，即所谓单方秘方也。然人止知不可解者之为专长，而不知常用药之中，亦各有专长之功。后人或不知之而不能用，或曰用而忽焉，皆不能尽收药之功效者也。"凡药性有专长……虽圣人亦必试验而后治知之。""但显于形质气味者，可以推测而知；其深藏于性中者，不可以常理求也。""药之治病，有可解者，有不可解者。"可解者为性能相应，不可解者为性能不相应。厚其能、薄其性，辨其能而用之。此徐灵胎其可贵处，可解则解之，不可解则不强解。"且近世医人所不常用之药，无识别而收采者。更有殊能异性，义在隐微，一时难以推测，不免昧心诬圣。"可见其治学精神脚踏实地、不尚空谈，知之为知之，不知为不知。

（《辽宁中医学院学报》，2005 年第 7 卷第 4 期）

徐大椿临证用药经验探析

甘肃中医学院　　朱立鸣　段永强　梁玉杰

徐大椿不仅在药性理论的阐述方面有精辟的见解，而且在临证用药方面也有独到的经验与心得，其方药理论和遣方用药经验至今对临床治疗颇具指导意义。

一、"用药如用兵"论

徐大椿不仅善于君臣配伍之道，而且将兵法原则运用于遣药制方，总结了自己的临床用药经验，创"用药如用兵"之名论，有颇高的临床价值。他认为，古人救民之疾，以"五谷为养，五果为助，五畜为充，而毒药以之攻邪。故虽甘草、人参，误用致害，皆毒药之类也"。因而得出结论："是故兵之设也以除暴，不得已而后兴；药之设也以攻邪，亦不得已而后用，其道同也。"用药治病,如遣兵对敌,巧施妙设,医者俨然一指挥将帅,临证必洞察病情,精思灵变,用药方能游刃有余。

对于具体用药,他论述说:"传经之邪,而急保其未病,则所以守我之岩疆也;挟宿食而病者,先除其食,则敌之资粮已焚;合旧疾而发者,必防其并,则敌之内应既绝;辨经络而无泛用之药,此谓行间之术。一病而分治之,则用寡可以胜众,使前后不相救,而势自衰;数病而合治之,则并力捣其中坚,使离散无所统,而众悉溃。病方进,则不治其太甚,固守元气所以老其师;病方衰,则必穷其所之,更益精锐所以捣其穴。若夫虚邪之体攻不可过,本和平之药而以峻药补之,衰敝之日不可穷民之力也;实邪之伤攻不可缓,用峻厉之药而以常药和之,富强之国可以振威武也。"徐氏此论,总结了古方立法之精义和临床用药之圆机活法。如《伤寒论》第 91 条曰:"伤寒,医下之,续得下利清谷不止,身疼痛者,急当救里;后身疼痛,清便自调者,急当救表。"此即所谓"一病分治"。徐氏评论说,此"表里分治而序不乱,后人欲以一方治数证,必致两误"。又如第 29 条,里证误攻其表而致四肢厥逆,"咽中干,烦躁吐逆者",先与甘草干姜汤,再与芍药甘草汤,最后用调胃承气汤。徐氏评谓:"阴阳错乱之证,多方以救之,必有余邪在胃。"用调胃即所谓"穷其所之",其中甘草又寓"常药和之"之义。

在徐氏前后有许多医家提出过"用药如用兵"的观点,如明代庄忠甫说:"用药如用兵,药犹兵也。兵能卫人之死,不能养人之生;药能去人之病,不能肥人之肉。故养生在人牧,肥肉在谷食。无病而服药,犹不乱而设兵也。"此外,尚有方有执、高士宗、张志聪等,但皆不如徐氏著名。徐氏此论思维精妙,比喻贴切,颇具临床实用,读之可启发人的临床辨证施治思维。他的"药之设也以攻疾,不得已而后用"之论,尤其说明临床用药须十分慎重,不能猛浪,方可以达到"如善用兵"的程度。

二、"有一病则有一药以制之"

徐大椿临证用药,既重药物之间的配伍关系,又突出单味药在方剂中的作用及单味药的治病功效。他认为临证用药当对证而施,切忌守方俟病,故"用药惟病是求,药所以治病,有一病则有一药以制之,其人有是病,则其药专至于病所而祛其邪，绝不反至无病之处以为祸"。

综观徐氏论述，其说含义有二：其一是指方剂的药物配合，各有其专能，各趋其病所。如他说："盖药之性，各尽其能，攻者必攻强，补者必补弱……如大黄与人参同用，大黄自能逐去坚积，绝不反伤正气；人参自能充盈正气，绝不反补邪气。"他还举小柴胡汤为例："用柴胡以驱少阳之邪，柴胡必不犯胃；用人参以健中宫之气，人参必不入肝胆，则少阳之邪自去，而中土之气自旺，二药各归本经。"其二是指单味药治病的机制。如他说："凡人所患之证，止一二端，则以一药制之，药专则力厚，自有奇效。"这里还包括复方中特别重用之药，他还举桂枝汤为例："重用桂枝，不特御寒，且制肾气。又药味重，则能下达，凡奔豚证，此方可增减用之。"指明了方中桂枝专治肾气之义。

可以看出，徐氏所论一药制一病，实质上是强调了药物贵精、制方在专的思想。他认为，古人之良方"不过四五味而止，其审药性，至精至当，其察病情，至真至确。方中所用之药，必准对其病，而无毫发之差，无一味泛用之药，且能以一药兼治数症。故其药味虽少，而无证不赅"。其论中"无一味泛用之药"之语，确实道出了临证用药之关键。

在用药风格上，徐氏十分敬佩当时著名医家叶天士。如《临证指南·崩漏》某案载：经漏三年，色脉俱夺，浮肿纳差，阴阳俱损，用药殊难入手，而叶氏以病累奇经为症结，用通阴潜阳法主治之，仅用药六味：龟甲心、鹿角霜、阿胶、柏子霜、生牡蛎、锁阳。徐氏评曰："用药甚有巧思，又无偏枯之药，所谓巧不穿凿也。"又如《临证指南》治中风，叶氏重视"甘味息风"，常用沙参、天冬、梨汁、蔗汁、芦根汁治之。徐氏大为赞赏，指出"此等方皆唐以前治风之良法"。徐氏之所以推崇叶天士，关键在于上述用药皆能精专切病，直中肯綮，这些都是他"药以攻疾，无一泛用"主张的体现。徐氏自己在临证中亦遵"一药制一病"的思想，如他治肠红，用茅根四两煎汤使用，每获奇效，并谓"白茅根交春透发，能引阳气达于四肢，又能养血清火……凡治血脱证俱用此"。王孟英赞其为"发人所未发"。

徐氏之论，切中了时医泛用药味，不切病机组方之弊，也对当时及后人产生了很大的影响，如杨乘六说："见某病即用某药，一方中必下数十味，直是一纸为帐矣。"顾锡亦谓："不遵古方，则牵强附和，补泻混投，温凉杂用，散乱无纪，何以取效？"皆道出了用药治病之精义。

三、"有药无方"与"有方无药"

关于药与方的关系,元代杜思敬说:"虽医不专于药,而舍药无以全医;药不专于方,而舍方无以为药。"清代医家汪昂则认为:"方者一定不可易之名,有是病者,必主是药,非可移游彼此用之为尝试者也。"徐大椿从长期的临证实践中认识到,本草所载药物虽注明性味功效,历代医家亦有用单方治病者,但古人治病皆"详辨药性而以法制方",因而用方与用药既有联系又有区别。他通过分析两者之间的关系,提出了著名的"方药离合论"。

药物各具专能,有一定的功效,而方剂则通过药物一定的组合规律,其应用范围已有了变化,这种变化即徐氏所谓的"离合"。从表面上看,方剂是由药物组成的,此谓之合;从本质上看,方剂中有许多种配伍规律,药物之间产生多种关系,方剂的功用已不同于单味药物,此谓之离。徐氏在阐明这一原理时说:"方之与药,似合而实离。得天地之气,成一物之性,各有功能,可以变易血气以除疾病,此药之力也。然草木之性与人体殊,入人肠胃,何以能如人之所欲,以致其效?圣人为之制方以调剂之,或用以专攻,或用以兼治,或相辅者,或相反者,或相用者,或相治者。故方之既成,能使药各全其性,亦能使药各失其性。操纵之法,有大权焉,此方之妙也。"这里,徐氏说明了两个关系问题:首先,药物有改变脏腑气血功能之作用,可以草木之偏纠人体之偏,但用于治病大多通过组合配伍,也就是"调剂";其次,通过配伍组方,可以改变药物原有的性味和功效,也可以使药物产生新的治疗作用。历代医家正是基于这两点遣药愈病,创立了许多的有效方剂。

正由于方与药存在离合变化,调剂是否得法便成为影响疗效的关键。故徐氏再三强调方剂配伍要贴切精当,符合治则,最忌胸无定见,随手取方,而其中多有"虚设泛用之药";或只袭用成方几首,一遇病证则不辨病情而泛泛套用。他指出临床用药中常见的两种弊端:"若夫按病用药,药虽切中而立方无法,谓之有药无方;或守一方以治病,方虽善良而其药有一二味与病不相关者,谓之有方无药。"可见,临证既要熟悉本草,"参考药性",更重要的是"审脏腑之好恶,合君臣之配偶,而又探索病源,推求经络",然后调剂制方。如此,方能达到"分观之而无药弗切与病情,合观之而无方不本于古法"的高深造诣。

徐氏此论，与其"有一病则有一药以治之"观点并不相悖。一药治一病是从药物的角度说明了"用药惟病是求"的原理。此论则从方剂配伍这一综合使用药物方法的侧面说明了组方的严密性。两者相辅相成，互为补充，临证万不可忽视。后世方剂，复方为多，单味为少，是因为致病因素大多复杂，药物应配伍使用才能切中病情。徐氏在阐述方药离合关系时，偏重于"合"，体现了他重视药物群体治疗作用的研究思想。近人蔡陆仙崇其说，认为"若夫方之与药，其功用又迥不相侔。盖药仅有个性之特长，方则有合群之妙用，一也。药有益而即有害，方则有利而无弊，二也。药则功力有限，治疗范围狭小，方则裁制随心，临证之应变无穷，三也。"虽未尽合徐氏之义，但也可谓得徐氏学说之旨者。

四、用药重在驱邪，切忌滥用温补

仲景以来，医方家大致可分两种，有重补虚者，有偏攻邪者。前者甚多，兹不赘举。后者代表性的当推宋金医家许叔微和张从正。许氏说："邪之所凑，其气必虚；留而不去，其病则实。"并提出"先去邪后议补"的见解。张从正则谓："病之一物，非人身素有之，或自外而入，或由内而生，皆邪气也。"他主汗、吐、下三法为治病大法。

徐大椿博采众长，于许、张二氏的攻邪学说体会尤深，提出"凡病必有邪"的论断，认为"大病之后，亦有留邪，总宜清解"。他从临证实践认识到，邪气是产生疾病的主要因素，从而认为大多数疾病以邪实为主。如论腹胀："凡胀必有实邪，一味温补是益其病也。"论儿科："小儿之病，热与痰两端而已……即用参芪滋补，至痰结气凝之后，则无可救疗。"论吐血："血证因伤风咳嗽而起者十之七八，因虚劳而起者十之一二。"论咳嗽："咳嗽由于风寒入肺，肺为娇脏，一味误投，即能受害。"论产后："脱血之后，阴气大伤，孤阳独炽，又瘀血未净，结为蕴热。"等等。因此，他主张"凡病先驱其邪气"，"而庸医不知，竟用补药于邪气所留之经，则是补住邪气矣"。即便妇幼老弱，只要为实邪，亦当先驱邪，指出"怯弱之人，本无攻伐之理。若伤寒而邪入阳明，则仍用硝黄下药，邪去而精气自复。如或怀妊之妇，忽患癥瘕，必用桃仁、大黄以下其癥，瘀去而胎自安；或老年及久病之人，或亦发散，或亦攻伐，皆不可因其血气之衰而用补益"。在其《洄溪医案》中,用驱邪治法之案例占有很大比例。如治中风多用小续命汤加减以祛风通络,反对盲目用地黄饮子,认为其为治少阴内夺暗痱之方,"风气甚而有火多痰者不宜"等等。

对于时医"好补恶攻"之陋习,徐氏举六淫、七情病因驳问:"此十三因,试问何因是当补者?"他据理力辩:"邪之所凑,其气必虚,故补正即是驱邪,此大谬也!惟其正虚而邪凑,尤当急驱其邪而卫其正。若更补其邪,则正气益不能支矣。即使正气全虚,不能托邪于外,亦宜于驱邪药中,少佐扶正之品,以助驱邪之力,从未纯用温补者。"至于病后邪尽体虚用补药之方,"自当因人而施,视脏腑之所偏而损益之,其药不外阴阳气血,则和平之药数十种,相为出入,不必如治病之法一味不可移易也"。可见其对温补之药的审慎态度,其论可作为我们临床用药避免滥用温补法之借鉴。

需要指出的是,徐氏在重视驱邪阐明滥用温补之弊时,未尝忽视补药在治疗中的作用。如他在治沈氏风痱证,气喘厥逆、语涩神昏、手足不举,用河间地黄饮子"一剂而喘逆定、神气清、声音出、四肢震动,三剂而病除八九,调以养精益气之品而愈"。可见徐氏并不废除温补,正如他自谓:"余并非禁用补药,但必对证乃可施治耳。"

以上皆说明,徐氏临证施药,重在攻邪,投补主在辨证,因人而异,但不因驱邪而废补益的灵活用药经验,充分体现了徐氏在临床方面的精深造诣。

(《甘肃中医》,2008 年第 21 卷第 7 期)

徐大椿用药经验浅析

北京中医药大学中医学院　　　　闫玉冰　代恒恒　杨博鸿
　　　　　　　　　　　　　　　田聪阳　柴欣楼
北京中医药大学东直门医院　　　　代恒恒

徐大椿出身书香门第,少时聪慧过人,因亲人多病误治而发奋学医,博览群书,潜心考究,50 年间阅医书万卷,医学造诣极深。现将其用药经验进行解析,以期对临床工作者有所帮助。

一、天人合一理论对其用药的影响

天地在位,交感而得万物,五气即发,五味随生。五气即寒热温凉平(一般而言,称寒热温凉四气),五味即酸苦甘辛咸,各自有其独特作用。《素问·至真要大论》记载"寒者热之,热者寒之",《素问·藏气法时论》言"辛散""酸收""甘缓""苦坚""咸软"等,奠定了四气五味学说的基础。《素问·宣明五气》云:"五味所入,酸入肝,辛入肺,苦入心,咸入肾,甘入脾,是为五入。"为后世归经学说之先导。《素问·阴阳应象大论》记载的"味厚者为阴,薄者为阴中之阳;气厚者为阳,薄者为阳中之阴"等根据药物气味之厚薄和性味之差异,结合升浮沉降特征进行的论述等都对徐大椿产生了很大的影响。徐大椿认为,人乃万物之灵长,禀天地之纯气而生,动物禀杂气,植物禀偏气,均与天地相通应。

曾治程某肠红,下血数斗,手足不温,众医皆用参附续命。徐大椿诊其舌脉象,脉洪大而伏,面赤覆油,舌质红而无苔,方知病家阳亢阴虚,坚持用茯苓、泽泻等清凉平淡之物配伍引阳入阴之白茅根,填阴精而引阳气于四肢,病者愈。徐大椿认为,血脱扶阳仅为一时急救之法,脱血乃亡阴也。阳气既复,即当补阴。而更益其阳,则阴血愈亏,更有阳亢之病。白茅根得春气而透发,质润多节,其气可至四肢九窍,通达内外。即所谓阴平阳秘,物之始生,各得天地之一气,性质自有相制,显象于形质气味者尚可推测,深藏于性中者则不可以常理求之。人一旦感受了六淫之邪,遭遇了七情之扰,精纯之气便会分散,进而伤气败形,当此之时,有杂偏之性的动植物反而能以其性补救。如徐大椿论朱砂之养精神:"凡精气所结之物,皆足以养精神。人与天地同,此精气以类相益也。"这充分体现了其天人合一的思想。又如其论菟丝子,认为诸子之中菟丝子的脂膏最重,气芳香,性润而不滑,故能补益肝脾,而治疗面部色黑则是用其专性:"以其辛散耶,则辛散之药甚多;以其滑泽耶,则滑泽之物亦甚多,何以他药皆不能去而独菟丝能之?"

二、用药知经络而不执经络

古人遣药制方有分经用药之说。对于制方遣药是否必须分经的问题,徐大椿的见解颇具辩证思想。首先他认为必须重视脏腑经络辨证,指出:治病者必先分清疾病所在经络脏腑,同时要了解致病原因是七情内伤还是六淫邪气,然后选择对应经络脏腑的药物,依古人既定之法定方,而后治之,自然能够迅速见效。其次,他又明确指出,临床治病又不能仅仅拘泥于分经络脏腑。因为人的气血环注周身,无所不达,而药物的寒热温凉之性亦无所不到,绝对没有一种药只入一条经络的说法。如人参、黄芪,全身上下无所不补,砒石、鸩石则通体内外无所不毒,用之得法才能司其所长。

至宝丹、紫雪丹等古之名方,可以治疗的疾病很多,皆有奇效,但需灵活运用。林家巷某妇人,忽呕吐厥僵,其形如尸,而齿噤不开,已办后事。徐灵胎因近邻往诊,认为此乃暑邪闭塞诸窍,以紫金锭两粒水磨灌之,得下,再服清暑通气之方。是夜黄昏即能言,更服煎剂而痊愈。盖邪逆上诸窍皆闭,非芳香通灵之药,不能即令通达,徒以煎剂灌之,即使中病,亦不能入于经窍。关于药物归经问题,他一方面承认药物对于治病有专长之功,另一方面又认为不可拘泥于某药独入某经之说:"以某药为能治某经之病则可,以某药为独治某经则不可;谓某经之病当用某药则可,谓某药不复入他经则不可。"认为临床在很多情况下不必拘于分经用药,以免误入歧途。总之,分经用药,既不可不用,亦不可泥用,"不知经络而用药,其失亦泛,必无捷效;执经络而用药,其失亦泥,反能致害"。

三、提倡主方主药

徐大椿临床疗效显著,是与其善于遣药制方分不开的。他的临床遣药制方理论颇有独到之处。他大力主张主方治病的观点,认为"一病必有一方,专治者名曰主方。而一病又有几种,每种亦各有主方"。若病情单纯,可以单味药治之,"药专则力厚,自有奇效"。寒者治之以热,湿者治之以燥,这是众所周知的事情。然而同样是滋阴,麦门冬偏重于滋肺阴,生地则偏重于滋肾阴;

同样是解毒,雄黄偏重于解蛇虫毒,甘草则偏重于解饮食毒,选对主药会起到事半功倍的效果。若病情复杂,兼现数症,则必合数药以成方。然而以药组方,必遵法度,方能有效。在方药加减运用方面,提出只要疾病大端相同,而症状不同时,即可运用加减法,不必另立一方。如太阳病用桂枝汤,见项背强几几则加葛根,见喘则加厚朴、杏仁,见胸满则减芍药,此为药味之加减;见奔豚加桂枝,见腹痛加芍药,此为药量之加减。徐大椿认为临床上无论病情多么复杂,在辨证论治时,一定要确定主方主药,不可主次不清。

曾治陆某,患呃逆,偶尔胃中不和,本可不治自愈。然陆某乃养尊处优之人,从未患此,遂大惧,延医调治。众医皆认为此是大虚之体,即用人参、白术等药物,痰火凝结而胃络塞,呃遂不止,病者举家惊惶,延请徐大椿,以泻心汤加旋覆花、枇杷叶,一剂而呃止。他严厉批评那些庸医,临床漫无主见,对于一病的主方主药,茫然无知,仅记通治之方数首,药名数十种,以治万病,全然不知病之各有定名,方之各有法度,药之各有专能,制方随心所欲,抱着姑且一试的侥幸心理,结果动辄误人性命。他认为用药如用兵,必须各用其长。邪之中人经络脏腑,有气而无形,时间愈长愈深入,如果用药气相反之物治疗则拒而不纳,必须用药性相同之物引达病所,组方的药效才能得最大程度发挥。"用药之法,并不能专取寒热温凉补泻之性也。或取其气,或取其味,或取其色,或取其形,或取其所生之方,或取其嗜好之偏,其药似与病情之寒热温凉若不相关,而投之反有神效。"

四、提倡制方有度

对于方药的配伍应用,徐大椿也很有见解。方药之间的关系密切,但不能混为一谈。"或用以专攻,或用以兼治,或相反者,或相用者,或相制者。故方之既成,能使药各全其性,亦能使药各失其性,此制方之妙也。"制方的奥妙之处就在于建立药物之间的有机联系,而有些医家在制方遣药时,不是有方无药,便是有药无方。仅仅按照疾病的症状来选用药物,用药虽然和症状一一对应,但是整个组方却没有法度,称之为有药无方。固守一个或数个处方治疗疾病,方虽然是好方,其中的药物总有与疾病不相关的,称之为有方无药,没有领会方药加减的精神实质,用柴胡便称小柴胡汤,不知小柴胡之力全在人参;用茯苓、泽泻便称五苓散,不知五苓散之力专在桂枝。

苏州倪姓商人,伤寒失下,昏不识人,气喘舌焦,病情危殆,其子哀泣求治,遂予大承气汤原方,下后月余,身体强健如故。凡古方与病及证俱对者,不必加减;若病同而证稍有异,则随证加减,其理甚明,而人不能用。徐大椿认为,作为一个医者,必须认真钻研古人处方用药的法度,推究药理,明辨药性,既要知道药物的长处,也要了解药物的短板,同时定气之逆从,审脏腑之好恶,合君臣之配伍。如果要用古方,必须审查患者的病情与古方所列症状是否符合,方中之药是否与现在的症状一一对应。如自己组方,需在洞彻病源、明晰经络的基础上,制定守法度、合病情的处方。只有这样,才能使所制之方"分观之,而无药弗切于病情,合观之,而无方不本于古法",而投剂必效。

五、小　结

徐大椿乃清代名医,业医五十余载,专于治学,长于思辨,其学术思想师古而不泥古,善发前人所未发,每有令人深省之语,对同时代的诸多名医如王孟英等产生了深远影响。对其学术思想的总结归纳,有助于临证时对疾病本质进行深入思考,或有裨益于广大临床工作者。

(《天津中医药大学学报》,2019 年第 38 卷第 3 期)

徐大椿"药有专长"思想探析

江西中医学院　　　徐爱华

徐大椿为清代著名医家,亦为《伤寒论》注家,天资聪颖,好学深思,著作甚丰,不仅于中医学上多所创见,而且在中药学上亦多有阐发,著有"用药如用兵论"等药论十篇,言论多阐前人之未发,所提问题令人深思。以下就徐大椿关于"药有专长"的学术思想加以探析。

一、药有专长

《内经》称健康之人为"平人"，平者，阴平阳秘，无所偏盛。阴阳有偏失衡则为病，故治疗疾病当须纠偏，《内经》主张"谨察阴阳之所在而调之，以平为期"。临床上若用药物治疗疾病，当详审药之寒热温凉、辛苦甘酸咸，选取药石之偏性，以调疾病之偏颇；治寒以热，治热以寒，郁者辛味发散，脱者酸味收涩……张景岳言："药以治病，因毒为能，所谓毒者，以气味之有偏也……正以人之为病，病在阴阳偏胜耳。欲救其偏，则惟气味之偏者能之。"此为用药之常理也。

然而，徐大椿却观察到常理所不能尽释的另一种现象，他认为："药之治病，有可解者，有不可解者。如性热能治寒，性燥能治湿，芳香则通气，滋润则生津，此可解者也。如同一发散也，而桂枝则散太阳之邪，柴胡则散少阳之邪。同一滋阴也，而麦冬则滋肺之阴，生地则滋肾之阴……已有不可尽解者。"徐大椿此疑，似乎可用归经解释——麦冬入肺经，生地归肾经。然"同一热药，而附子之热，与干姜之热，迥乎不同；同一寒药，而石膏之寒，与黄连之寒，迥乎不同"，石膏与黄连均入胃经，附子与干姜同归脾肾，又作何解？再者，"如菟丝之去面䵟，亦其一端也。以其辛散耶，则辛散之药甚多；以其滑泽耶，则滑泽之物亦甚多，何以他药皆能不去而独菟丝能之"？徐大椿由此现象推断，凡药性皆有"专长"，并进一步推究，"盖物之生，各得天地一偏之气，故其性自有相制之理。但显于形质气味者，可以推测，而知其深藏于性中者，不可以常理求也。"徐大椿所言之"常理"，为四气五味、升降浮沉之类通常理论。他认为药之"专长"乃是得"天地一偏之气"而形成，而这"专长"并不"显于形质气味"，而是"深藏于性中"，故此"专长"不可用四气五味解释。

提出了此疑问后，徐大椿又从方剂学组方角度分析，发现"单方及秘方，往往以一二种药治一病而得奇中，及视其方，皆不若经方之必要有经络奇偶配合之道，而效反神速者，皆得其药之专能也"。

徐大椿"药有专长"论的提出，是对传统中药理论乃至中医理论的质疑。作为科学理论，首先要具备解释事实的功能，再进一步要求有预见的功能、指导实验的功能。徐大椿所提之问题，是四气五味之类的中药传统理论难以自圆其说的，使人不能不对该理论的正确性、指导实践功能的可行性有所怀疑。针对于此，徐大椿在治疗上提出了不同于辨证论治用药的方法。

二、病宜专药

纵观中医之药治，主流理论是辨证论治，其方法大致是将表里、寒热、虚实等病性与脏腑经络等病位结合，兼药之寒热偏性及归经，组成纵横交错的条框，以确定各种疾病的治疗。江笔花对此总结道："盖病总由脏腑，总不外虚实寒热，审知其为何脏何腑之虚实实证、寒证热证，而联其病类以集之。则药归同路，疗一病可，疗万病亦无不可，固不在多立病名。"但这往往易流于公式化、套方化，如薛立斋《内科摘要》上卷中十一门疾病 120 余案只用了 12 张通治方剂。对此，徐大椿讥讽道："至于近世，则惟记诵通治方之数首，药名数种，以治万病。"

徐大椿以"药有专长"的事实为依据，反对用药的公式化、流俗化、笼统化。他主张"欲治病者，必先识病之名。能识病名，而后求其病之所由生。知其所由生，又当辨其生之因各不同，而病状所由异，然后考其治之之法。一病必有主方，一方必有主药……自宋以还，无非阴阳、气血、寒热、补泻诸肤廓笼统之谈，其一病之主方、之药茫然不晓"，这对当时及后世有积极的意义，对辨证论治的流俗化、选方的套方化、用药的笼统化有一定的矫正作用。

当然，徐大椿的这种观点也是有所源流的。汉代仲景治黄疸用茵陈之系列方，唐代《千金方》中治疟疾用常山之系列方，均是专方专药治疗专病。徐大椿在前贤的基础上，对问题作进一步深化阐述，使思路更为清晰，对后世产生了有益的影响。现代中医治疗学的进展愈加证明了徐大椿"药有专长"思想的先进性与正确性，如当代医家岳美中主张专病专方专药与辨证论治相结合，并用之于实践，取得了良好的疗效。辨证与辨病相结合的药治方法，已是中西医结合的主流药治方式，有其适用性与正确性，如治疗乙型病毒性肝炎选用贯众、重楼、地耳草等以抑制乙型肝炎病毒；治疗癌症选用白花蛇舌草、半枝莲、石见穿等以抗癌；治疗痛风选用泽泻、车前子、茯苓等以排泄尿酸等。此外，在专药专用思路的指导下，现代中医学还发展出一些专药与其辨证论治相结合的药治方式，并在临床应用中取得了一定疗效。

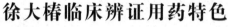

徐大椿临床辨证用药特色

佳木斯市中心医院　　郑冬青
大庆市中医医院　　　程继昆
黑龙江中医药大学　　李笑然

徐大椿治学严谨，崇尚经典，主张研究医学应从源到流，强调要熟读《内经》《伤寒论》等经典著作，还要博览《千金》《外台》诸书。认为只有这样才能学有准则，明辨是非，博采众长，不至于众说纷纭，无所适从。他特别重视理论联系实际，反对脱离临床的空谈，提倡"自考"和"历试"。尤其对临床辨证用药独具特色，注重审证求因，审因求治。对于方药的配伍运用，提出了独到见解，提倡主方主药，重视脏腑经络辨治，主张"一病必有主方，一方必有主药"，深得医家赞赏，充分体现了徐氏的临床辨证用药特色。

一、重视审证求因

徐氏临床重视审证求因，人为"欲治病者，必先识病之名，而后求其病之所由生，知其所由生，又当辨其生病之因各不同，而病状所由异，然后考其治之之法"（《兰台轨范·序》）。他对"病"和"证"有自己的认识，在《医学源流论·病同因别论》中明确指出："凡人之所苦，即谓之病。"认为一病之中必有数证，数证合之则为病，分之则为证。"凡一病必有数证，有病同证异者，有证同病异者，有证与病相因者，有证与病不相因者，盖合之则曰病，分之则曰证。"（《医学源流论》卷下）

在辨证施治过程中，十分重视脏腑经络问题。他认为治病首先应分清脏腑经络之所在，还要了解其七情、六淫所受何因，然后才能有目的地选择针对何经何脏对症之药，从而收到理想的疗效。然而徐氏又认为脏腑经络的辨证用药，必须灵活运用和全面掌握。一般来讲，临床诊治疾病当分清脏腑经络，但有时亦不能拘泥。他指出："不必求经络脏腑者，盖人之气血无所不通，而药性之寒热温凉，有毒无毒，入于人身，其功用亦无所不到，岂有某药只入某经之理。"（《医学源流论·治病不必分经络》）他还举例说明："如参芪之类，无所不补，砒鸩之类，无所不毒。故古人有现成之通治方，如紫金锭、至宝丹之类，所治之病甚多，皆有奇效。"（《医学源流论·治病不必分经络》）对于药物的归经问题，徐氏有自己的看法。他一方面承认药物归经理论对于掌握药物应用规律有进步意义，一些药物对于疾病确有专长之功，如桂枝善治畏寒发热，能愈太阳病；柴胡善治寒热往来，能愈少阳病；葛根善治肢体大热，能愈阳明病等。但另一方面，他又特别强调不可拘泥于某药独入某经之说，指出："以某药为能治某经之病则可，以某药为独治某经则不可；谓某经之病当用某药则可，谓某药为独治某经则不可；谓某经之病当用某药则可，谓某药不复入他经则不可。"（《医学源流论·治病不必分经络》）他认为治病如果机械地拘泥于分经用药，则难免胶柱鼓瑟，徐氏《兰台轨范》谓："不知经络而用药，其失亦泛，必无捷效；执经络而用药，其失亦泥，反能致害。"说明徐氏治学严谨，知常达变，其见解之深可补洁古老人药物归经理论之不足，为后世医家开拓了广阔的视野。

徐氏主张在审证求因时要重视患者的体质和各种具体病情，强调凡病必有因，病因相同，治则相同；病因不同，当审病求因，按因施治。他在《医学源流论·病同人异论》中指出："夫七情六淫之感不殊，而受感不殊，或气体有强弱，质性有阴阳，生长有南北，性情有刚柔，筋骨有坚脆，肢体有劳逸，年力有老少，奉养有膏粱藜藿之殊，心境有忧劳和乐之别。更加天时有寒暖之不同，受病有深浅之各异。故医者必细审其人之种种不同，而后轻重、缓急、大小、先后之法，因之而定。"

二、提倡主方主药

徐氏临床制方遣药见解独到，提倡主方主药，深得医家赞赏。他认为："一病必有一方，专治者名曰主方，而一病又有几种，每种亦各有主方，此先圣相传之法,莫之能易也。""凡人所患之证,止一二端,则以一药治之,药专则力厚,自有奇效。若病兼数证,则必合数药而成方。"(《医学源流论·单方论》)徐氏主张医家临床治病,不论病情简单复杂,在辨证论治时必须要确定主方主药,不可主次不分,杂乱无章,势必误己害人。他批评这些医家诊病处方"如云中望月,雾里看花,仿佛想象而已"。为此,他要求医家在辨证论治时,必须做到"一病必有主方,一方必有主药"。

徐氏对于方药的配伍运用很有见解,他认为方和药有密切的关系,但方和药不能混为一谈。他在《医学源流论·方药离合论》中说:"方之与药,似合而实离也。得天地之气,成一物之性,各有功能,可以变易血气以除疾病,此药之力也……制方以调之,或用以专攻,或用以兼治,或相辅者,或相反者,或相用者,或相制者。故方之既成,能使药各全其性,亦能使各失其性……此方之妙也。"其主要目的是使药物更好地切合病情,有效地发挥治疗作用。他对一些医家在制方遣药时的随意性提出了严厉的批评,如果"按病用药,药虽切中,而立方无法,谓之有药无方;或守一方以治病,方虽良善,而其药有一二味与病不相关者,谓之有方无药"(《医学源流论·方药离合论》)。因此,他要求医家,在临床制方遣药之时,务必切合病情,做到既守法度,又不拘泥,使所创制之方"分观之而无药弗切于病情,合观之则无方不本于古法"(《医学源流论·方药离合论》)。

洄溪先生特别推崇古方,他在《医学源流论·古方加减论》中指出:"古人制方之义微妙精详,不可思议。盖其审察病情,辨别经络,参考药性,斟酌轻重,其于所治之病,不爽毫发,故不必有奇品异术,而沉痼艰险之疾,投之则有神效。"他在运用古方时,仍然强调审证求因,提倡主方主药,并且要随着病情的变化进行加减,不能盲目遣方用药。《医学源流论·执方治病论》指出:"欲用古方,必先审病者所患之病,悉与古方前所陈列之证皆合,更检方中所用之药,无一不与所现之证相事,然后施用。否则须加减,无可加减,则另择一方,断不可道听途说,闻某方可以治某病,不论其因之异同,证之出入,而冒昧施治,虽所用悉本于古方,而害益大矣。"

在用药上,徐氏还提倡"轻药愈病法"。对于临床常见病主张"起病时仍用切近之药"(《慎疾刍言·补剂》),反对"专求怪僻",为溺于邪说俗见者痛下针砭,多有惊世之语。至于危重疑难之证,才须博考群方,以求变法。坚持

"用药如用兵"的学术思想,认为"虽甘草、人参,误用致害,皆毒药之类也"。尤其对于明清之时盛行的滥用温补之弊,持坚决反对态度,著《医贯砭》对赵献可的《医贯》逐字逐句地进行批驳,虽有失之过激之语,亦非尽失之于理。从中可看出徐氏治学态度之严谨、学术观点之鲜明。

徐氏学术观点鲜明,理论高超,学识广博,医德高尚,临床经验丰富,对中医学的发展做出了贡献。其著作宏富,对后世颇有影响。但由于受时代的局限,其学术思想和对医学发展的认识欠于全面,反对温补的说法亦存偏激。

（《中医药学报》,2011 年第 29 卷第 4 期）

徐灵胎有药无方与有方无药辨析

南京中医药大学　　　尹基龙　崔现超　徐　征

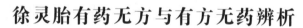

徐灵胎治学严谨,崇尚经典,发论醒世,针砭时弊。先生治医,破书万卷,无师自通,数古今杏林,当为凤毛麟角。徐氏认为:"一切道术,必有本源,未有目不睹汉唐以前之书,徒记时尚之药数种,而可为医者。今将学医必读之书并读法开列于下,果能专心体察,则胸有定见。然后将后世之书遍观博览,自能辨其是非,取其长而去其短矣。"明辨医学的源流和医家个人见解之间的区别,惟此才能学有根柢,胸有定见,不至于落入俗套,无所适从。

一、有药无方

此言见《医学源流论·方药离合论》:"若夫按病用药,药虽切中,而立方无法,谓之有药无方。"徐灵胎批时下医家临证依症用药,见一症即用一药,或用药堆砌,不详加辨证,流于表象,药虽中症而立方之法不存;或假兼备以幸中,广络原野。所列之药有不中者,势必误己害人;或果切中病症,然杂药乱投,漫无章法,不知其所以取效者为何药,亦不为后来者所师法;胸无定法,杂凑处方,此皆谓有药而无方。

"有药"者,一药皆对一病症,对于症状较少、病症较轻者或可收良效,若遇症状复杂、寒热交替之病症则颇难收功。后世医家多自拟处方,普遍存在药味偏多(以十几味为常见,甚至有二十余味、三四十味者)、药物剂量偏大的现象。陈超分析认为:"多于十三味药物的大方且无组方规律者,则可认为是中药大处方。大处方的问题则尤其突出往往是有药无方。"

"无方"者,抑或有方之名而无方之实。方随证出,证以统方,无证则无方,又有方不对证,或随心所欲,滥为增损,使所用方药偏离治疗目标,与证不尽吻合。"古法之严如此,后之医者,不识此义,而又欲托名用古,取古方中一二味,则即以某方目之。"托名经方,实际上却对原方任意增损,而使原方名存实亡。其论切中时医泛用药味、不切病机之弊,亦对后人影响深远。如杨乘六说:"见某病即用某药,一方中必下数十味,直是一纸药账矣。"顾锡亦谓:"不遵古方,则牵强附和,补泻混投,温凉杂用,散乱无纪,何以取效?"皆道出用药之精义。

然徐灵胎亦有《医学源流论·单方论》:"单方者,药不过一二味,治不过一二症,而其效则甚捷……凡人所患之症,止一二端,则以一药治之,药专则力厚,自有奇效。若病兼数症,则必合数药而成方……若皆以单方治之,则药性专而无制,偏而不醇,有利必有害。"此单方区别于复方,即小方意,可理解为一二味药之方,亦"有药"意。徐灵胎肯定"单方"对症取效甚捷,辨证用药之特长。"有药"在一定程度上缓解病症或收奇效,亦明说有利必有害,凡遇病症皆以单方治之,以"有药"统之,则其药性之偏无以制约,终非善法。近贤裘沛然认为,大方复法看似杂乱,其中自有深意。兼备之法,并非杂凑,其处方既寓有巧思又不失配伍之精密,是为中医处方学造诣颇深的境界。裘沛然初始习以经方丝丝入扣,但遇疑难病症往往无从下手,而他医以复方大法颇得奇效,令人赞叹深思。相反相成相激,复方复法复治,非临证老到者不能。历当代医家,陈亦人、邓铁涛、周仲瑛、潘朝曦等皆有此论。

二、有方无药

《医学源流论·方药离合论》谓:"或守一方以治病,方虽良善而其药有一二味与病不相关者,谓之有方无药。"方诚为良方,非善用者不能尽其美。徐灵胎直言,更有医者执守一方以治病,犹守株以待兔。然疾病变化万千,首末殊情。方有一二味与病不相符者,亦不去之,不知其有意为之或智者一失?此徐灵胎所谓有方而无药。

"有方"者,徐灵胎言:"昔者圣人之制方也,推药理之本源,识药性之专能,察气味之从逆,审脏腑之好恶,和君臣之配偶,而又探索病源,推求经络,其思远,其义精,味不过三四,而其变化不穷。"徐灵胎一贯学务穷经,志尚师古:"得天地之气,成一物之性,各有功能,可以变易血气,以除疾病,此药之力也。然草木之性,与人殊体,入人肠胃,何以能如人之所欲,以致其效?圣人为之制方以调剂之,或用以专攻,或用以兼治,或相辅者,或相反者,或相用者,或相制者。故方之既成,能使药各全其性,亦能使药各失其性。操纵之法,有大权焉。此方之妙也。"圣人先有定方,定方制法严谨,配伍精当。识药性、察气味、审脏腑,力求切合病机,药中病除。此圣人之立方思远义精,故固执原方,方证相应,如鼓应桴。以不变应万变,或高出后人手眼几何。

"无药"者,徐灵胎言:"仲景《伤寒论》中诸方,字字金科玉律,不可增减一字,犹之录六经四子语,岂可擅自删改,将杜撰之语乱入耶!唯临证增减,未尝不可因证出入。若抄录古文,先为变易,仍指为某方,则大乱之道矣。"此述《伤寒论》诸方立法精妙,以经类经。复言"临证增减,未尝不可因证出入"。然亦有他者断章取义,单引"仲景《伤寒论》中诸方,字字金科玉律,不可增减一字"之语,妄诋徐灵胎"尊经复古守旧"等,有失严谨亦不严肃。他严厉批评有方无药者,执死方以套活病,罔顾病情变化而不知随证治之,然方之治病有数而病之变化无定,医者若此,死伤无算。

临证亦有医家原方搬用张仲景方药,所用方药与原方一致,一药不多,一药不少。一味不加一味不减地使用原方,是对随意加减经方的一种矫正。但因不顾病情的变化强用原方,从而走向了随意加减经方的另一极端,矫枉而过正。

三、有方有药

以"有药无方"与"有方无药"两者结合,提出"有方有药"的理解。徐灵胎虽未明言"有方有药"，然他在《医学源流论·古方加减论》中处处示人"有方有药"的思想，直指临证立方要旨。譬如："能识病情与古方合者，则全用之；有别症，则据古法加减之；如不尽合，则依古方之法，将古方所用之药，而去取损益之，必使无一药之不对症，自然不背于古人之法，而所投必有神效矣。"徐灵胎认为："即使果识其病而用古方，支离零乱，岂有效乎？遂相戒以为古方难用，不知全失古方之精义，故与病毫无益而反有害也。"既有古方制方大义，又不失临证活法圆机，非古方难用，诚不得其法也。

徐灵胎临证运用古方，强调审证求因，力倡主方主药，一病必有主方，一方必有主药，且要随病情之变化进行加减，不可盲目遣方用药。《执方治病论》有言："欲用古方，必先审病者所患之症，悉与古方前所陈列之症皆合。更检方中所用之药，无一不与所现之症相合，然后施用，否则必须加减。无可加减，则另择一方，断不可道听途说，闻某方可以治某病，不论其因之异同，症之出入，而冒昧施治。虽所用悉本于古方，而害益大矣。"徐灵胎所言极是，医者临证当明辨慎思，对所处方药胸有定见；至于危重疑难之证须博考群方，以求变法，有方有药，兼收并蓄。

四、启示思考

徐灵胎《医学源流论》所批判的"有药无方"与"有方无药"，客观真实地反映了历代医家临证面临的必然问题。他深入剖析了方与药之间的联系，于"方药离合论""古方加减论""单方论""执方治病论"等诸篇中探讨临证处方用药之法度，切中时弊，发人深思。

医者临证贵在辨证精准，再议方药。据法选方，据方议药，所立方药恰到好处，增一味则嫌多，减一味则嫌少，无一药游离，无一药泛用，可谓有方有药。然如何做到有方有药，则必究徐灵胎之治学：学务穷经，志尚师古。从源以及流，上溯《内经》《难经》，下及时医名流，必先胸有定见，后旁触诸家，转益多师，兼收并蓄；不可执迷一家之言，目障一叶。勤于临证，灵活思辨，圆机活法，或可臻有方有药之境。

《医学源流论》辨证用药观论析

湖南中医学院　　杨嗣明

《医学源流论》是一部集中反映徐大椿医学思想的医学论著,其中有大量篇幅集中反映了徐氏的辨证用药观,阐理深刻,精凿有据,耐人寻味,对于指导现代临床用药仍有着重要的现实意义。现将其主要观点论析如下。

一、反对劫剂,轻药愈病

"劫剂者,以重药夺截邪气也。"徐氏认为,疾病的过程,即邪正相争的过程,邪甚时祛邪为主,但应以祛邪药渐消渐托而使邪尽;正虚时扶正,但不宜过用峻补之品。他坚决反对那种不顾患者具体病情,动辄以猛厉之药截邪气或以峻补之品遏抑邪气而取效于一时的做法。如但见身热甚便投以大苦大寒之品,或邪气正盛,不去其邪,反投以大剂参附;实邪内积的泻痢,不去其积,反用收敛之品,属此类。因为在邪正相争中,"药猛厉,则邪气暂伏,而正已伤;药峻补,则正气骤发,而邪内陷。"而当药力已尽时,则"邪复来,元气大坏矣"。他强调,药性皆有偏差,用药治病是以药性之偏纠脏腑之偏,乃不得已而后用,所以即使甘草、人参误用致害,"亦皆毒药之类也"。因此,针对一些临床常见病多发病,宜"择药性之最轻淡者,随证饮之"。如外感风寒,用葱白苏叶汤取微汁;伤食食积,用山楂麦芽汤消食;偶患腹泻,则用陈茶佛手汤和肠胃等,既对病有奇功,又无药误。

徐氏还对当时医者误读古方书、随意增加药物剂量的做法持批评态度,他认为,古方药量并没有过重。究其原因,一是古今度量衡不一(如汉时六升约合清代的一升二合);二是古时多用鲜药,其剂量有时以鲜药为标准,故用干药时应予折算;三是有些以枚数计的药如附子,古时多用野生者,其体较小,而后植者多肥大。因此,用药时应注意这些差异,不宜随意增加药物用量。

二、慎用人参，忌滥用温补

徐氏在肯定人参有"补养元气，拯救危险"之功的同时，认为人参"长于补虚，而短于攻疾"，而病由邪生，人之正虚，亦皆因邪气损伤所致。因此，临证中切不可不辨虚实，或迎合一些患者好补而恶攻的心理，滥施补药。人参之用于补虚，应用于"邪去正衰，或邪微而正亦惫之时"，或"邪深而正气怯弱，不能逐邪外出时"，与祛邪药合而用之。如果"不察其有邪无邪，是虚是实"而用，同时"又佐以纯补温热之品，将邪气尽行补住"，其结果将是"轻者邪气永不复出，重者即死矣"。针对当时医者滥用人参致害的惨痛教训，徐氏有"今医宗之用参救人者少，杀人者多"之论，其言语虽有过激之嫌，但恐亦是当时人参使用之滥的真实写照，可为今之借鉴。

徐氏认为在补益药中，大热大燥之品尤其应当慎用，一者这类药多有毒性；二者其性多燥烈急暴，易助火伤阴。如果不注意患者体质、病证性质、发病季节而随意使用，则往往会出现目赤便闭、舌燥齿干、心烦口渴、烦躁不安等火热内炽而阴伤的表现，因此徐氏又有"惟大热大燥之药，则杀人为最烈"之论。

三、详察病机，攻补寒热同用

徐氏认为，临证用药应详察病机，针对不同情况灵活用药。除常用的邪盛者祛邪，正虚者扶正外，如邪正相争，邪伤正气，实中夹虚，或正虚而邪留不去等，若纯扶正气，则邪气益固，留而不去；纯用攻邪，则正更伤，因而宜选攻补同用之法，因药性各尽其能，合而用之，并无矛盾之处。"如大黄与人参同用，大黄自能逐去坚积，决不反伤正气，人参自能充益正气，决不反补邪气。"寒热错杂之证，亦可遵此意而寒热药物同用。

四、多管齐下，汤药不足尽病

徐氏认为临床上有时疗效不佳与仅用汤剂有很大关系，因为汤剂药效发挥快,但维持时间短,"惟病在荣卫胃肠者,其效更速。"因而他倡导应尊崇古法,根据病情轻重、病程长短、病之新旧、病位所在等情况的不同,确定宜汤、宜散、宜丸或宜膏,或配合针灸治疗。因为不同剂型对于不同情况各有其专长,而不应在治病时仅用汤剂,至病后调理时才用丸散膏类,以免"即使用药不误,而与病不相入,则终难取效"。而要做到这一点,就要求医家不断探索不同剂型的疗效特长,而不应只执汤剂一法。

五、药性变迁,倡用道地药材

徐氏认为用药之理,除取其寒热温凉补泻之性外,还有取其气、取其味、其色、其质、其形,或取其所生之地,各以其偏胜调和脏腑,补偏救弊。但随着时代的变迁,有些药物的药性已发生了很大变化,使得即便完全遵循前人治病而疗效却迥然有异。究其原因,首先是因为药物的变异,药物脱离原来生长的地理环境而使药力变得单薄;其次是很多药物名虽同但种类不一,"后世相传,必择其易繁衍者种之",造成药物种类与前人所用者的差异;第三则是由于某些药物长期由人工种植,使药性平淡而薄劣,而前人所用者多为野生,其性禀"山岩之真气"而纯厚。除此之外,还有在用药过程中以近似者代替,或误以他药充数,等等。所以,徐氏提出为医者不仅医术要精,所用药物还必须地道,否则,"虽有神医,不能以假药治真病也"。

(《中医研究》,1996 年第 9 卷第 2 期)

徐灵胎对人参的认识

上海交通大学科学史与科学文化研究院　　　吕金伟

徐灵胎(1693—1771),江苏吴江(今江苏苏州)人,原名大椿,字灵胎,乾隆二十五年(1760)钦召称字,晚号洄溪老人。他自学通医,素有医名,一生著述颇丰，主要有《难经经释》《神农本草经百种录》《医贯砭》《医学源流论》《伤寒类方》《兰台轨范》《洄溪医案》《慎疾刍言》等。在他生活的时代，江南地区温补之风盛行，以人参等补药入药的现象渐成泛滥之势。徐灵胎著有《人参论》，文中详细阐述了他对人参的两种看法：其一，适当使用人参；其二，滥用人参，破家杀身。目前，学界对徐灵胎有关人参之看法的研究尚不全面。鉴于此，本文将考察徐灵胎对人参的认识，以及他的观点与温补之风的关系。

一、适当使用人参

人参，早在汉代已被列为上品药。《神农本草经》："人参，一名人衔，一名鬼盖。味甘，微寒，无毒。主补五脏，安精神，定魂魄，止惊悸，除邪气，明目，开心益智。久服轻身，延年。"徐灵胎著有《神农本草经百种录》，他认为人参是一种十分可贵的药材。他说："人参得天地精英纯粹之气以生，与人之气体相似，故于人身无所不补，非若他药有偏长而治病各有其能也。凡补气之药皆属阳，惟人参能补气，而体质属阴，故无刚燥之病，而又能入于阴分，最为可贵。"徐灵胎更认为掌握人参的药性是成为一名合格医生的必要条件。《医贯砭·自序》："若医之为道，辨症定方，彰彰可考……参、术必补，莫不显然。"《医学源流论·攻补寒热同用论》："盖药之性，各尽其能，攻者必攻强，补者必补弱……如大黄与人参同用，大黄自能逐去坚积，决不反伤正气。人参自能充益正气，决不反补邪气。"可见，在他看来，医生务必熟知人参的滋补功效，方能辨证定方，治病救人。

徐灵胎认为人参使用得当，可以起到良好的医疗效果。《医学源流论·人参论》："夫人参用之而当，实能补养元气，拯救危险……故病人如果邪去正衰，用之固宜。或邪微而正亦惫，或邪深而正气怯弱，不能逐之于外，则于除邪药中投之，以为驱邪之助。然又必审其轻重而后用之，自然有扶危定倾之功。"《神农本草经百种录》："盖人参乃升提元气之药，元气下陷，不能与精血流贯，人参能提之使起……此补之义也。"人参作为滋补药材，使用得当，可以补益人体元气，发挥出固有的疗效。

在徐灵胎的观念中，适当使用人参，具有两层含义：其一，使用人参要对症。如治疗失血暴绝者，应当使用独参汤。《医贯砭·阴阳论》载："血骤脱者,气亦随之而脱,势极危殆,故用补气之药以固之,使不全脱。然后渐用补血之品,以填之、生之,非谓一时之气即能生血也。即气固之后,仍当大补其血而以气药佐之,亦非专补气也。"如治疗中暑且汗出不止者,应当使用人参白虎汤。《慎疾刍言·中暑》:"其症脉微少气,烦渴燥热,甚则手足反冷,若其人汗出不止,用人参白虎汤主之。"如治疗身患痢疾且伤寒传入阴经者,应当使用人参。《慎疾刍言·痢疾》:"若伤寒传入阴经,下利清谷,脉微厥冷,此为纯阴之危症,非参、附、干姜不治。"其实,在徐灵胎的医疗活动中,就有使用人参救治患者的事例。《洄溪医案·疟》记载佩芳体弱患疟,徐灵胎用人参、附子、童便灌之,将他治好。《洄溪医案·痰喘亡阴》记载毛公裕患有痰喘病,徐灵胎使用清肺消痰饮和小块人参,仅服2剂,毛公裕便已痊愈。《洄溪医案·吐血》记载张瑞五、吴宗伦夫人、张姓3位患者患有血证,徐灵胎分别使用含有参须的琼玉膏、人参末与鲜生地浓汁、人参与阿胶等药物将他们治好。《洄溪医案·产后血臌》记载顾某继室产后出现血臌,徐灵胎使用肉桂、黄连、人参、大黄、五灵脂做成药剂,将她治愈。《洄溪医案·恶痘》记载沈冠云之女、徐灵胎长孙女种痘后,情况不佳,徐灵胎使用人参与其他药物将她们治愈。《洄溪医案·下疳》记载沈维德患有下疳,前阴连根烂尽,肛门烂深半寸,徐灵胎使用含有人参的再长灵根方为他治疗,日后他竟生育二子,被人传为异闻。

其二,使用人参要适量。《医学源流论·人参论》:"医者必审其病,实系纯虚,非参不治,服必万全,然后用之。又必量其家业,尚可以支持,不至用参之后,死生无靠,然后节省用之。一以惜物力,一以全人之命,一以保人之家。"人参属于名贵药材,价格较高,医生在使用时一定要适量,不可使患者家庭因病致贫。因此,徐灵胎特别注意使用人参的剂量。《洄溪医案·项痈》记载沈自求项痈溃烂,徐灵胎先用护心丸、止血散、围药、珠黄、黄芩汤为他止血,再用参末涂封生肌等药,患者"欲备人参斤许以待用",徐灵胎却告诉他"人参止用钱许,数剂即止"。可见,惜物力、全人命、保人家是徐灵胎使用人参的原则,这一原则贯彻着"适当"的思想。

另外,徐灵胎适当使用人参的思想还体现在他对诸多含有人参的方剂的收集上,《伤寒类方》与《兰台轨范》对此多有记载(表3)。这些记载虽未直接反映徐灵胎对人参的认识,但至少从侧面说明他重视人参的药用价值,提倡要适当地使用人参治病。

表3　《伤寒类方》《兰台轨范》含有人参的方剂一览表

书　名	类　别	方　剂　名
《伤寒类方》	桂枝汤类	桂枝加芍药生姜人参新加汤
	柴胡汤类	小柴胡汤、柴胡桂枝汤、柴胡加龙骨牡蛎汤、柴胡加芒硝汤
	泻心汤类	生姜泻心汤、半夏泻心汤、黄连汤、干姜黄连黄芩人参汤、旋覆代赭汤、厚朴生姜甘草半夏人参汤
	白虎汤类	白虎加人参汤、竹叶石膏汤
	四逆汤类	四逆加人参汤、通脉四逆汤、茯苓四逆汤
	理中汤类	理中丸、附子汤、桂枝人参汤、炙甘草汤、吴茱萸汤、乌梅丸
《兰台轨范》	通治	大建中汤、炙甘草汤、竹叶石膏汤、四君子汤、五味异功散、七味白术散、六君子汤、独参汤、参附汤、保元汤、生脉饮、归脾汤、补中益气汤、资生丸、龟鹿二仙胶、三才封髓丹、羊肉粥方、三才丸、天王补心丹、秘方补心丸、十全大补汤、人参养荣汤、柴胡四物汤、盗汗方、麦门冬汤、四磨饮、清心莲子饮、十精丸、龙脑鸡苏丸、琼玉膏、大活络丸
	风	侯氏黑散、小续命汤、灵验续命汤、地黄煎、开心肥健方、涤痰散
	痹、历节	独活寄生汤
	厥	白薇汤、通脉四逆汤、四磨饮
	虚劳	薯蓣丸、羌活补髓丸、秦艽扶赢汤、人参蛤蚧散、炙甘草汤、大建中汤、琼玉膏
	消证	猪肾荠苨汤
	伤寒	小柴胡汤、四逆加人参汤、理中丸及汤、旋覆代赭汤、竹叶石膏汤
	感冒	败毒散、参苏饮
	霍乱	理中丸
	痉	小续命汤
	暍	白虎人参汤、十味香薷饮

书 名	类 别	方 剂 名
《兰台轨范》	疟疾	鳖甲煎丸、柴胡去半夏加瓜蒌汤、四兽汤、小柴胡汤
	痢	干姜黄连黄芩人参汤、四逆加人参汤
	颠狂痫	柴胡加龙骨牡蛎汤、琥珀寿星丸
	痰饮	前胡丸、葛花解酲汤、六君子汤
	咳嗽	泽漆汤、鲤鱼汤、观音应梦散、人参蛤蚧散
	喘	麦冬汤、清燥救肺汤
	肺痿	炙甘草汤
	诸血	玉屑散、人参蛤蚧散、琼玉膏
	噎膈呕吐	茱萸汤、生姜泻心汤、半夏泻心汤、大半夏汤、橘皮竹茹汤、黄连汤、《广济》槟榔散、崔氏方、深师治噎方、丁香柿蒂汤、旋覆代赭汤、小柴胡汤、竹叶石膏汤
	泄泻	附子理中丸、四君子汤、六君子汤、补中益气汤、败毒散
	虫	乌梅丸、甘草泻心汤
	诸痛	九痛丸、大建中汤、加味小柴胡汤、疗腰痛方、大柴胡汤、小柴胡汤、理中汤
	脚气	大活络丸
	五窍病	石斛夜光丸、疗舌肿方、琥珀犀角膏
	妇人	干姜人参半夏丸、竹叶汤、温经汤、回生丹、小柴胡加地黄汤、乌鸡煎圆、紫石英丸、二味参苏饮、紫苏饮、秦桂丸、求嗣方、黄龙汤、小柴胡汤
	小儿	五味异功散、四君子汤、十全大补汤、六君子汤、补中益气汤、香砂助胃膏、参苏饮、小柴胡汤、小续命汤、钩藤饮、归脾汤、团参汤、参附汤、人参养荣汤、治吐乳方

二、滥用人参，破家杀身

人参虽有奇效，但不可滥用。徐灵胎认为滥用人参，会有破家杀身之害。

《神农本草经百种录》："（人参）力大而峻，用之失宜，其害亦甚于他药也。今医家之用参救人者少，杀人者多。盖人之死于虚者十之一二，死于病者十之八九。人参长于补虚，而短于攻疾。""不知病未去而用参，则非独元气不充，而病根遂固，诸药罔效，终无愈期。故曰杀人者多也。"《医学源流论·人参论》："先破人之家，而后杀其身者，人参也。"《慎疾刍言·制剂》："不论人之贫富，人参总为不祧之品，人情无不贪生，必竭蹶措处，孰知反以此而丧身。其贫者送终无具，妻子飘零，是杀其身而并破其家也。"所谓"破家"，是指由于人参价格较高，无论贫富之家，滥用人参或有因病致贫之困。所谓"杀身"，是指虽然人参药效极佳，但不管是否对证，滥用人参或有伤人性命之虞。

徐灵胎曾亲历许多医生滥用人参治病，导致患者破家杀身的乱象。《洄溪医案·流注》记载嘉善县张卓舟身患流注 5 年，服用的人参共计耗费二三千金。《洄溪医案·痢》记载崇明县（今上海崇明区）一位施姓患者，身患暑毒血痢，徐灵胎以黄连、阿胶等药为他治疗，病情随之好转，但徐灵胎归家 3 日后再次前来时，施姓患者的病情反而加重，原因在于徐灵胎归家期间，患者之父又延请了两位郡中名医，他们以人参、干姜等药为患者治疗，导致患者"痛愈剧，痢益增"，最终饮凉水而死。《洄溪医案·呃》记载一位陆姓患者患有呃逆，医生认为他是"大虚之体"，使用人参、白术等药进行调理，结果患者"痰火凝结而胃络塞，呃遂不止"。

既然滥用人参会招致破家杀身之害，那它为何还会出现呢？在徐灵胎看来，医生、患者及亲友的行为共同催生了这一现象。一方面，医生使用人参，可以邀功避罪。《神农本草经百种录》："医家不论病之已去未去，于病久，或体弱，或富贵之人，皆必用参。一则过为谨慎，一则借以塞责。"《医学源流论·药误不即死论》："惟误服参、附峻补之药而即死者，则病家之所甘心，必不归咎于医。"《医学源流论·人参论》："故人参者，乃医家邀功避罪之圣药也。"徐灵胎对部分医生的这种做法深恶痛绝，他认为滥用人参无异于草菅人命，杀人之过甚于盗贼。《医学源流论·人参论》谈到："医者误治，杀人可恕，而遂己之意，日日害人破家，其恶甚于盗贼，可不慎哉！"如果医生"杀命破家于人不知之地"，或会招致天降灾祸。并且，徐灵胎还认为医生滥用人参是医德缺失的一种表现，《医学源流论·医家论》就将"或用参茸补热之药，以媚富贵之人"列为医生的劣性之一。

其次,患者及亲友希望医生使用人参治病。针对这一现象,徐灵胎认为原因有三:一者,一些人认为药物的价格与疗效成正比关系。《医学源流论·人参论》:"盖愚人之心,皆以价贵为良药,价贱为劣药。""或以用人参为冠冕,或以用人参为有力量,又因其贵重,深信以为必能挽回造化,故毅然用之。"人参本为名贵药材,价格较高。另外,《医学源流论·人参论》记载:"盖向日之人参,不过一二换,多者三四换。今则其价十倍,其所服,又非一钱、二钱而止。小康之家,服二三两,而家已荡然矣。"据徐灵胎的观察,他撰写《医学源流论》时(1757),人参的价格已升至原来价格的 10 倍左右。可是,尽管人参的价格居高不下,但贫富之家依然用之不辍。《洄溪医案·腿痈》记载横泾县钱某之女身有痞块,渐成大痛,其父延请徐灵胎时曾说:"寒俭之家,服人参已费百金,而毫无效验。"钱氏称其家为"寒俭之家",虽不无自谦之意,却透露出寻常百姓喜用人参治病的怪象。其实,富贵之人更乐意使用人参治病,《洄溪医案·痰》记载一位杨姓患者,在延请徐灵胎诊治之前,已服食"人参费千金"。

再者,患者偏爱人参一类的补药,惧怕攻削之药。徐灵胎曾撰《补药可通融论》一文,详细地剖析了古今用药的差别。他说:"古人病愈之后,即令食五谷以养之,则元气自复,无所谓补药也。""自唐《千金翼方》等方出,始以养性补益等各立一门,遂开后世补养服食之法。以后医家,凡属体虚病后之人,必立补方,以为调理善后之计。若富贵之人,则必常服补药,以供劳心纵欲之资……其药专取贵重辛热为主,无非参、术、地黄、桂、附、鹿茸之类。"徐灵胎对唐代以前的人不用补药与唐代孙思邈《千金要方》《千金翼方》始开补养服食之法的认识是否正确,暂且不论,他对当时患者偏爱补药的认识确属实情。《医学源流论·貌似古方欺人论》:"人情乐于温补,而富贵之家尤甚。"《医学源流论·人参论》:"常人之情,无不好补而恶攻。故服参而死,即使明知其误,然以为服人参而死,则医者之力已竭,而人子之心已尽,此命数使然,可以无恨矣。若服攻削之药而死,即使用药不误,病实难治,而医者之罪,已不可胜诛矣。"《医学源流论·病家论》:"(患者)用参、附则喜,用攻剂则惧。服参、附而死则委之命,服攻伐而死则咎在医,使医不敢对症用药。"人参作为一味名贵的补药,自然受到偏爱补药的患者追捧。更有甚者,患者以不服药为借口,另服补药。《慎疾刍言·吐血》:"病者进以不服药之说,则虽或面从,背后必非笑随之,进以熟地、麦冬、人参、五味等药,则甘心就死。"可见偏爱人参一类的补药,并不是某一位患者的特例。

另外,使用人参能使患者的亲友避免道德谴责。《医学源流论·人参论》:"夫人情于死生之际,何求不得,宁恤破家乎。医者全不一念,轻将人参立方。用而不遵,在父为不慈,在子为不孝,在夫妇昆弟为忍心害理,并有亲戚朋友责罚痛骂,即使明知无益,姑以此塞责。又有孝子慈父,幸其或生,竭力以谋之,遂使贫窭之家,病或稍愈,一家终身冻馁。"《人参论》还指出,如果患者服参而死,那他就是命数已尽,其子可以算作尽孝。《神农本草经百种录》也谈到"病家亦以用参为尽慈孝之道"。因此,为了逃避道德谴责,亲友希望患者服食人参。

值得注意的是,徐灵胎反对的只是滥用人参的行为,而非适当使用人参的行为。在他看来,滥用人参不仅不能发挥人参的固有药效,甚至还会造成破家杀身之害。因此,他说:"吾愿天下之人,断不可以人参为起死回生之药而必服之。"他的谆谆告诫之心,可见一斑。

三、滥用人参与温补之风

医生、患者及亲友都乐于使用人参治病,与当时江南地区的温补之风密切相关。明末江南名医王肯堂著有《医论》,其中《论人参》一文对当时富贵之家好用人参的做法略有讥讽,他说:"近世用人参者,往往反有杀人之害,富贵之家,以此为补元气之妙药,其身欲鞚太过,藉参补养,每见危殆者,乃不明当用不当用之过也,况杂入温补剂中,则尤谬矣。世人仅知用参之补,而不知行气,徒形壅塞,不能流通矣。"在王肯堂看来,好用人参与温补药剂的现象,已于明末的江南地区出现。可是,江南地区当时为何会出现这一现象?一般认为与王肯堂生活在同一时期的会稽名医张景岳是中医温补学派的重要代表,张景岳的巨大影响力对江南地区的温补之风有推波助澜的作用。道光年间的医生李文荣著有《知医必辨》,其中《论〈景岳全书〉》一文说道:"温凉攻补,用之得当,无非救人;用之不当,无非杀人。景岳专于温补,似乎人能学之,医无余蕴矣,此则《景岳全书》之过。"李文荣的批评之语,实际上从侧面反映出擅长温补疗法的张景岳对后世医生的巨大影响。

徐灵胎所著《慎疾刍言》对江南地区的温补之风也多有评论，其中最具代表的当属《补剂》一文。《慎疾刍言·补剂》："今则以古圣之法为卑鄙不足道，又不能指出病名，惟以阳虚阴虚、肝气肾弱等套语概之，专用温补，以致外邪入里，驯至不救。间有稍驯谨之人，起病时仍用切近之药一二剂，未即有效，即转而改用温补。"根据徐灵胎的说法，温补现象至少早在《慎疾刍言》出版(1767)前的 30 余年开始兴起，到该书出版时，温补现象已经蔚然成风。推动温补之风盛行的因素，徐灵胎认为主要有二：其一，医生。《慎疾刍言·补剂》："其始也，医者先以虚脱吓人，而后以补药媚人。"《洄溪医案·痰》记载一位杨姓患者，"以狎游私用父千金，父庭责之，体虚而兼郁怒"，某位医生"以为纯虚之证，惟事峻补，每日用人参三钱"，导致杨姓患者"痰火愈结，身强如尸"。医生以"虚"为病理解说理论，造成"人以习闻，以为我等不怕病死，只怕虚死。加以服补而死，犹恨补之不早，补之不重，并自恨服人参无力，毫无疑悔"的后果。医生以"虚"为核心阐述患病原因，进而以"补"为指导方针制定药方，推动了温补之风的发展。其二，患者及亲友。《医学源流论·医者误人无罪论》中认为，在患者及亲友眼中，"言补益者以为良医，言攻散者以为庸医，言温热者以为有益，言清凉者以为伤生"。患者及亲友的这种偏见，往往左右着医生的选择，使医生倾向于多用温补之剂。又，《慎疾刍言·补剂》："病人向医者述病，必自谓极虚，而旁人代为述病，亦共指为极虚，惟恐医者稍用攻削之剂，以致不起。或有稍识病之医，即欲对证拟方，迫于此等危言，亦战战兢兢，择至补之药，以顺其意，既可取容，更可免谤，势使然也。"中医有望、闻、问、切四诊法，患者及亲友向医生描述病情属于闻诊。在闻诊过程中，患者及亲友以"虚"为核心讲述患病的原因，迫使医生不得不选取补药来治病。虽然此举可以达到顺意、取容、免谤的效果，但并不一定能够治愈患者的疾病。患者及亲友的这种做法，反而在一定程度上助长了温补之风的蔓延。

面对温补之风的盛行、滥用人参现象的加剧，徐灵胎多有批评之语。《医学源流论·病情传变论》："近日害人最深者，大病之后，邪未全退，又不察病气所伤何处，即用附子、肉桂、熟地、麦冬、人参、白术、五味、萸肉之类，将邪火尽行补涩……医家、病家犹以为病后大虚所致，而不知乃邪气固结而然也。"《医学源流论·貌似古方欺人论》："若趋时之辈，竟以人参、附子、干姜、苍术、鹿茸、熟地等峻补辛热之品，不论伤寒、暑湿，惟此数种轮流转换，以成一方，种种

疾病诊治应用

289

与病相反，每试必杀人……其端起于近日之时医，好为高论以欺人，又人情乐于温补，而富贵之家尤甚。不如是则道不行，所以人争效尤，以致贻害不息。"《慎疾刍言·用药》："若不论何病，总以几味温补投之，愈则以为己功，死则以为病本不治，毫无转计，此则误尽天下，而终身不自知也。"可见，徐灵胎既对医生、患者滥用人参的行为给予了批评，又指出了温补之风盛行所带来的弊端。

在具体的医疗活动中，徐灵胎对温补之风盛行下滥用人参的现象亦有纠偏。如批评时医使用人参等补药治疗中风，《洄溪医案·中风》记载金姓、汪姓两位患者身患中风，在徐灵胎之前，诊治金姓患者的医生使用人参、桂、附诸品，诊治汪姓患者的医生使用人参、熟地等药，但都未见好转，徐灵胎却分别使用祛风消痰清火之剂、小续命汤加减，最终使金姓、汪姓两位患者痊愈。徐灵胎认为时医对中风采取温补的疗法不当，《医学源流论·中风论》："今人一见中风等症，即用人参、熟地、附子、肉桂等纯补温热之品，将风火痰气，尽行补住，轻者变重，重者即死……惟其正虚而邪凑，尤当急驱其邪，以卫其正。若更补其邪气，则正气益不能支矣。即使正气全虚，不能托邪于外，亦宜于驱风药中，少加扶正之品，以助驱邪之力。从未有纯用温补者。"《慎疾刍言·中风》："从未有纯用温热滋补，不放风寒痰火一毫外出，以致重病必死，轻病则使之不死不生，惟日服人参以破其家而恋其命，最可伤也。"在徐灵胎看来，人参等补药虽是"近日时医治风证不桃之方"，但用之只会加重病情。换言之，徐灵胎通过具体的医疗活动，证明了温补之风盛行下医生滥用人参为患者治病的做法有失妥当，甚至贻害巨大。

医生、患者及亲友以"虚"为核心阐述病情→医生以"温补"为指导方针制定药方→滥用人参等补药→患者病情加剧甚至破家杀身，在徐灵胎看来，这是一条因果链。温补之风盛行，是出现滥用人参现象的症结所在。

四、结　语

人参作为一味补药，药效极佳，价格不菲。徐灵胎认为，适当使用人参，可以起到良好的医疗效果。适当使用人参包括使用人参要对症与使用人参要适量，原则是惜物力、全人命、保人家。但是，滥用人参会招致破家杀身之害，是医生邀功避罪的推诿心态、患者偏爱补药、亲友避免道德谴责的心态共同助长了这一不良现象的蔓延，从根本上来说，滥用人参的症结在于江南地区温补之风盛行。

（《中医药文化》，2016 年第 5 期）

《慎疾刍言》中治法及煎药服药法析要

河南遂平县医院　　尹国友

《慎疾刍言》是徐灵胎晚年所作，着重剖析医界流弊，以期警示医家谨慎治疗。书中有关治法及煎药、服药法的阐述，切中时弊。对于确立治法，选择合理的煎药服药法，提高疗效，有着积极的意义。

一、广求治法，因病施之

徐氏不仅主张用汤药治病，而且极为重视中医的其他疗法。提出："为医者，必广求治法，以应病者之求。""凡病只服煎药而愈者，惟外感之症为然，其余诸症，则必然丸、散、膏、丹、针、灸、砭、镰、浸洗、熨、溻、蒸、提、按摩等法，因病施治。"各种治法，各病有宜，缺一不可，只有掌握诸法，随病施之，方能使"病无遁形"。"今之医者，既乏资本，又惜功夫，古方不考，手法无传，写一通治煎方，其技已毕。而病家不辞远涉，不惜重聘，亦只求得一煎方，已大满其愿。古昔圣人穷思极想，制造治病诸法，全不一问，如此而欲愈大症痼疾，无是理也。"徐氏抨击当时只用汤剂而忽视他法的现象，强调汤药不足尽病，医者治病应广求治法，因病施法，方能取得好的临床疗效。

二、注意煎法，捷效为佳

煎药法是疗效优劣极重要的一环，徐氏力求最佳煎药法。他指出："煎药之法各殊,有先煎主药一味,后入余药者;有先煎众味,煎一味者;有用一味煎汤以煎药者;有先分煎,后并煎者;有宜多煎者(补药皆然);有宜少煎者(散药皆然);有宜水少者;有不煎而泡渍者;有煎而露一宿者;有宜用猛火者;有宜用缓火者;各有妙义,不可移易。"医者应"将古人所定煎法,细细推究,而各当其宜,则取效尤捷",断不可"不论何药,惟用猛火多煎,将芳香之气散尽,仅存浓厚之质"。煎药方法往往被人们忽视,徐氏积极倡导注意选择合适的煎药方法,以取得满意的治疗效果,可谓切中时弊,裨益后人。

三、服药之法,巧在变化

同一治病之药,有时服之胃中舒然,有时服之苦楚万状,原因何在? 关键是服药方法不当。服药亦有法,妙在巧变化。徐氏不仅注意煎药的方法,而且重视服药之技巧,指出:"其服药亦有法。古方一剂,必分三服,一日服三次;并有日服三次,夜服三次者。盖药味入口,即行于经络,驱邪养正,性过即已,岂容间断?"如果服药"寒热不得其宜,早暮不合其时,或与饮食相杂,或服药时即劳动冒风,不惟无益,反能有害。至于伤寒及外症痘症,病势一日屡变,今早用一剂,明晚更用一剂,中间间隔两昼一夜,经络已传,病势益增矣"。至于"发散之剂,必暖覆令汗出,使邪从汗散;若不使出汗,则外邪岂能内消"? 服药之法,贵在巧妙变化,应据具体情况而定,切不可不论治何病、用何药,均"每日服一次,病久药暂,此一曝十寒之道",或"不细审古人用法,而辄以大剂灌之,病者服之苦楚万状"。徐氏在当时就提出了服药之方法应多种多样,应因病、因人、因时、因药而异,而直至今日,许多人仍忽视服药的方法,不论何病,用何药,均日服一剂,早晚各一次了之,与之形成了鲜明的对比。

综上所述,徐灵胎在当时医者重视汤剂,忽视其他治疗方法的情况下,提出了汤药不足尽病,治病应因病施法;针对人们轻视煎药、服药法的倾向,力倡注意煎药法,服药巧变化,以减轻患者的痛苦。这对于临床确立治法,选择合适的煎药服药法,具有重要指导意义。

从《神农本草经百种录》谈中药的学习及运用

南京中医药大学　　王丽华　单兆伟　孙丽霞

清代名医徐大椿学验俱丰,作《神农本草经百种录》以阐发本草之药性机制,"探本溯源,发其所以然之义"(《神农本草经百种录·序》)。该书篇幅极短,但蕴奥甚深。《四库全书总目提要·子部·医家》称赞该书:"凡所笺释,多有精意……发明诸条颇为简要。"在本草学方面,徐氏不仅重视经典,不拘泥于药物归经,还重点运用了五行理论、取象比类的思维,结合临床实践,师古而不泥古,为后人学习中药提供了良好的方法,也为临床应用指明了方向。

一、重视经典,正本求源

古往今来,凡成大家者,皆扎根于经典的学习,徐灵胎也不例外。其言理皆秉《灵》《素》,用药皆宗《神农本草经》,选方皆法仲景,提倡学医必"端本以正末,溯流以讨源"。

徐氏认为,"古论本草,必以神农为本",《神农本草经》"字字精确,非若后人推测而知之者,故对证施治,其应若响"。而《神农本草经百种录》亦皆引《内经》等经典以作注解,如注解苦参:"《内经》云'脾苦湿,急食苦以燥之',即此义也。"

正如徐氏所言:"汉末张仲景……诸方其用药之义,与《本经》吻合无间。"如大黄,《神农本草经》载:"主下瘀血,血闭寒热,破癥瘕积聚,留饮宿食,荡涤肠胃,推陈致新,通利水谷,调中化食,安和五脏。"在经方中,桃核承气汤、抵当汤、抵当丸、下瘀血汤中用大黄,即取"下瘀血"之功;鳖甲煎丸中用大黄,即取除"血闭寒热"之效,大黄䗪虫丸中用大黄,即取"破癥瘕积聚"之力;己椒苈黄丸中用大黄,即取祛"留饮"之义;诸承气汤中用大黄,即取祛"宿食,荡涤肠胃,推陈致新,通利水谷,调中化食,安和五脏"的作用。从以上不难看出,仲景经方用药,悉遵《神农本草经》。而《神农本草经百种录》注、论时所举之古方,亦俱出自仲景,如:注解柴胡时引小柴胡汤,"故(柴胡)气味须轻清疏达,而后邪能透土以出"。

由此可见，中药之学习、运用，重视经典是必由之路，欲诣扶桑，非舟莫适也。

二、活化归经，绝不拘泥

"治病者，必先分经络脏腑之所在……择何经何脏对病之药……治之，自然一剂而即见效矣。"对于药物归经，徐氏表示赞同，但从不片面地用归经理论来解释药物，故观《神农本草经百种录》全书，绝不类后世某些医书凡一味药而冠以某一归经。

徐氏认为："药性……入于人身，其功能亦无所不到，岂有某药止入某经之理？"是故归经理论，并不能全面概括解释药物之性能，而过分强调归经亦难以很好地指导药物的正确使用。"即如参芪之类，无所不补。砒鸩之类，无所不毒，并不专于一处也……盖其止寒热，已畏寒，除大热，此乃柴胡、桂枝、葛根专长之事。因其能治何经之病，后人即指为何经之药。孰知其功能，实不仅入少阳、太阳、明阳也……故以某药为能治某经之病即可，以某药为独治某经则不可。谓某经之病，当用某药则可，谓某药不复入他经则不可。"因而，不知经络而用药，其失也泛，必无捷效，执经络而用药，其失泥也，反能致害。临床学习和使用中药，切不可顽固不化，执经络以用事也。

三、五行理论，取象比类

五行理论、取象比类的思维方式可谓贯穿整本《神农本草经百种录》。"凡药之用，或取其气，或取其味，或取其色，或取其形，或取其质，或取其性情，或取其所生之时，或取其所成之地……深求其理，可自得之。"（《神农本草经百种录·丹砂》）对于学习中药而言，倘若掌握此种识药之法，善于思考，举一反三，大可对诸药药效、药性皆了然于胸，则事半功倍矣。

1. 观其形（质）察其色　形（质）同而性亦近，物理盖可推，因形（质）以求理，则其效可知矣。如牛膝"乃以其形而知其性也"，"凡物之根皆横生，而牛膝独直下，其长细而韧，酷似人筋，所以能舒筋通脉，下血降气"；杜仲为"木之皮，木皮之韧且厚者此为最,故能补人之皮。又其中有丝连属不断,有筋之象焉,故又能续筋骨";狗脊"遍体生毛而多节,颇似狗之脊。诸兽之中,惟狗狡捷,而此药似之。故能入筋骨机关之际,去其凝滞寒湿之气,而使之强健利捷也"。

色有青赤黄白黑,即"五色",分属肝心脾肺肾。如:赤走心,心主血,故丹参能"走心以治血分之病";黄芩"色黄,为大肠之药,故能除肠胃诸热病";栀子"正黄,亦得金色,故为阳明之药";玄参"色黑属肾而性寒,故能除肾家浮游上升之火"。

2. 探其气求其味 所谓"同气相求",万物之生于天地间,其气性入于人身,奏效亦应相似。"盖人者得天地之和气以生,其气血之性,肖乎天地,故以物之偏性投之,而亦无不应也。"如木香:"以气胜,故其功皆在乎气……香而不散,则气能下达。"远志:"气味苦辛,而芳香清烈,无微不达,故为心家气分之药。"麻黄:"乃气味之最清者,故能透出皮肤毛孔之外,又能深入积痰凝血之中。凡药力所不到之处,此能无微不至,较之气雄力浓者,其力更大。"

味有酸苦甘辛咸,即"五味",分属肝心脾肺肾。如:凡酸味皆敛,五味子"酸之极,则敛之极,极则不止于敛,而且能藏矣。藏者,冬之令,属肾,故五味能补肾也";苦入心,寒除火,故苦参"专治心经之火";"味之甘,至甘草而极……其效皆在脾……脾气盛,则五脏皆循环受益也";咸能治下,咸而能治上焦者尤少,惟旋覆花"味咸而治上,为中上二焦之药。咸能软坚,故凡上中二焦凝滞坚结之疾,皆能除之"。

3. 知时令晓环境 凡中药皆禀天地四时之气而生,故时令不同,药性亦有所别。如:芍药花大而荣,得春气盛,故能"收拾肝气",乃"养肝之圣药也";夏枯草"至夏而枯。盖其性禀纯阴,得少阳之气勃然兴发,一交盛阳,阴气将尽,即成熟枯槁。故凡盛阳留结之病,用此为治,亦即枯灭";决明子"生于秋,得金气之正……其功专于明目";柏"得天地坚刚之性以生,不与物变迁,经冬弥翠",故柏实能"宁心神敛心气,而不为邪风游火所侵克也"。

中药所生环境之不同,其药性亦大抵不同。如:菖蒲"能于水石中横行四达,辛烈芳香,则其气之盛可知,故入于人身,亦不为湿滞痰涎所阻";蛇床"生阴湿卑下之地,而芳香燥烈,不受阴湿之气,故入于人身,亦能于下焦湿气所归之处,逐其邪而补其正也";水萍"生于水中,而能出水上,且其叶入水不濡,是其性能敌水者也。故凡水湿之病,皆能治之。其根不着土,而上浮水面,故又能益皮毛之疾"。

4. 考特殊药物之专长　显于形质气味、时令环境者,大抵可以推测而知,然而有些中药之功效,"深藏于性中者,不可以常理求也"。况古人亦常有单方秘方,皆不似经方之必有经络奇偶配合之理,药仅一二味而效如桴鼓。如鳖甲之消痞块,使君子之杀蛔虫,赤小豆之消肤肿,菟丝子之去面䵟……此皆"得其药之专能也",学医学药之人不可不察。

四、结合临床,师古不泥古

《神农本草经百种录》中注解皆宗经法古,尽可能忠实于《本经》原文,同时又处处以落实临床为要。如《神农本草经》言玄参能治"女子产乳余疾",徐氏则通过临床实践,认为"产后血脱则阴衰,而火无所制,又不可以寒凉折之;气血未宁,又不能纳峻补之剂。唯玄参宁火而带微补,用之最为的当也"。另外,由于时代的局限性,即使被视为经典的《神农本草经》也不免存在局限性而有违背临床之处。如水银"久服神仙不死",徐氏结合实际,毅然提出反驳,注曰:"人与万物,本为异体,借物之气,以攻六邪,理之所有;借物之质,以永性命,理之所无……其人已死,诡云尚在,试其术者,破家丧身。"足见其临床用药宗经而不离实践,师古而绝不泥古。

后生学药之道亦如是,特别是由于中医古籍浩如烟海,其中不免有鱼目混珠之属,是故研习之际,更应抓住经典,紧密结合临床,而不拘泥于书本。

五、结　语

通过对《神农本草经百种录》的研读,可以得出徐氏对于中药学习和运用的一般方法,即:以重视《内经》《伤寒论》等经典为前提,结合中医学五行学说、取象比类的思维方式观察中药之形(质)、色、气、味及时令、环境以探索其药效、药性,间有"不可以常理推求者",需牢记其"药之专能",切不可只执着于归经,舍本而求末。此外,尤其应当注重理论联系实践,做到师古而不泥古,读书而不读死书。"盖古人用药,既知药性之所长,又度药性之所短,故能有显效而无隐害。"但愿吾辈因此有所启发,临证之际,若亦能仿此,则效如神验,福泽苍生矣。

(《四川中医》,2014 年第 32 卷第 9 期)

结合清代徐大椿《制药论》
浅议中药炮制目的

天津市御景大药房有限公司　　　李建林
天津大学医院　　　胡佳玲

　　中药炮制起源于原始社会,古人在生产和实践过程中积累了大量的中药炮制经验,创造了丰富的传统炮制技术体系。中药大多是来源于天然的动物、植物和矿物,这些自然界的天然药物有的质地坚硬,有的个体粗大,有的含有大量杂质,有的有特异难闻的气味,有的含有毒成分等,一般都不能直接用于临床,是必须要经过炮制加工才能入药的。从最早的医方书《五十二病方》中记载中药炮制的方法,到南北朝刘宋时代雷敩撰写《雷公炮炙论》,历代医家在遣方用药时均比较重视中药炮制。随着社会不断进步和发展,到了清代,中药饮片的炮制加工方法越来越多,炮制工艺也越来越趋向于复杂。但是,有些从业人员片面追求炮制加工的复杂工艺,把一些经典复杂的炮制方法直接挪用到其他药材的炮制上,没有结合临床实际和深入研究,忽略了药材应用的真实疗效和需求。在此种情况下,清代著名医家徐大椿挺身而出,针砭时弊,著《医学源流论》发前人之未发,言常人所不敢言,论述道理精湛,堪称中医史上第一人。徐大椿受天人合一理论影响,能够不拘泥于传统旧思想,组方用药合度,医理深经不偏,理论实践结合,观点见解独到精准。其书中"制药论"一篇对于中药炮制加工论述可谓精湛,尤其是"制法又复不同,或制其形,或制其性,或制其味,或制其质,此皆巧于用药之法也",堪称经典论述。笔者在研读徐大椿的"制药论"时,关于中药炮制目的理论体会颇多,恰当的炮制方法，不但可以降低药物的毒副作用，还具有提高药物疗效、提高净度、矫臭矫味等作用。

一、炮制目的之"制其形"

所谓"形"是指药物固有的外在形态，"制其形"是炮制的目的之一，是指改变药物外在形态，以方便中药制剂和临方调剂需要，保证临床用药剂量的准确。多数植物药材如大黄、甘草、茯苓、荷叶等，由于体积较大，临床应用时需要切制成体积大小合适的片、段、块、丝等饮片，以便于临方调剂和制剂加工。有一些中药在采收、运输和保管的过程中，经常会混有泥土、砂石、霉变品等，要通过挑拣、过筛、清洗等方法洁净药材，保证饮片外形干净整洁，确保临床用药剂量准确。有的中药虽然同出一体，但是由于药用部位不同，其作用各异，因此遣方用药时要将其形体分开分别入药。如莲子入药时，要将莲子肉和莲子心分开，莲子肉补脾止泻，而莲子心清心安神；麻黄入药时，干燥的草质茎能够发汗解表，而麻黄根则固表止汗，应分别入药。

二、炮制目的之"制其性"

所谓"性"是指药性，即中药所具有的与治疗作用有关的性能，有广义和狭义之分，广义的药性包括有毒无毒、四气、五味、升降浮沉、归经等内容，而狭义的药性就是特指寒、热、温、凉四种药性。

1. "制其性"可降低或消除毒副作用　传统中药对于毒性的认识是有广义和狭义之分的。广义的毒性一般是指中药所具有的偏性，凡是药物都是有毒的，正如明代著名医家张景岳在《本草正》中提出："药以治病，因毒为能，所谓毒者，以气味之有偏也。盖气味之正者，谷食之属是也，所以养人之正气。气味之偏者，药饵之属是也，所以祛人之邪气……是凡可避邪安正者，均可称为毒药。"而狭义的毒性就是单纯指药物对人体的毒害性，如我国现行版《中华人民共和国药典》将部分药物标明"大毒""小毒""无毒"和"有毒"，就是按照狭义的毒性含义而设定的。为了充分发挥药物疗效，保证临床用药安全，对于一些毒性大的中药进行炮制加工是十分必要的。例如，苍耳子具有散风寒、通鼻窍、祛风湿的作用,临床多用于风寒头痛、鼻塞流涕、鼻渊、风疹瘙痒、湿痹拘挛等证的治疗。生品苍耳子由于有毒,不宜内服。其毒性成分为毒蛋白和毒性苷类成分,这些毒性成分可对人体多个系统造成伤害,尤其是对肝损伤严重,中毒会导致肝功能衰竭,但是炮制运用加热炒黄的办法,可以使苍耳子脂肪油中的毒蛋白凝固变性,毒性苷类成分也被凝固于细胞中,从而降低苍耳子毒性。中药蕲蛇又称为五步蛇,意指被其咬伤后五步内必亡,有大毒,其主要的毒性成分为强烈的出血性毒,被咬伤中毒后,患者内脏广泛出血,极为危险。但其毒性成分主要集中于头部,因此,中药炮制加工时要求净制去除蕲蛇的头部入药,可以很好地降低毒性。总之,大凡有毒的中药,均可以采用净制、炒制、炮制等方法降低或消除毒性。

中药副作用一般是指在药物正常治疗剂量下出现的与用药目的无关的作用,会给患者带来不适或痛苦。恰当的中药炮制可以有效地降低或消除药物的副作用。汉代医圣张仲景在《金匮玉函经》中提出麻黄"生则令人烦,汗出不止",这说明生麻黄具有"汗多和烦"的副作用,临床炮制多采用"制绒"和"先煮数沸"的方法,降低其副作用。临床上遇到失眠、心神不安又兼大便溏泄的患者,可以使用养心安神的柏子仁用于治疗,但是生柏子仁含有大量的脂肪油,有润肠通便的作用,患者服用后会发生腹泻,通过"去油制霜法"炮制柏子仁,可以有效降低脂肪油含量,从而消除滑肠致泻的副作用。

2. "制其性"可缓和或改变药性 徐大椿"制药论"中记载:"凡物气厚力大者,无有不偏,偏则有利必有害,欲取其利而去其害,则用法以制之,则药性之偏者醇矣。"性味太过的中药,在临床用药时会给患者带来不适,过寒伤阳,过热伤阴。为了适应患者体质需要,临床往往通过炮制缓和药性。大黄药性苦寒,具有泻下攻积、清热泻火等作用,临床多用于实热积滞便秘,适用于身强体壮者,而对于老人或者小孩等身体虚弱者,生大黄的泻下之力太过峻猛,会伤及阳气。因此,可以用"蒸法"制备"熟大黄",经过蒸制后,大黄中结合型蒽醌含量下降,其中结合型大黄酸含量也显著减少,泻下作用缓和,也可以减轻腹痛的副作用。天南星药性辛温,善于温化寒痰,用苦寒的胆汁炮制后,其药性由温转凉,具有清化热痰的作用。将生甘草炮制成蜜炙甘草,其药性由凉转温热,补脾益气作用被增强。

三、炮制目的之"制其味"

所谓"味"是指药物的"味道"，一般包括两方面的含义，一方面是药物本身固有的气味，另一方面是酸、苦、甘、辛、咸五味，两方面都和药物临床疗效有关。

古代医家在长期的生活实践过程中，以中医藏象理论为基础，运用五行学说基本内容，总结归纳出了中药性味特点。《内经》认为中药五味各具特点："辛散，酸收，甘缓，苦坚，咸软。"因此在中药炮制过程中，往往采用与药物药性相似的辅料炮制中药饮片，以增强疗效。例如甘草、紫菀等化痰止咳药，用"蜜炙法"炮制，由于蜂蜜本身具有甘缓益脾和润肺止咳的作用，作为辅料炮制后，与药物起到了协同增效的目的，增强了甘草和紫菀的润肺止咳作用。甘草味甘性平，具有清热解毒、缓急止痛等作用，能调和诸药，为药中"国老"，将甘草煮汁后与远志、半夏、吴茱萸等药物用"炙法"炮制后，可以缓和药性，降低毒性。另外，通过炮制还能矫正药物不良气味，例如麸炒僵蚕可以掩盖药物腥味，九香虫炒黄可以矫正特异臭气，五灵脂醋炙可以矫正不良气味。用"炒焦法"炮制的中药往往具有"焦香气"，中医认为"焦香醒脾"，焦香气味可以增强药物健脾功能，例如健脾消食常用的焦山楂、焦神曲、焦麦芽，被称为焦三仙，其消食力量不得不说是与其产生的焦香味密不可分的。

四、炮制目的之"制其质"

所谓"质"是指药物质地，不同药材由于入药部位有差异，因而质地也各不相同，有的质地坚硬，有的质地松泡，有的黏稠，有的稀薄，通过炮制可以改变药物质地，以利于临方调配及制剂，增强药物疗效。例如自然铜、磁石等矿物类和瓦楞子、牡蛎等贝壳类药物，往往质地坚硬，不利于煎出有效成分，采用"明煅法"或者"煅淬法"炮制可以使药物成分在不同方向的胀缩比例产生差异，致使药粒间出现空隙，质地变得酥脆，便于临床调剂和煎煮。另外，大多数种子类中药外表面常有一层坚硬的种皮或种壳包被，在煎煮的过程中种子内有效成分不易溶出，采用"炒黄"的方法炮制，炒后可以使得种子的种皮开裂，体积酥松膨大，便于煎出有效成分，因此有"逢子必炒"之说。正如明代《医宗粹言》所言："决明子、莱菔子、芥子、苏子、青葙子，凡药用子者俱要炒过，入煎方得味出。"如果种子要求生用不宜炒制，也可以用铜冲钵捣碎，同样，种皮破碎也可以提高药物的有效成分煎出率，故有"逢子必捣"的妙用。"砂烫法"炮制中药，同样有"制其质"的作用，骨碎补、狗脊、鳖甲等质地坚硬的药材，经过砂烫后，或质地酥脆，或体积膨大鼓起，或质地酥松，临方煎煮时增大溶出率，增强疗效。

五、小　结

中药炮制技术是我国古老的、最具有知识产权的、传统的制药技术，已经有几千年的历史，前人对炮制工艺和炮制原理研究可谓广矣，诸医家众说纷纭。而徐大椿认为，医者必须潜心钻研古人遣方用药的法度，深明医理，明辨药性，仔细审查患者病情，洞悉病源后，才能制定合法方药，进而根据需要选择合适的炮制加工方法，才能使处方真正发挥疗效，不必每味药都要用炮制的方法来加以处理。正如《神农本草经百种录》所言"凡药之用，或取其气，或取其味，或取其色，或取其形，或取其质，或取其性情，或取其所生之时，或取其所成之地，各以其所偏胜而即资之疗疾，故能补偏救弊，调和脏腑。深求其理，可自得之"。不同的药物，根据本身质地气味不同，针对不同患者的临床需要不同，故而采用不同的方法进行炮制，或制其形，或制其性，或制其味，或制其质，选择恰当的炮制方法，不但可以降低药物的毒副作用，还具有提高药物疗效、提高净度、矫臭矫味等作用。

（《天津药学》，2019 年第 31 卷第 6 期）

后 记

　　医学流派是伴随着众多的名医群体和创新的医学思想而形成的。吴中多名医，吴医多著述，吴门医派作为吴地文化中的一枝奇葩，中医药文化优势明显，历史遗存丰富，文化积淀厚实，在中国医学史上有着重要的地位。据不完全统计，吴门医派有史料记载的医家近 2 000 位，滕伯祥、薛辛、王珪、葛乾孙、倪维德、王履、薛己、缪希雍、吴有性、张璐、喻昌、李中梓、叶桂、薛雪、周扬俊、徐大椿、尤怡、王洪绪、曹存心、李学川、陆九芝、曹沧洲等是其中杰出的代表，这些医家群体给我们留下了 1 900 多部古医籍。

　　当代许多学者聚焦于吴门医派研究，阐述吴门医家的医学思想内核，钩沉其辨证理论与特点，归纳其疾病诊治规律与用药经验，用以指导临床实践，出版了大量相关研究文献。我们意识到汇编"吴门医派代表医家研究文集"，既是吴门医派传承发展的需要，也是服务于建设"健康中国"的一个举措。于是我们首先选择了薛己、吴有性、张璐、喻昌、叶桂五位吴门医派代表性医家，编撰出版"吴门医派代表医家研究文集"上集，以飨读者。此集出版后引得多方关注，诚有功于吴中医学之传承、创新与发展。本集为"吴门医派代表医家研究文集"下集，选择了柯琴、李中梓、缪希雍、徐大椿、薛雪、尤怡六位吴门医派代表性医家，汇集当代学者对他们的研究成果，结集出版。

　　本书辑录了当代学者公开出版的关于吴门医派代表医家徐灵胎的研究文献，内容包括生平著述辑要、医学思想研究、临床证治探讨、疾病诊治应用四个章节，共 68 篇研究文献。"生平著述辑要"部分主要概述徐灵胎的生平轨迹、行医经历及评述其代表性著作；"医学思想研究"部分主要阐述徐灵胎固护元气与祛除病邪并重、重阴精慎用温补等医学思想；"临床证治探讨"部分主要论述徐灵胎临床辨证论治的证治特点；"疾病诊治应用"则主要收录徐灵胎对临床具体疾病的诊治经验和当代学者的发挥，以及探析徐氏方药的应用规律等，以冀全面反映当代学者对徐灵胎学术思想的研究全貌。

　　书中所录文献时间跨度既长，包罗范围又广，原作者学术水平各异，做出判断的角度不同，所参考图书的版本不一，故书中的某些史实及观点不尽相同，甚至互有矛盾之处。我们在编辑时，除对个别明显有误之处作了更正外，一般仍保持文献的原貌，未予一一注明修正，仅在每篇文末注明所载录出版物，亦删去了原文献所列参考文献。对于中医常用词汇如病证、病症等，也仅在同一篇文献中加以统一，而未在全书中加以统一，敬请原作者见谅和读者注意鉴识。书中所载犀角、虎骨等中药材，根据国发〔1993〕39号、卫药发〔1993〕59号文，属于禁用之列，均以代用品代替，书中所述相关内容仅作为文献参考。尤其需要加以说明的是，文献作者众多，引用时尽量列举了作者单位，有些文献作者单位难以查证（特别是早期的文献），只能缺如。所引用文献得到了大多数原作者的同意，有些联系不上的作者可在图书出版后与我们联系，以便我们表达对您的谢意。

在本书的编辑过程中，我们得到了苏州市中医药管理局领导的大力支持与帮助，张泓鑫、杨丽华、姜叶婧、潘雯等研究生同学也参与了本书的收集、文本转换、校稿等工作，谨此表示谢意。本书的出版得到了苏州市吴门医派传承与发展专项、吴门医派杂病流派工作室建设专项及葛惠男名医工作室专项经费的资助，深表谢意。

编撰本书也是我们一次很好的学习过程，限于编者的学识与水平，收录文献定有遗珠之憾，书中错误亦在所难免，敬请读者批评指正。

编　者
2022年4月